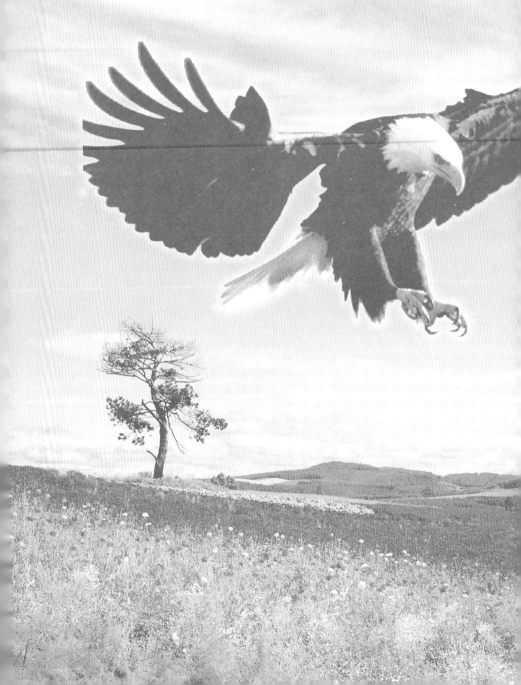

大展好書　好書大展

冠群可期

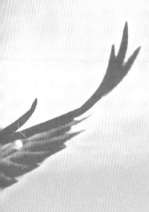

大展好書　好書大展
品嘗好書‧冠群可期

武當道教醫藥：4

武當道醫

男科臨證靈方妙法

尚儒彪／編著

品冠文化出版社

《武當道醫臨證靈方妙法系列叢書》
編委會

賀尚仏元名醫武当靈方此書出版

武当靈方濟世救
民十年艱辛潛心
挖瞽叢书問古醫
法永存

中国共产党好

社会主义好

伟大祖国好

病員八十八岁苍翔菜画根

二○二二年十一月十六日

弘扬道家医学，待永是盡济世。

罗钧

中國印刷集團公司總經理

崇尚武當道醫
臨証灵方妙法

賀尚儒先生教授武當道醫院証灵方妙法出版發行

王辰年秋月
襄陽市湖北醫院院長吳祖戰教書

武當道醫 男科臨症 靈方妙法

·4·

祝尚儒先生

武事道遙賜教長春

好院⋯出版⋯壬午梅年光⋯

修心如佛

醫術勝仙

祝尚儒覽圖志武當道醫臨證靈方妙法發行

壬辰年孟冬襄陽寒山人書賀

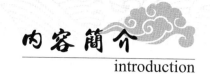

內容簡介
introduction

本書是一部男性病治療專著，共三篇。

第一篇介紹了武當道教醫藥關於男性病的生理、病理及相關理論，同時也收集了現代醫學的新知識、新的醫學科研成果，體現了武當道教醫藥與時俱進、不斷納新、豐富已知的優良傳統。

第二篇介紹了武當道教醫藥在臨床上的具體應用，以數十種臨床常見的男科疾病，採用了武當道醫特殊的「四個一」療法治療，有些治療方法本書首次公佈於世。

第三篇介紹了武當道教醫藥養生藥膳與養生方藥，對男性保健及養生確能起到很好作用。書中介紹的武當道教醫藥中乾道們修練的秘傳功法，對強身健體、益壽延年有難以預料的效果。最後筆者將近年撰寫的《武當道教醫藥文化淵源探秘》一文介紹給讀者，使讀者對武當道教醫藥淵源有個初步瞭解。

此書適合家庭收藏，作為男性預防疾病、養生、保健之書，臨床醫生作為治療男性疾病參考資料，在校醫科大學的學生可作為選讀資料。

武當道醫 **男科臨證** 靈方妙法

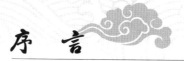
　　我雖然沒有專門研究過武當山道教醫藥，但長期在武當山地區生活工作，長期閱讀道教史志及《正統道藏》，長期接觸道教界人士，耳濡目染，能感受到道教與中醫學的密切聯繫，對民間流傳的「醫道同源」「十道九醫」等習慣說法也有幾分體悟和認知。

　　道教與其他宗教相比，其教義思想的最大特色是「貴生」。生，是指生命存在和延續，「貴生」，即珍惜生命、善待生命之意。「貴生」的教義主要反映在三個層面：一是對自己；二是對他人；三是對其他有生命的物體。從這三個層面都可以看出「醫道同源」的軌跡。

　　對自己，道教追求修道成仙、長生久視，所以特別重視「生」。《道德經》說：「深根固柢，長生久視之道。」《太平經》說，天地之間，「壽最為善」，生命長久存在本身就意味著是最高的善。與生命存在相比，富貴功名都算不得什麼。《抱朴子》說：「『天地之大德曰生。』生好物者也，是以道家之所至秘而重者，莫過於長生之方也。」《抱朴子》說：「百病不癒，安得長生？」「古之初為道者，莫不兼修醫術」。道教修道成仙的信仰和理論促使其信奉者孜孜不倦地追求長生不老之藥，並伴隨「內以養己」的

炁功，透過導引、辟穀、清心寡慾以達到祛病延年、強健體魄的目的。歷代道士在修練過程中積累了大量有關醫藥衛生、祛病延年、保健強身的知識與方術，它包括服餌外用、內丹導引等方法。醫學治病要研究人的身體，道教養生也要研究人的身體，所以我們在道教《黃庭內景經》中可以看到《黃帝內經》的影響。

南朝道醫陶弘景《養性延命錄》高舉「我命在我不在天」的道教生命哲學大旗，強調修道之人如果平時能加強身心修養，注重合理飲食和房中衛生，善於調理，就能保持身心健康，防止疾病萌生。該書強調的「生道合一」的宗旨是「醫道同源」的典型案例。

對他人，道教宣揚重人貴生，濟世度人，所以特別重視「生」。《太平經》說：天地之性，萬千事物中「人命最重」。《三天內解經》說：「真道好生而惡殺。長生者，道也。死壞者，非道也。死王乃不如生鼠。故聖人教化，使民慈心於眾生，生可貴也。」在被道教奉為萬法之宗、群經之首的《度人經》中，開卷即宣揚「仙道貴生，無量度人」的教義。道教有以醫傳道的傳統，如東漢張陵創「五斗米道」是從為百姓治療疫病開始的，張角的「太平道」也是透過為民治病吸引了信眾。道教認為修練成仙必須做到功行雙全，道士們將各種修練養生的法門統稱為「功」，並認為在練功的同時還必須行善積德，濟世度

人，即所謂「行」，只有做到「功行圓滿」，才能得道成仙。而行醫施藥是濟世度人的一大功德，這無疑也會促使教門中人自覺研習醫術，由治病救人來行善立功德。

對其他有生命的物體，道教宣揚齊同慈愛，萬物遂生，所以特別重視「生」。

道教尊重生命、寶貴生命的思想並不僅僅是針對人的，天地日月、草木鳥獸等萬物的生命都是寶貴的，都需要人們憐憫善待，不可隨意傷害。武當道教敬奉的主神──玄天上帝是主宰天一之神，是水神。《敕建大岳太和山志》說：「其精氣所變曰雨露、曰江河湖海；應感變化，物之能飛能聲者，皆天一之所化也」；「玄帝有潤澤發生、至柔上善、滌穢蕩氣、平靜之德，上極重霄，下及飛潛，動植莫不資焉。」因此，武當道教的玄帝信仰也充分體現了「貴生」的教義精神。

古代道醫不僅為人治病，遇到動物有病也會積極施救，民間傳說道醫孫思邈為小蛇治傷的故事就反映道教齊同慈愛的「貴生」教義。

民間「十道九醫」之說，也不是空穴來風。翻閱道教史志就會發現，歷代道士中兼通醫術者不在少數。以武當山為例，宋代以來山志對通醫術為民治病的道士多有記載。元代《武當福地總真集》云：田蓑衣「人有疾厄叩之者，摘衣草吹氣與之，服者即癒。」孫寂然「以符水禳禱

為民除疾，眾皆歸之，數年之間，殿宇悉備。高宗詔赴闕庭，以符水稱旨，敕度道士十人。」鄧真官「遠邇疾患，皆奔趨之。」魯洞云「年八十餘，以道著遠，點墨片紙，可療民疾」。葉云萊「至元乙酉，應詔赴闕，止風息霆，禱雨卻疾，悉皆稱旨。」明代《大岳太和山志》云：王一中（？～1416 年）「符水濟人，禦災捍患，事多靈驗。」張道賢「奉命採藥於名山大川」。雷普明「御馬監馬人疫，檄普明治之，遂息」。《續修大岳太和山志》卷四《仙真》云：黃清一（？～1900 年）「識藥性，苦修練。畫則入山採藥，和丸濟世」。黃承元（1785～1876 年）「性慈祥，甘淡泊。日以採藥濟世為事」，治癒病人甚多。該志卷一記載：「紫霄宮楊來旺知醫，纂有《妙囊心法》；周府庵鄭信學、蒲高衡、饒崇印知醫；紫陽庵王太玉知外科；自在庵高明達外科。」20 世紀 90 年代初，我在蒐集武當山道教歷史資料時，聽說清末民初武當山坤道胡合貞知醫術、識藥性，曾為武當山周圍許多民眾治癒過疾病；20 世紀 70 年代，我曾見過沖虛庵趙元量道長為民推拿療傷，不取分文，頗受民眾尊敬。所以我和王光德會長合著《武當道教史略》時，專門為胡合貞、趙元量道長立傳，以表彰他們懸壺濟世之功。

尚儒彪先生，道名信德，是武當道教龍門派第 25 代俗家弟子。20 世紀 70 年代初，因開展「一把草運動」進

入武當山採挖中草藥，認識了在廟道醫朱誠德，遂拜其為師，學習道教醫藥。經過長期的臨床實踐，他總結整理出武當山道教醫藥的「四個一」療法，即「一爐丹、一雙手、一根針、一把草」，並發表多篇文章介紹武當道教醫藥。尚醫生退休前為湖北省丹江口市第一醫院主任醫師，2002 年被十堰市衛生局評為「十堰十大名中醫」之一。他曾參與編寫《中國武當中草藥志》，著有《傷科方術秘笈》《古傳回春延命術》《中國武當醫藥秘方》《武當道教醫藥》等醫書。

《武當道醫臨證靈方妙法系列叢書》是尚儒彪先生總結研究武當道教醫藥的最新成果，該叢書由內科、兒科、婦科、男科、傷科、外科、方藥 7 個部分組成。作者長期從事中醫藥工作，除本人家傳及師授秘方外，還注意蒐集、整理武當山歷代道醫治療各種疾病的靈方妙法，並將其應用於臨床實踐，積累了大量的成功經驗。古人云：「施藥不如施方。」現在，作者將自己長期收集的靈方妙法全部公開地介紹給讀者，由讀者斟酌選用，這種做法完全符合道教重人貴生、濟世度人的教義，故樂為之序。

湖北省武當文化研究會會長　楊立志

武當道醫
男科臨證靈方妙法

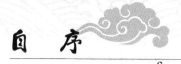
　　壬辰孟春，當我校完新作《武當道醫臨證靈方妙法系列叢書》，真有新產婦視嬰之感。產婦只需十月懷胎，吾作此書，積累資料數十載，辛苦撰寫近十年。雖經精雕細琢，修改數遍，書中仍有不盡如人意處，但慈母看嬌兒，雖醜亦舒坦。

　　余幼承家技，自幼受百草香氣薰染，從記事起，常見將死者復活，危重者轉安，常與家人共享患者康復之快樂，亦常為不治者而心酸，遂立志：長大學醫，為人解苦救難。

　　1961 年我拜名醫齊正本為師學習中醫外傷科，1963年參加工作進入醫院，曾拜數位名醫為師，有湖北當陽縣的朱家楷，宜昌許三友，襄陽鐵路醫院的鄧鴻儒，襄陽中醫院的陳東陽和馬玉田。

　　參加工作後，我堅持在工作第一線，數年沒有休過節假日，工作沒有黑夜與白天，玩命地工作，換來的是歷屆領導信任，患者喜歡。組織上曾派我到湖北洪湖中醫院學習治類風濕，赴山西省稷山縣楊文水處學習治療骨髓炎，在襄陽鐵路醫院學習治療白癜風，去北京參加「全國中草藥，新醫療法交流會」，使我增長了見識，大開了眼界。

1971 年至 1973 年曾進修於武漢體育學院附屬醫院，成都體育學院附屬醫院，拜鄭懷賢教授為師，學習骨傷科。

1980 年進修於遼寧中醫學院附屬醫院，拜王樂善、田淑琴為師，學習中醫外科、皮膚科共 1 年。20 世紀 80 年代初，我考入湖北中醫學院中醫系，經 4 年系統學習，以優異的成績完成學業。

20 世紀 70 年代初，因當時開展「一根針、一把草運動」，我多次進入武當山採挖中草藥，與在廟道醫朱誠德結緣，遂拜朱誠德為師，學習武當道教醫藥，這一拜，學習便是 40 年。誰知我越學越覺得自己所知甚少，臨床窮技乏術常遇到疑難，得天時、地利之優勢，有困難即向恩師朱誠德求教，無數次地進入武當山，他每次總能為我釋疑解惑，用樸素的語言和形象的比喻，能使我通曉醫書之理，並語重心長地告訴我，在行醫的道路上要不斷地學習，學醫沒有終點站。

遵師訓，我發奮攻讀醫書，雖未懸樑刺股，但也是手不釋卷，讀《內經》忘了寒暑，背藥性午夜不眠。深山採藥，常拜師於道友，問方於民間，輒嘗盡人間辛勞與苦甜，我曾數次嘗毒，幾經風險，初衷不改，苦而無怨。經數十年努力，現在我稍有所學，也有了一些臨床工作經驗。飲水思源，朱誠德恩師無私地傳授我道醫真學。我第

二任恩師李光富為我的工作亦給了很多方便。在他的安排下，我拜讀到《正統道藏》，並安排數位道友協助我採挖中草藥標本，收集醫藥文獻，為我撰寫此書作出了很大貢獻。受武當之恩惠比山還重，弘揚武當道教醫藥，義不容辭，我應勇挑重擔，可用什麼形式傳承，吾甚是為難。

武當道教醫藥文化深厚，源遠流長，發掘之、提高之，確為重要。但泥古不化，無以進步，執今斥古，難以繼承，以中拒外，有礙發展，化中為洋，有失根本。細思之，詳考之，本著博眾家之長，理當世精英，與道教醫藥融會貫通，講究臨床實用，為人類健康做一份貢獻之初衷，我不顧年老多病，十年來上午接診病人，下午至午夜書寫書稿，從未間斷。雖然因用眼過度視力不斷減退，書寫時間太長，累得我頸僵背痛，手困腕酸。只覺得晝夜苦短，甚感艱辛，方信「文章千古事，甘苦寸心知」不是謬言。現書已完稿，我心中歡喜，不能忘我恩師朱誠德毫不保留地傳授道教醫術，亦不能忘武當山的道友，時常與我朝夕相伴，不能忘那些幫助過我，為我提供過資料，為我講述過武當道教醫藥人物或傳奇故事的均州城裡數位知情老人，在此我再次謝過！

我還應感謝丹江口市的很多領導，對我研究武當道教醫藥給予的大力支持，感謝丹江口市第一醫院諸位領導，在我工作期間，為我研究武當道教醫藥營造了寬鬆的環

境，並給予充分時間，更要感謝山西科學技術出版的領導和郝志崗編輯的大力支持，才使此書能順利地與讀者見面。書中不足，是作者水平有限，敬請諒解，並請提寶貴意見。

尚儒彪

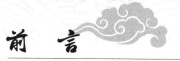

前 言
foreword

　　在科學技術飛躍發展的今天，醫學科學在這一發展過程中，分科越來越細，專業研究越來越精，因此，各醫院出現了很多專業科室，如腫瘤科、內分泌科、乳腺病科等。這無疑能為不同的患者就醫提供極大方便。

　　但從古到今，對男性所特有的疾病而設專科治療的「男病科」醫院不多，當然為男性病著書立說者，亦屈指可數。明末清初山西名醫傅青主大師，雖著有《傅青主男科》，但其內容甚簡，對後世醫學界影響甚微，與其所著的《傅青主女科》相比，相差甚遠。

　　近些年來，醫學界有識之士，對男性生理、病理及專科病做了一些很有價值的研究，為臨床診治男性病，設立男性疾病治療專科，打下了堅實的基礎。

　　男性疾病不僅關係到夫妻生活的美滿，家庭關係協調，更能影響到社會和諧，乃至一個民族能否健康生存及優化繁衍。為了更好地關愛男性健康，響應國家創建和諧社會的號召，為中華民族能健康生存，優化繁衍，筆者對武當道教醫藥中治療男性病方藥與方技，不斷地挖掘、整理，又參閱了當代一些科研成果，吸取了當前臨床上許多治療男性病的靈方妙法，結合自己 40 餘年臨床治療男性

病的心得體會，編寫了這部圖書。這也是為我國加快男科病學的發展，為男性病臨床診治技術的提高，為天下男士身心健康水準的提高，盡吾綿薄之力。

在此書整個編寫過程中，始終本著男性病治療、預防、康復、養生為一體，臨床所列病種，在治療方藥、方技方面本著安全、有效、藥源廣、藥價廉為其基本條件。本書除吸取了一些現代醫學先進而有效的方法外，更是儘可能地將武當道教醫藥歷代古方、古法收集、整理、修改後列在書中，使古傳方技不致湮沒，而在我這一代失傳。最後將筆者近年撰寫的《武當道教醫藥文化淵源探秘》一文介紹給讀者，使讀者能對武當道教醫藥形成的主要元素、武當道教醫藥的傳承關係、武當道教醫藥的特點有個初步瞭解。

雖然經過 40 多年準備工作，又用 8 年著手編撰，數易其稿，期間筆者亦是冬不近爐，夏不搖扇，忘寒暑，少睡眠，未敢偷閒，但小書成冊，仍有不少遺憾。病種不多，治療方法亦是掛一漏萬，故懇請同道大賢，道教隱士大德，為本書多提修改的寶貴意見，使這一引玉之坏，早成一磚。

尚儒彪

目　錄

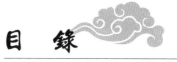

contents

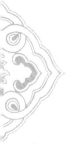

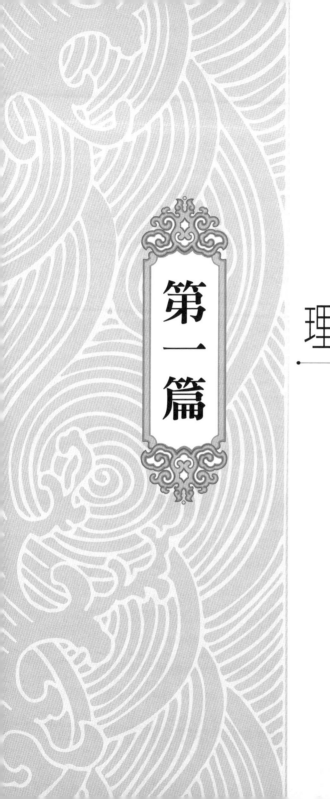

第一篇

理論與新知

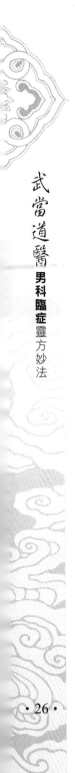

武當道醫 男科臨症靈方妙法

第一章
男性生理概述

《中國道教大詞典》載：仙籍語論《中和集》曰：「乾父也，坤母也……乾道成男，坤道成女」男、女之分，兩性之別主要表現在性腺、生殖器官及第二性徵的差異。

故《素問・上古天真論》說：「丈夫八歲，腎氣實，髮長齒更；二八，腎氣盛，天癸至，精氣溢瀉，陰陽和，故能有子；三八，腎氣平均，筋骨勁強，故真牙生而長極；四八，筋骨隆盛，肌肉滿壯；五八，腎氣衰，髮墮齒槁；六八，陽氣衰竭於上，面焦，髮鬢頒白；七八，肝氣衰，筋不能動；八八，天癸竭，精少，腎臟衰，形體皆極，則齒髮去……」

這一段論述，高度概況了男性生長發育、成熟、衰老的發展變化過程及各個時期的生理特點，並突出反映了腎的精氣在人體生命活動和生殖功能方面的重要作用。

大意是說，男性到八歲左右，腎氣開始充實，毛髮生長，牙齒更換；到十六歲，腎氣旺盛，天癸成熟，精氣充滿，能排精液，能生育子女；到二十四歲，發育完全成熟，筋骨強勁，智齒生長。……到了四十八歲，陽氣漸衰，出現面色枯焦，髮鬢花白，年過六十四歲，則肝腎衰退，天癸枯竭，形體衰老，生育能力也隨之喪失……

現代生理學認為，男性在 13~14 歲進入青春期。此

時，下丘腦、垂體、甲狀腺、腎上腺等內分泌腺體功能活躍，激素分泌增加，致使新陳代謝增強，發育大大加快。睪丸在腦垂體促性腺素的刺激下日趨成熟，能產生精子，並分泌雄性激素（睪酮）。雄性激素促使生殖器官發育成熟，同時第二性徵顯露，如喉結突起，聲音變粗，生長鬍鬚和腋毛，並具備了生育能力。

到 24 歲左右發育停止，長成體高、肩寬、肌肉發達的男性體態。30~55 歲屬男性的中壯年期，表現為體格健壯，精力充沛，生殖機能旺盛。55 歲左右進入初老期，機體各組織器官逐漸老化，性機能和生育能力減弱。60~65 歲以後屬老年期，表現為形體衰老，臟腑機能減弱，生育能力完全喪失。不難看出，中國傳統醫學關於男性生理過程的論述與現代生理學的認識是頗相吻合的。

武當道醫名著《雅尚齋遵生八箋》載有：腎神圖曰：「神名玄冥，字育嬰。腎之狀，玄鹿兩頭，主藏志。象如圓石子二，色如縞映紫，生對臍搏著腰脊。左為正腎，配五臟。右為命門，男以藏精，女以繫胞。腎脈出於湧泉。湧泉在足中。」

《內景經》曰：「腎屬北方水，為黑帝。主分水氣，灌注一身，如樹之有根。左名腎，右名命門，生氣之府，死氣之廬，守之則存，用之則竭。為肝母，為肺子，耳為之官，天之生我，流氣而變為精，精所往來為之神。神者，腎藏其情智。左屬壬，右屬癸，在辰為子亥，在氣為吹，在液為唾，在形為骨。久立傷骨，為損腎也。應在齒，齒痛者，腎傷也。經於上焦，榮於中焦，衛於下焦。

腎邪自入，則多唾。膀胱為津液之府，榮其髮也。」

《黃庭經》曰：「腎部之宮玄闕圓，中有童子名上玄。主諸臟腑九液源，外應兩耳百液津。其聲羽，其味鹹，其臭腐，心邪入腎則惡腐。凡丈夫六十，腎氣衰，髮變齒動。七十，形體皆困。九十，腎氣焦枯，骨痿而不能起床者，腎先死也。腎病則耳聾骨痿。腎合於骨，其榮在髭，腎之外應北嶽，上通辰星之精。冬三月，存辰星之黑氣。入腎中存之。人之骨疼者，腎虛也。人之齒多齲者，腎衰也。人之齒墮者，腎風也。人之耳痛者，腎氣壅也。人之多欠者，腎邪也。人之腰不伸者，腎乏也。人之色黑者，腎衰也，人之容色紫而有光者，腎無病也。人之骨節鳴者，腎羸也。肺邪入腎則多呻。腎有疾，當吹以瀉之，吸以補之。其氣智。腎氣沉滯，宜重吹則漸通也。腎虛則夢入暗處，見婦人僧尼，龜鱉駝馬旗槍，自身兵甲，或山行，或溪舟。故冬之三月，乾坤氣閉，萬物伏藏，君子戒謹，節嗜欲，止聲色，以待陰陽之定，無竟陰陽以全其生，合乎太清。」

鑒於腎的精氣在人體生殖和生長發育過程中所起的主導作用，下面擬對腎的生理功能予以重點介紹。

二、腎的生理功能

腎是中國傳統醫學髒象學說的重要組成部分。因其功能廣泛，作用突出，素有「先天之本」「生命之根」的稱譽。現將腎的生理功能分述如下。

（一）藏精，主發育與生殖

精是構成人體的基本物質，是生命和臟腑機能活動的

物質基礎，故《素問·金匱真言論》說：「夫精者，身之本。」腎所藏之精包括先天之精和後天之精兩類。先天之精稟受於父母，是構成胚胎的原始物質。

《靈樞》說：「人始生，先成精」，「兩神相搏，合而成形，常先身生，是謂精」，即指先天之精而言。

後天之精來源於飲食精微物質，由脾胃化生，腎「受五臟六腑之精而藏之」，具有滋養全身臟腑、組織器官，維持人體生命活動，促進生長發育的作用，並不斷充實先天之精。可見，先天之精為後天之精的基礎，後天之精乃先天之精的源泉，二者相互依賴，存之與共，即所謂「先天生後天，後天養先天」之理。

精能化氣。腎精所化之氣稱為腎氣。腎的精氣盛衰直接關係到人的生殖能力和生長發育是否健全，比如某些不孕症、髮脫齒鬆、小兒發育遲緩、筋骨痿弱畸形等都與腎精不足有密切的關係。

腎的精氣包含腎陰、腎陽兩個方面。腎陰又叫「元陰」「真陰」，是人體陰液的根本，對各臟腑組織起著濡潤滋養的作用。腎陽又叫「元陽」「真陽」，是人體陽氣的根本，對各臟腑組織起著溫煦、生化的作用。

腎陰、腎陽猶如水火一樣寄於腎臟，故有「腎為水火之宅」的說法。二者相互制約，相互依存，以維持人體生理機能的動態平衡。

如果這一平衡遭到破壞，則會產生一系列陰陽失調的病理表現，臨床上可出現腎陰虛、腎陽虛或陰陽兩虛的病證。

（二）主水液代謝

人體水液代謝的正常進行，與肺、脾、腎三臟密切相關，其中腎臟起著主導作用，故《素問·逆調論》說：「腎者水臟，主津液。」水液透過胃的受納，脾的轉輸，肺的宣降，腎的氣化以及三焦之決瀆功能，清者敷布臟腑，濁者排出體外，如此升降出入，循環無端，在這一過程中，腎的氣化、溫煦作用貫徹於始終。若腎陽健旺，腎氣充盛，則升降有常，開闔適度。若腎陽不足，腎氣衰微，則通調不利，運化無力，決瀆失司，導致水液代謝紊亂，出現水腫、痰飲、小便不利等證候。

所以《素問·水熱穴論》說：「腎者，胃之關也，關門不利，故聚水而從其類也。上下溢於皮膚，故為膚腫。膚腫者，聚水而生病也。」

（三）主骨生髓，其華在髮

腎藏精，精生髓，髓居於骨中，骨賴髓以充養。《素問·陰陽應象大論》說：「腎主骨生髓」。腎精充足，骨髓生化有源，骨骼得到髓的充分滋養則堅固有力，耐勞持久。如果腎精虧乏，骨髓化源不足，百骸失於滋養，幼兒可出現生長緩慢、骨骼脆弱畸形、囟門遲閉，成人可出現腰膝痠軟、不耐勞作甚或易於骨折等。

腎「生髓主骨」，而「齒為骨之餘」，所以牙齒也有賴於腎精的充養。腎精充足則牙齒堅固耐用，腎精不足則牙齒鬆動脫落。

髓有脊髓和骨髓之分。脊髓上通於腦，腦為髓聚而成，故《靈樞·海論》說：「腦為髓之海」。如果腎精充

足，腦髓充盈，則思維敏捷，精力充沛，耳聰目明；若腎精不足，髓海空虛，則思維遲鈍，神疲倦怠，目暗耳鳴。

「髮為血餘」，髮賴血養。精血同源，互為資生。精足則血旺，毛髮得以滋養而光澤榮潤；精虧則血虛，毛髮失養則枯槁變白，甚至脫落不生。可見，髮的營養雖來源於血，其生機則根於腎。故《素問》說：「丈夫八歲腎氣實，髮長齒更。」「腎之合骨也，其榮髮也」。

（四）主納氣

腎主「納氣」，是指腎有攝納肺氣以助肺司呼吸的功能。人體的呼吸雖為肺所主，但吸入之氣，必須下納於腎，故有「肺主呼氣，腎主納氣」的說法。當腎氣充沛，攝納正常，才能使肺的氣道通暢，呼吸勻和，氣體得以正常交換。如果腎中陽氣不足，攝納無權，則吸入之氣不能歸納於腎，就會出現動則氣喘，呼吸困難等證候。

（五）主命門火

《難經·三十六難》說：「腎兩者，非皆腎也，其左者為腎，右者為命門。」首次提出了命門的概念，並認為命門具有「諸神精之所會，原氣之所繫，男性以藏精，女性以繫胞」的重要作用。

明代趙獻可說：「火乃人生之至寶」，「人生先生命門火」，視命門為人生之根本。儘管歷代對命門的部位及功能存在異議，但多數醫家所言命門火與腎陽並無二至，其主要功能可歸納為以下幾個方面：

① 命門為元氣之根本，生命之動力，氣化之根源，「五臟六腑之陽非此不能發」。

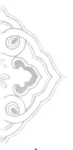

② 三焦必須靠命門火的溫煦推動，才能保證水液的正常輸布與排泄。

③ 命門火能暖脾助運，「脾胃無此，則不能蒸腐水穀，而五味不出矣」。

④ 命門與人體性機能和生殖功能密切相關。當相火妄動，可出現心悸怔忡，性慾亢進，遺精滑洩，當命門火衰，可出現怯寒肢冷、陽痿早洩、不育等證。

（六）開竅於耳及二陰

耳的聽覺功能，依賴於腎的精氣充養。腎精充足，聽覺才能靈敏。《靈樞‧脈度篇》說：「腎氣通於耳，腎和則耳能聞五音矣」。腎精不足，可出現聽力減退、耳鳴耳聾之症，老年人常見聽覺失聰、頭眩耳鳴即多與腎精虧損有關。

二陰，指前陰外生殖器和後陰肛門。前陰有排尿和生殖的功能，後陰專司排泄糟粕。尿液的排泄雖在膀胱，但有賴於腎的氣化，而人的生殖又為腎所主。因此，腎精足，腎氣充，則膀胱氣化得司，精關封藏有度，庶能發揮正常的排尿和生殖功能。如果腎陽不足，氣化無權，膀胱開合不利，則現水腫、癃閉，或命門火衰而致精氣虛冷、陽痿早洩。糞便的排泄雖為大腸所司，但亦受腎陰腎陽的影響。若腎陰虧虛則大便秘結；腎陽不足，脾失溫煦，可出現大便不暢或久洩滑脫等證。

三、關於腎實質的研究

腎既為「先天之本」「生命之根」，其實質究竟是什麼？為什麼對不同的疾病，只要有腎虛見證，就可由補

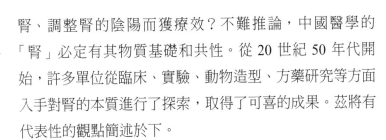

腎、調整腎的陰陽而獲療效？不難推論，中國醫學的「腎」必定有其物質基礎和共性。從 20 世紀 50 年代開始，許多單位從臨床、實驗、動物造型、方藥研究等方面入手對腎的本質進行了探索，取得了可喜的成果。茲將有代表性的觀點簡述於下。

毋庸置疑，中國醫學的腎，並非單純的解剖概念，而是一個特定的功能單位。一般認為，腎的實質是以下丘腦——垂體——腎上腺皮質、性腺、甲狀腺（靶腺系統）為主，包括了泌尿、生殖、內分泌、神經、造血等多係統的功能。

有關腎陽虛的實驗研究結果比較一致。其病理學基礎主要是下丘腦——垂體——靶腺系統功能低下，以及副交感神經功能偏亢，大腦皮層功能減弱等，主導環節可能在垂體。也有人認為陽虛（包括腎陽虛）的本質可能是交感中樞機能系統活動異常低下的一種病理反應狀態。

腎陰虛的實驗研究出入較大。多數認為，腎陰虛的病理學基礎主要是下丘腦——垂體機能亢進，周圍內分泌腺功能低下或亢進，以及交感神經功能偏亢，大腦皮層興奮性相對增高。

也有人認為陰虛（包括腎陰虛）的本質可能是副交感中樞機能系統活動異常降低的一種病理反應狀態。

分子水平的研究表明，陰虛病人血漿環—磷酸腺苷（cAMP）增高而環—磷酸鳥苷（cGMP）減少，cAMP/cGMP 比值升高。陽虛病人環—磷酸腺苷降低，環—磷酸鳥苷增高，cAMP/cGMP 比值降低。這可能是陰虛和陽虛

的病理共性之一，也可能是異病同治的物質基礎。

四、男性生殖系統現代醫學的解剖生理

男性生殖系統主要包括以下部分：

（一）尿道

男性尿道是排尿和排精的通道，起自膀胱頸部，終至外尿道口，長 17~20cm，呈乙字形曲折，可分為前列腺部、膜部、球部和海綿體部四個部分。

尿道旁附有尿道腺，分佈於前尿道海綿體內的稱為尿道旁腺，在陰莖勃起時可分泌黏液，以潤滑尿道黏膜表面；在有慢性感染時則分泌黏絲。位於膜部尿道的一對尿道球腺能分泌略帶灰白色的黏液，是精液的組成部分。

（二）陰莖

由兩個陰莖海綿體和一個尿道海綿體構成。分為頭部（龜頭）、體部（海綿體）和根部（陰莖腳）三部分。

尿道海綿體圍繞於尿道之外，前端膨大似帽狀，形成陰莖頭，其中線下方為尿道開口。陰莖既是排尿的通路，又是性交的器官。陰莖的勃起是由於海綿體小動脈的擴張和靜脈受壓迫，引起海綿體充血而實現的。

（三）陰囊

陰囊是由皮膚、纖維和肌肉組織構成的囊性器官，分左、右兩腔，內有一層光滑的薄膜包裹著睾丸和附睾。陰囊皮膜薄而多皺。陰囊的肌肉可隨溫度變化而收縮舒張，有利於溫度的調節，為睾丸創造了適宜而安全的環境。

（四）睾丸

睾丸居於陰囊之中，左右各一，呈卵圓形，一般左側

稍大，重 10.5~14g。睪丸的曲細精管產生精子，間質細胞分泌雄性激素睪酮。睪酮的主要功能有：

① 促進生殖器官和副性腺的正常發育，並維持其正常的生理機能；

② 促進第二性徵發育；

③ 影響新陳代謝，促進組織合成。

（五）附睪

附睪是睪丸的延續部分，由睪丸的輸出小管蟠繞而成，附著於睪丸的外後側面，分頭、體、尾三部分。

通常精子在附睪中停留 5~25 天，是精子發育、成熟和儲存的器官。附睪分泌液的壓力、附睪管的收縮以及精子本身的活動力促使精子到達精囊中。

（六）輸精管、射精管

輸精管自附睪尾部連續而成，是一個壁厚腔小的肌肉管，長約 30cm，與精囊的排泄管匯合形成射精管，開口於精阜。輸精管和射精管都是輸送精子的通道。

（七）精囊

精囊是兩個分葉樣棱錐形的囊體。它不僅是儲存精子的器官，而且能產生含有蛋白質的鹼性膠狀液。是精液的主要成分，內含果糖和凝固酶等物質，能供給精子的能量，增強精子的活動力。

（八）精索

精索由動脈、靜脈、淋巴管、神經以及提睪肌等所構成的索狀組織，與睪丸的血液供應、神經支配和組織代謝密切相關。

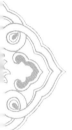

（九）前列腺

前列腺是一個半腺體、半纖維肌肉性組織，形如栗子。能分泌前列腺液，是精液的組成部分，其中含有酸性磷酸酶和纖維蛋白溶酶，可使凝固的精液液化，有助於精子的運動。

（十）精液

精液由精液漿和精子兩部分組成。精液漿是附睾、精囊、前列腺和尿道球腺的聯合分泌液。它不但是輸送精子所必須的介質，而且能激發精子的活動力，並且含有維持精子生命的必須物質如果糖、葡萄糖、山梨醇、肌醇、核酸以及無機鹽、鈣、鎂、鉀、鋅等。

正常成年男性一次排精量約 2~5ml，每毫升含精子 6000 萬至 2 億個。成熟的精子狀似蝌蚪，長約 60μm，分頭、頸、中段和尾四部分。

精子是男性的生殖遺傳細胞。無論是精子的異常或是精液漿的異常都可能影響生育。

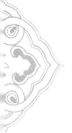

第二章

武當道醫論氣在
人體內的「升降出入」

　　人體氣化活動功能的「升降出入」，是指體內之氣活動的方向，具體體現於臟腑的活動、氣血的輸布、經絡的流注以及臟腑之間的協調關係等方面。若因某些致病因素使臟腑的升降出入活動發生異常變化，就會形成疾病。

　　故用武當道醫的升降出入理論來指導人體養生，具有重要意義。現分述如下：

一、肺司呼吸

　　肺在人體主要功能之一，是管理人體的氣機交換。它吸入自然界的新鮮空氣，呼出體內的混濁廢氣，由於它的吸入與呼出，才保證了人體內的氣體交換，維持了人體正常運化功能，它的這種吸入與呼出，即稱為呼吸。

　　肺氣有宣有降，呼吸之氣就出入自如，吸入自然界的清氣，呼出體內的濁氣，這是人體在呼吸活動方面的升降出入運動。

　　若邪傷肺氣，或邪阻氣道，宣降失司，勢必影響肺的升降出入運動，在臨床上則可出現胸悶氣短和咳、喘等肺系病變。

二、脾氣主升，胃氣主降

　　胃主受納和腐熟水穀，脾主運化吸收水穀精微。胃氣

降，水穀才得以下行；脾氣升，水穀精微才能上輸於心肺而敷布全身，以滿足臟腑及各組織器官功能活動的需要。脾胃為後天之本，居於中焦，是升降運動的樞紐，為氣血生化之源。升清降濁，這是人體在消化吸收方面的升降出入運動。同時，脾氣主升，還能保持臟腑的正常位置。

若脾氣不升清，濁陰上擾，在臨床上則可出現頭目昏花，清氣下陷則泄瀉。脾氣下陷，升舉無力則氣短，小腹墜脹，虛坐，亦可出現脫肛、子宮脫垂、腎下垂等、舌淡苔白、脈細弱等氣虛下陷之證。

若食滯胃脘，腐熟無能，濁氣上逆，則見噯氣吞酸，惡食反胃等臨床症狀。

三、腎司氣化

腎為水火之宅，水為陰，火為陽，腎陽能使水液蒸發為氣而騰於上，濁而不能化氣者，則下注於膀胱，經膀胱而排出體外。這是水液代謝方面的升降出入運動。

若腎陽虛不能化氣行水，水濕溢於肌膚，停於腸胃，則見周身浮腫，腹脹滿，尿少等症；若水凌心肺，致心陽受阻，肺失肅降，則見心悸，呼吸氣促，咳喘痰鳴，苔白質淡，舌體胖，脈沉細等陽虛水泛之象。

若腎氣不固，膀胱失約，不能貯藏津液，則見小便頻數、遺尿或小便失禁或夜尿多，舌淡苔白，脈沉弱等症。

四、肺主呼氣，腎主納氣

一呼一納、互相配合，才能使體內的濁氣充分地排出，使外界的清氣經肺吸入，自腎攝納而為一身之用。因此，《景岳全書》有「肺為氣之主，腎為氣之本」之說。

若因久病或過度房勞，損傷腎氣，氣不歸元，腎失攝納，在臨床上則見呼多吸少，氣短喘促，動則喘甚，腰膝痠痛，聲低氣怯，咳逆汗出，四肢不溫，面部浮腫，舌淡脈虛浮等。

五、心腎相交，水火既濟

心與腎的關係，是陰陽升降的平衡關係，在生理狀態下，心陽下降與腎陽共同溫暖腎陰，使腎水不寒；腎陰上濟與心陰共同濡潤心陽，使心陽不亢。

這種彼此相用、相互制約的關係，習慣上稱為「心腎相交」「水火既濟」，從而保持上下陰陽的相對平衡協調，以維持心腎正常生理功能。

如果心與腎的陰陽協調關係受到破壞，就會產生病症。如腎陰不足，不能上濟於心，往往導致心陽偏亢，而表現為腰痠遺精，兼有心煩心悸，難寐或不寐多夢等心腎不交的證候；若心陽虛，不能溫暖腎陰，使腎水寒而不化，則表現為心悸、氣短、胸悶、水腫、形寒肢冷等水氣凌心之證。

六、肝氣主升，肺氣主降

肝居下焦其氣升發；肺居上焦，其氣肅降。二者互相制約，相互為用，以保持肺肝升降運動的平衡協調。此外，肝的經脈上行貫膈而注於肺，與肺脈相連。

在病理情況下，肺肝之間也可以互相影響，如肝氣鬱結，氣鬱化火往往可以循經上行灼肺，而出現脅痛，急躁易怒，兼有咳逆氣急咯血等肝火灼肺的證候。若久咳肺陰不足，肅降失司，亦可導致肝氣不調，而出現乾咳，潮熱

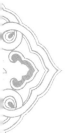

顴赤，兼有脅痛易怒等症狀。

七、肝藏血

肝有貯藏和調節全身血量的作用，故有「血海」之稱。當人處於安靜休息或睡眠狀態時，人體的血液需要量就相對減少，而大量的血液就歸藏於肝臟；當勞動時，血液需要量相對地增加，以供應機體功能活動的需要。說明人體血液需要量的增減與肝藏血的功能有密切的關係。

臨床上由於暴怒引起的大量吐血，肝病出血，月經量過多等，多被認為肝不藏血。治療須結合平肝、調肝、養肝等才能顯效。

又如肝炎患者在多方治療的同時，往往還需要給病人以足夠的時間讓他很好地休息，以起到「人臥則血歸於肝」，而達到保肝治療的目的。

八、肝主疏洩

肝氣能舒展和調節全身的氣機，使各臟腑之間的升降出入運動處於協調而不紊亂的生理狀態。

若肝失疏洩，既可導致情志方面的波動，又可影響脾胃的升降和膽汁的正常分泌，還可以影響氣血的正常運行，導致氣滯血瘀之證。肝失疏洩，氣機不利，亦可影響到水液代謝方面的升降出入運動，導致小便不利，水液停積於體內形成腹水。

《金匱·水氣篇》說：「肝水者，其腹大，不能自轉側，脅下腹痛……」

九、營行脈中，衛行脈外

營氣是中焦化生的水穀精微中的精專部分，它行於脈

中；衛氣是中焦化生的水穀精微中剛悍的部分，它行於脈外，營屬陰衛屬陽。陰在內，陽之守也，陽在外，陰之使也，陰陽相貫，如環之無端，永無終止。營衛二氣和諧相處，相互為用，升降出入，營運周身，以證保人體氣化功能活動的正常進行。

十、衛氣者，晝日常行於陽，夜行於陰

白晝人醒，衛氣常行於體表而屬陽，使機體處於積極的活動狀態；黑夜人寐，衛氣行於五臟歸於陰，使機體處於相對安靜狀態。

衛氣的作用，在內能溫養臟腑，在外能溫潤肌膚，滋養腠理，啟閉汗孔，保衛體表，抗禦外邪。

若肺衛的調節功能低下，氣失宣發，在臨床上可引起惡風、自汗和易患感冒等病證。

十一、宗氣上出喉嚨，下貫心脈

《靈樞·邪客篇》：「宗氣積於胸中，出於喉嚨，以貫心脈，而行呼吸焉。」

宗氣是水穀之精氣，與肺吸入的自然界清氣結合而積於胸中，它上出喉嚨以司呼吸，下貫心脈，以敷布周身維持臟腑組織器官氣化功能活動的正常進行。

若宗氣不足，既可影響肺的呼吸功能，而出現息微少氣，聲音低弱，亦可以影響血液的正常運行，而出現心悸氣短，胸悶憋氣，心前區疼痛，唇、舌瘀斑，脈結代等心血瘀阻之證。

十二、十二經脈的流注

十二經脈的流注仍以升降出入的基本形式表現出來，

流注次序起於中焦，從肺開始而終於肝經，再復由肝經上注於肺，如此循環往復。這個流注次序就是氣血運行在十二經脈中的次序，如此循環，升降出入，周流不息，以營養全身各處。若流注異常，氣機紊亂，就會產生臟腑、經絡的各種病變。

十三、原氣為生化動力的源泉

原氣，亦稱元氣，包括元陰、元陽之氣。稟受於先天，有賴於後天營養而滋生，它發源於腎（包括命門），藏於丹田，借三焦之道，通達全身，激發和推動五臟六腑，十二經脈的功能活動，維持人體正常生長、發育和生理功能，是人體氣化功能活動的原動力之一。

總之，升降出入運動是人體氣化功能活動的基本形式，也是機體新陳代謝維持生命活動的必然過程。每一臟腑在這一過程中，都發揮它的一定作用，如果沒有各臟腑之間的互相配合是不能完成的。臟腑之間既相互依賴，又相互制約，形成臟腑生理活動（氣化功能）的對立統一的關係。

若由於臟腑虛衰或致病因素（邪氣）的刺激，都會影響人體氣化功能，使升降出入紊亂而產生各種臨床病證。故《素問‧舉痛論》說：「百病之生於氣也。」說明疾病的形成，固然是由於外在和內在的因素所引起，但必須是人體氣化功能活動的異常，升降出入功能障礙，為此武當道教醫藥丹功的「吐、納」即是煉氣的「出、入」，督、任二脈的小周天功，即是煉氣的；在處方用藥、針灸、按摩中，無不把「升降」理論貫竄在臨床實踐之中。

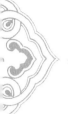

第三章
武當道教醫藥論
五臟功能及主要病症

　　武當道教醫藥認為，人體五臟六腑各有所主，患病時各有所症，根據臨床脈症，找準病之根源，針對症狀，制定治法，選藥組方，方能達到理、法、方、藥合度，才能達到治病及養生之目的。

　　道教醫藥的五臟功能及病狀分述如下：

一、心

　　心為赤帝神，屬南方火。上智之人，心孔道明；中智之人，五孔，心穴通氣；下智之人，心無孔，氣明不通，無智狡詐。

　　心為肝子，為脾母。舌為之宮闕，竅通耳，左耳為丙，右耳為丁。液為汗，腎邪入心則汗溢，其味苦，與小腸相合。心的功能是：

（一）主神志：

　　神志包括精神狀態、意識、思維活動等。這些機能活動都由心來主管。

（二）主血脈：

　　其華在面，主血脈即是血液在血管內運行，是靠心氣的推動，故有「氣行則血行」之說。其華在面，心血充足時，則面色紅潤光澤；心血不足時，則面色蒼白無華。

（三）主汗：

汗為心之液，心陽虛則自汗，心陰虛則盜汗。

（四）開竅於舌：

舌為心的宮闕，「舌為心之苗」。心血不足，則舌質色淡，心血瘀阻，則舌質紫暗，心火上炎，則舌紅赤或舌體糜爛。

（五）心與腎：

心居上焦，腎居下焦，在正常情況下，腎水向上以抑心火、心火向下以暖腎水，相互協調，相互制約，保持動態平衡，如果平衡失調，心腎不交，則見失眠、多夢、遺精等症狀。

二、肝

肝為青帝，神形青龍，屬東方木。

（一）肝藏血：

肝能貯藏血液，對全身血液分佈起到調節作用。當人休息睡眠時，部分血液回流到肝臟貯藏起來，活動時血液又從肝臟調動出來，運送到全身。暴怒則能傷肝，影響肝臟藏血，可致吐血及其他出血病症。

（二）肝主疏洩：

疏指、疏通，洩即宣洩。其表現三個方面：

其一，肝具有條達氣機的作用：疏洩正常時，氣機調暢，經絡通利；若失常，則使肝氣鬱結，脅肋脹痛，若疏洩時升發太過，而致肝陽上亢，目赤、頭脹、易怒。

其二，肝有幫助脾胃運化的功能：使膽汁洩注胃腸，而促進脾胃消化，若疏洩失調，肝木乘土，則脾胃運化不

健，造成消化不良。

其三，肝有調節情志作用：肝的疏洩正常，則心情爽朗、精神愉快、思維敏捷；若失常，則性情急躁，優柔寡斷，甚則抑鬱、癲狂等病。

此外，女子的月經與孕育也與肝臟疏洩功能有關。故有「女子以肝臟為先天」之說。

（三）肝主藏魂、主謀慮：

張景岳《類經》注云：「魂之為言，如夢寐恍惚，變幻遊行之境皆是也。」可見，「魂」是精神活動的一部分。「魂」是以血為其物質基礎，若肝血不足，營血虧損，則魂不守舍，從而發生驚駭多夢、寤寐不安等。謀慮為肝所主。

（四）肝開竅於目：

《靈樞‧脈變》云：「肝氣通於目，肝和則目能辨五色矣。」淚從目出，故淚也與肝有關，若肝血不足，則淚少而兩目乾澀，視物不清或夜盲，肝經風火上擾，則目赤癢痛，羞明流淚，肝陽上亢，則頭暈目眩，肝風內動，則目睛上視。肝與膽相合，為表裏關係。

三、腎

腎為黑帝，神名玄冥，屬北方水。

（一）腎藏精、主水：

腎藏精是指有貯藏先天之精與後天之精，先天之精稟受於父母，是構成胚胎發育的基本物質；後天之精，來源於水穀精微。

腎的精氣有腎陰、腎陽之分。腎陰又稱真陰、元陰；

腎陽又稱元陽、真陽，亦稱為「命門之火」。兩者相互為用是維持臟腑功能活動的物質基礎和總動力。若腎精衰減，常表現為陰虛或陽虛之證。

腎為水臟，主津液，是調節水液代謝的主要臟器，其調節功能，依賴腎陰腎陽的相互作用，以維持腎關的正常開合，使水液能排泄入膀胱排出體外。如陰陽偏勝、關門不利、開合失常，則發生小便異常、尿量或多或少、水腫、遺尿等症。

（二）腎主骨、生髓、養腦：

腎的精氣充養骨骼、生髓，上通於腦，故稱腦為髓海。腎的精氣充盈，則骨骼輕勁有力、思考敏捷。

若腎精不足，則骨髓空虛，在小兒則囟門遲閉，骨軟行遲，在老人則骨質脆弱，易於骨折。若髓海失養，則記憶減退，智力減弱。

（三）主納氣，開竅於耳：

《類證治裁‧喘症》曰：「肺為氣主，腎為氣根。肺主出氣，腎主納氣，陰陽相交，呼吸乃和。」肺吸入的清氣，必須下納於腎，使呼吸均勻，以保證體內外氣體的正常交換。

若腎的納氣功能減退，攝納無權，即見動則氣喘、呼多吸少。《靈樞‧脈度》云：「腎氣通於耳，腎和則耳能聽五音矣。」反之，若腎的精氣衰弱，髓海失養，則聽力減退或見耳鳴、耳聾。腎與膀胱相合，為表裏關係。

四、肺

肺為白帝，神形如白虎，屬西方金。

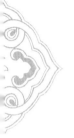

（一）肺主氣、通調水道：

肺的主氣功能含義有二。一是主呼吸之氣，指肺臟吸入自然界的清氣，呼出體內的濁氣，由肺的宣發和肅降功能，以進行氣體內外的交換。二是主一身之氣，指吸入的清氣與飲食所產生的穀氣相結合，成為宗氣。

由百脈灌溉周身，以供養全身臟腑及肢體功能活動的需要。由於肺臟不斷地呼出濁氣吸入清氣，促進了氣的生成，調節了氣的升降出入運動，從而保證了體內新陳代謝的正常進行。若肺臟有病，就會出現咳嗽、哮喘、短氣、語音低怯、失音以及咽喉不利等症。

通調水道的「通」即疏通，「調」即調節，水道，指水液運行和排泄的道路。肺的宣發和肅降的功能，對體內水液輸布、運行和排泄起著疏通和調節作用。肺能通調水道、下輸膀胱。如肺通調水道的功能發生異常，導致小便不利，水腫等。

（二）主治節：

治節，即是肺有治理和調節全身的氣機，使其正常進行呼吸的升降出入，並輔助心臟推動與調節血液的運行，若肺病則肺氣不利，治節失常，氣病及血、血脈不利，可見咯血、咳血等。

（三）開竅於鼻，外合皮毛：

鼻與喉相通，內通於肺，兩者都是呼吸門戶，故有「鼻為肺之竅，喉為肺之門戶」之說。肺氣不能宣發，則鼻竅不利，鼻塞流涕，喉癢噴嚏，語聲重濁等。皮毛是指皮膚、汗孔、全身毛髮等組織，為一身之表。

肺的功能正常，則皮膚緻密、毛髮光澤、腠理開合有常。「雖有大風苛毒，弗之能害。」反之，若肺氣虛，而衛氣弱，衛表不固，腠理空疏，就可出現自汗、易於感冒或皮膚憔悴、乾槁等。肺與大腸相合，為表裏關係。

五、脾

脾為黃帝，神肖鳳形，屬中央土。

（一）脾主運化：

所謂「運化」是指脾有轉輸和消化吸收功能，可分為運化水穀和運化水濕兩個方面。飲食進入胃，必須依賴脾的運化，將水穀精微轉化為氣血、津液，以供全身需要。若脾失健運，則消化功能失調，出現食慾不振、腹脹便溏、形體消瘦、倦怠無力等症。

運化水濕：又稱運化水液，指脾能將水穀中多餘的水分轉輸到腎，透過肺腎的氣化功能，化為汗與尿而排泄於體外，脾運化失司，就會水液內停，成為濕、痰、飲等病理性產物。

（二）脾主升清：

升指上升，是脾氣運動特點。「清」是指水穀精微和營養物質。所謂「升清」即是脾能將水穀和營養物質吸收後上輸到心肺濡養臟腑經絡、四肢百骸。若脾虛不能升清，水穀精微和營養物質失於輸布，則氣血乏源，產生頭昏、乏力、腹脹、便秘甚至內臟下垂，如脫肛、子宮下垂、胃下垂等。

（三）脾統血：

脾有統攝血液的功能，脾氣虛不能統血，可出現出血

病症。

（四）脾主四肢、肌肉：

脾為氣血生化之源，人體的四肢及肌肉都要依靠氣血濡養，脾虛後生化之源不足，四肢則易倦怠，肌肉則消瘦。

（五）脾開竅於口，其華在唇：

口是指口腔，脾氣和，則口味正常、食慾旺盛。脾氣虛，則口中乏味，不思飲食。氣血足則口唇紅潤，氣血虛則口唇淡白無華。脾與胃相合，為表裏關係。

自編五臟主要功能歌

心主血脈神志汗，開竅於舌其華面。
心與小腸相表裏，五臟它是君主官。
肺主氣而司呼吸，宣發肅降開竅鼻。
通調水道主皮毛，它與大腸相表裏。

脾主統血與運化，肌肉四肢唇是華。
開竅於口表裏胃，後天之本它當家。

肝主疏洩喜條達，藏血主筋爪是華。
肝與膽府相表裏，開竅於目魂的家。

腎主骨藏精生髓，主水生殖與納氣。
其華在髮開竅耳，腎與膀胱相表裏。

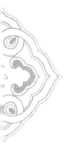

自編五臟病辨證歌

心陰虛者先不樂，心悸失眠夜夢多。
五心煩熱並健忘，舌紅少津脈細數。
通用養血安神法，天王補心效果卓。

心陽虛者氣短喘，心胸憋悶肢冷寒。
面色蒼白伴自汗，舌質紫暗或是淡。
脈象結代或細軟，桂枝甘草湯加減。

心血瘀阻心悸痛，痛引兩脅沿經循。
寒重肢涼甲青紫，舌暗有斑不鮮明。
心脈結代有瘀阻，通陽化瘀勿遲停。

心火上炎舌糜爛，口渴煩躁伴失眠。
吐紅譫語黃尿屙，舌尖紅痛心脈數。
清心瀉火三黃用，黃連黃芩大黃熬。

痰火擾心神失常，心煩易驚和燥狂。
語無倫次打罵人，舌苔厚膩而且黃。
脈象滑數而且壯，礞石滾痰是良方。

痰迷心竅意不清，自言自語呆痴靜。
突然昏倒有痰響，苔膩脈滑詳細診。
通用滌痰開竅法，黃連溫膽加減靈。

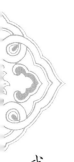

肝氣鬱結脅脹滿，咽部常有異物感。
納呆噯氣經不對，乳房脹痛在經前。
痛經亦有癥瘕見，舌苔白滑脈象弦。
通用疏肝解鬱法，柴胡疏肝逍遙散。

肝火上炎口苦乾，巔頂脹痛伴暈眩。
面紅目赤易發怒，耳鳴耳聾吐紅涎。
舌紅苔黃脈弦數，清肝瀉火盧薈丸。

肝風內動筋體抽，眩暈震顫目上斗。
突然昏倒伴項強，半身不遂背反抽。
詳診虛熱與陽亢，不外補血平肝陽。

肝陽上亢頭目脹，目乾失眠伴健忘。
性情急燥勿發怒，舌紅少津脈弦長。
通用滋肝潛陽法，需用加減訓龍湯。

寒滯肝脈少腹脹，睾丸墮痛並收藏。
遇寒痛重得熱減，舌苔白滑脈沉弦。
通用暖肝散寒法，暖肝煎用需加減。

脾氣虛弱食後脹，肌肉消瘦大便溏。
四肢倦怠懶多言，舌淡苔白脈濡緩。
通用益氣健脾法，藥用參苓白朮散。

脾氣不陷小腹脹，虛坐努掙與脫肛。
子宮內臟有下垂，舌淡脈弱中虛象。
通用升舉益氣法，藥用補中益氣湯。

脾不統血月經多，便血崩漏血尿屙。
肌肉滲血紫斑見，舌質淡白脈細軟。
補氣益血通常用，歸脾加減效靈驗。

脾陽虛者肢體涼，腹中冷痛喜熱湯。
大便完穀脈沉遲，舌淡苔白內寒藏。
溫中健脾尤薑用，古有附子理中湯。

寒濕困脾大便溏，小便不利口不爽。
頭身困重苔白膩，脈象濡遲緩不剛。
古有祛濕健脾法，藥用加減胃苓湯。
脾胃濕熱顯黃疸，黃如橘色顏色鮮。
發熱尿赤口多苦，舌苔黃膩脈數濡。
此病清熱利濕用，茵陳蒿湯有奇功。

肺氣虛弱無力喘，氣短音低懶多言。
面色蒼白伴自汗，脈象虛弱舌質淡。
通用補肺益氣法，補肺湯用可加減。

肺陰虛者咳無痰，痰或稠少咽喉乾。
骨蒸盜汗痰帶血，煩熱顴紅舌赤乾。

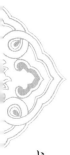

脈象細數體消瘦，百合固金病能痊。

風寒束肺是外感，畏寒發熱又無汗。
頭身俱痛伴氣喘，咳嗽流涕吐稀痰。
舌苔薄白脈浮緊，辛溫解表祛風寒。

風熱犯肺不一般，咳嗽氣喘吐黃痰。
煩渴引飲咽乾痛，有時咳吐膿血痰。
舌尖紅赤脈浮數，辛涼解表桑菊煎。

痰濁阻肺咳氣喘，喉中痰鳴痰稠黏。
胸中憋悶不得臥，舌苔厚膩滑脈見。
通用燥濕化痰法，二陳蘇子降氣煎。

燥熱傷肺鼻咽乾，乾咳痰少吐出難。
發熱頭痛全身酸，舌尖紅赤而且乾。
診得肺脈浮細數，清肺潤燥桑杏煎。

腎陽虛者形肢寒，精神不振伴自汗。
陽痿不孕頭昏悶，舌淡苔白脈沉弱。
通用溫陽補腎法，腎氣丸和右歸丸。

腎不納氣主虛喘，呼多吸少可明辨。
動則氣喘多自汗，脈見虛浮舌質淡。
古人留下蛤蚧散，溫腎納氣效靈驗。

腎陰虛者兩顴紅，頭暈健忘耳鳴聾。
五心煩熱口咽乾，足跟常痛夜多夢。
男子遺精齒動搖，女子崩漏頭髮脫。
丹溪留下六味丸，滋補腎陰效靈驗。

腎氣不固尿清長，甚則遺精夜尿忙。
婦人帶下多清冷，小便失禁屙褲襠。
舌淡苔白脈細弱，桑螵蛸散是良方。

腎虛水泛腹脹滿，周身浮腫小便難。
下肢腫甚伴心悸，呼吸急促似有痰。
舌體胖大舌質淡，脈象沉細要分辨。
通用溫陽利水法，真武湯用需加減。

第四章
武當道教醫藥二毒致病學說

　　武當道教醫藥認為，人體的病因主要是「二毒」，即是經絡之毒和臟腑之毒。經絡之毒是經絡中宿血所致，臟腑之毒是臟腑中宿使所致，這兩種毒即是致病因素，也是病理性產物。

　　經絡之毒是在元氣虛弱或經絡氣機瘀滯，導致的經氣運行不暢，也可能是各種自然界的毒邪，觸及經絡皮部，使毒內傳，毒留經絡，毒物的毒性超過人體防禦機能，即可導致疾病發生，亦可因為外傷，經絡受損，血瘀經絡，瘀久化熱，熱甚成毒，毒在內腐經爛絡，使經絡破斷，造成經絡內經血外溢，循環受阻，而導致半身不遂，左癱右患，或者危及生命。

　　臟腑之毒，則是人們所食之物，精華被人體吸收利用，糟粕則要排出體外。倘若排泄功能失調，患者所食之物含毒量太重，超出了人體臟腑的排毒功能，這些毒素不能及時排出體外，被人體吸收即可損臟壞腑，造成疾病，現代有人稱此情況為大腸中毒學說。亦可能影響人體內氣、血、精、津的升、降、出、入，使人體的陰陽離決，生命終結。

　　當然這些毒素在人體內，亦可透過經絡，將毒素運送到體表，在外形成皮膚及瘡瘍性疾病。或者是經絡之毒，

透過與臟腑相通的關係，將毒素傳入到內臟，造成臟腑之病。這兩種毒素均可藉助經絡內通五臟六腑，外達四肢百骸與竅官的功能，將其運送到人體各個部位，在人體正氣最虛弱處發生疾病。道醫們說：「人體致虛之處，便是存病之所。」

毒與風、火的關係，《內經》說：「清靜則肉腠閉拒，雖有大風苛毒，弗之能害。」風邪善行數變，無孔不入，毒若與風相伍，一則容易傷及人體，二則毒隨風行，容易使毒在人體內擴散，三則毒得風力相助，毒勢更猛，變化無常，故臨床上將破傷風、歷節風、中風等病均列為險、難性病症。在治療上，對此類疾病的治療常將除風與排毒、解毒等藥物同時使用。

《內經》的病機十九條，其中火熱為病便占了九條，武當山上的道醫們從自然界觀察到，火與熱與毒有密切的關係，如：動物的屍體和植物的垃圾，在炎熱的環境下，容易腐敗變質，產生毒素。並且認為多種傳染性疾病也是因為環境衛生不良，污穢雜物堆積不善，通風不暢，遇熱蒸腐，化為厲氣，人們從口鼻吸收此氣，便可患病，病人相互傳染，造成疾病流行。

當然毒與氣、血、痰、鬱、寒、暑等病邪有十分重要的聯繫，只是不管什麼病邪，瘀久均會生熱，產生毒邪。

另外，武當山道教醫藥受其諸多因素的影響，偏重於「風」與「毒」，「火」與「毒」的關係，提出：「不怕野風一大片，就怕陰風一條線，不怕陰精旺，只怕火傷陽。」

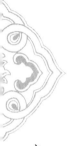

武當道醫

男科臨症靈方妙法

　　武當道教醫藥用「二毒」致病學說，囊括了傳統的：外因（風、寒、暑、濕、燥、火）、內因（喜、怒、憂、思、悲、恐、驚）及各種傷害的不內外因的「三因致病學說」。它刪繁就簡地揭示了疾病真諦，不管上述什麼原因，沒有毒就不能形成疾病，提出「萬病皆由毒邪生」的觀點，這與現代醫學的細菌及病毒的致病學說比較接近。所以道教醫藥提出「要想沒有病，內臟掃乾淨。」

　　對毒的防治，武當山歷代道醫們根據《內經》中「清靜則肉腠拒閉，雖有大風苛毒，弗之能害」及「正氣存內，邪不可干」的理論，在防禦毒邪侵襲方面，特別注意精神及人體內在的調養，要求道醫們「清心寡慾」保持內心清靜，採藥煉丹，以充實體內正氣，生活上以清淡為主，減少毒素的攝入，所以武當山的修道有素之士，長壽者甚多。

　　武當道教醫藥根據「二毒」致病學說，在治療方法上創建了很多有效的治療方法，如：鼻聞吸藥的解毒法、藥物燻蒸的瀉毒法、經絡放血的排毒法、外表敷藥物的拔毒法、坐藥通便的祛毒法、經絡點穴的截毒法、藥浴及藥香的消毒法、口服藥物的攻毒法，都是一些安全、有效的治療方法。

第五章
道教房中術淺探

一、道教房中術的形成與發展

道教房中術是中華古代性科學之結晶，是數千年來道門修士在追求長生不老的同時，不斷地探索、收集、研究、整理出來的性學保健術。

《中國道教大詞典・房中派》條曰：「修練此方術的流派稱為房中派，是道教早期修練方術流派之一，代表人物有容成、彭祖。」《漢書・藝文志》所載房中術有八，共 186 卷著作，並評論說：「房中者，性情之極，至道之際，是以聖人制外樂以禁內情，而為之藝文。傳曰：先王之作樂，所以節百事也。樂而有節，則和平壽老，及迷者弗顧，以生疾而隕性命。」晉代道士、大醫藥學家葛洪在《抱朴子內篇・釋滯》中曰：「房中之法十大餘家，或以補救傷損，或以攻治眾病，或以採陰益陽，或以增年延壽。其主要在乎還精補腦之一事耳。」

從以上文獻可以看出，道教房中術本來講的就是男女同房衛生、禁忌、祛病、養生及增年延壽之術。其實，道教房中術囊括了古人在性生理、性病理、性醫學、性道德、性養生、性修練、性技藝等諸方面的研究成果，在世界性科學領域占有重要地位。道教房中術諸多知識，為中華民族的繁衍、社會安定、家庭和諧、人們的身體健康以

及夫妻性生活快樂都做出過巨大貢獻。

據有關史料記載，我國性學最早起源於商周，到秦漢時期發展到鼎盛狀態。在遠古社會，人們對很多自然現象無法認清，對自身許多現象，特別是自身性慾與性行為所產生的機理一無所知，繼而把性看成是一種非常神祕的東西。特別是對男女性交時的高潮期所出現的一些無限快樂與心理變化無法理解，繼而認為這是神靈所賦予的某種魔力，是神靈賜給人類的最大快樂，透過性交這唯一渠道，人就可以和神靈相溝通。這種與神靈溝通的使者在原始社會是由巫師來擔任的，後來則由道士所替代。故在道教人群中出現了專門研究男女房中之事的人群，道教稱之為房中派。其中最著名者要數彭祖。

《中華道教大詞典·彭祖》條中曰：「擅長房中之術，歷夏至殷末，八百餘歲」。被世人公認為長壽者的代表。也可能是彭祖修練房中術而獲得高壽，所以後來追隨者甚多，到秦漢時期發展到鼎盛狀態。但是，道士們由不斷地探索實踐，知識不斷地豐富，修練房中術的道士們認識到，房中術是把雙刃劍，既可養生覆命，又可傷身損命。故葛洪在《抱朴子內篇·釋滯》中說：「人復不可都絕陰陽，陰陽不交則從坐致壅瘀之病，故幽閉怨曠，多病而不壽。任情肆意，又損年命，唯有得節宣之和，可以不損。若不得口訣之術，萬無一人為之而不以此自傷煞者也。」所以，房中派以健康長壽而又能享受性快樂為前提，對男女性生活提出了一些獨到的見解。

諸如：「欲不可絕，欲不可早，欲不可縱，欲不可強」

的「四」不理論，還探索出了「玉閉堅精、射精自控、還精補益」的性交技藝，並逐步被納入道教修練方術之中，成為道教享譽成名的房中派。

二、道教房中術探究

道教房中術認為，在男女交合過程中，有七種行為方式對人體健康有害，有八種行為方式對人體健康有利。湖南長沙馬王堆漢墓出土的竹簡《天下至道談》中強調：「氣有八益，又有七損。不能用八益，去七損，則行年四十陰氣自半也，五十而起居衰，六十而耳目不聰明，七十下枯上脫陰氣不用，泣流出。今之復壯有道，七損以振其病，用八益以貳其氣，是故老者復壯，壯者不衰。」

道教房中派的歷代道士們研究發現，所謂「八益」者：「一是會調治精氣；二是會吞下津液；三是知道最佳交合時機；四是能在交合中固養自己的精氣；五會調陰液；六會聚積精氣；七是保持滿盈；八是能保持陽物剛強不衰。」

所謂「七損」是指：「① 性交時陰莖疼痛，叫內閉；② 性交時滿身大汗，叫走洩精氣；③ 房事沒有節制，叫耗散精液；④ 到了想性交時陽物不舉而不能性交者，叫陽痿；⑤ 性交時喘息並心煩意亂，叫煩；⑥ 女方無性交要求時而男方勉強她，對女方身體有害，叫絕；⑦ 性交時過於疾速圖快，叫消耗精力。」

道教房中術就是向人們推廣一套善於用「八益」而避絕「七損」的性交方法，使人們都會達到耳聰目明、身體靈活輕便、益壽延年之目的。

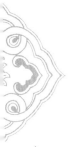

「七損八益」學說論及男女性生理、性病理、性心理、性道德、性養生、性修練、性技藝等多方面的知識，成為古人一套性生殖學、性養生學、性保健學、性技藝學理論與實踐相結合的性學名篇。

自然界各物種之所以能保留至今，必須具備兩個條件，那就是個體生存與種族的繁衍。人類能延續至今，亦離不開這兩個條件——健康的個體生存與種族的不斷繁衍。道教房中術正是順應了這兩個條件，所以才在「褒」「貶」不一中，或盛或衰，香火不斷，相傳數千年。

現在看來，專門研究房中術的道教房中派，把男女性行為作為一種養生手段來研究，發現精子、精漿及卵巢，其分泌的甾體激素都具有抗原性，並能誘發特異性抗體的產生，開創了免疫學的新紀元。也就是說，精子、精漿及卵子細胞都具有免疫功能，它們與其他細胞構建成了人體內的免疫系統。

這個免疫系統可以抗禦和抑制外來侵犯人體的病源微生物，又能處理自身內在生長，活動中所產生的有害自由基。人體有了這個免疫系統，人類的生存就有了必要的保障。但是，這種免疫系統需要精子和卵子作為維持它正常活動的物質基礎。

人所共知，精子和卵子都是由成熟後的男女性器官所產生。為了提高精子和卵子的產量，增強人體的免疫力，道教房中術總結出許多性修練法，能提高精子、卵子的產量。又研究出「交而不洩、玉精閉固」的保精法，真可謂「既開生產之源，又截精子消耗之流」，故對人體免疫系

統大有裨益。所以，許多內丹家也認識到了精子、卵子在人體內的重要作用，提出修練內丹需要「煉精化氣，煉氣化神，煉神還虛」的修練方法。

道教房中術提出「欲不可絕」，就是說男女兩性不能長時間地斷絕性生活。唐代藥王孫思邈在《千金方》曰：「男不可無女，女不可無男。」現代醫學研究證實，和諧而適當的性生活，能使機體內啡呔含量升高，生長激素濃度也隨之升高，進而增強機體免疫力。

在日常生活中，我們也能覺察到，人體各器官必須經常合理使用，才能保持它的正常功能。若某一器官長時間閒置不用，其功能必然會衰退或萎縮。性器官亦然，必須適當而合理地使用，以保持正常功能延續。

（一）慾不可早

道教從養生角度認為，男子破陽太早，則傷精氣；女子破陰太早，則傷其血脈。故主張少年不可近慾。現在看來，許多少男少女雖然性已趨於成熟，而心理成熟確相差甚遠，很難選準一個正確的目標，也沒有能力擔負自己應盡的責任。所以一時衝動，發生一些本不應該發生的事情，給個人、家庭乃至社會帶來很大損失。

《三元參贊延壽書》曰：「精未通而御女以通其精，則五體有不滿之處，異日有難狀之疾。」宇宙間的萬事萬物，都有個成熟使用期，就像西瓜和其他水果一樣，在未成熟時我們就將它摘下來食用，既浪費資源也得不到好的滋味。

人的性也是一樣，若能在最佳時間合理施用，既能享

受到最大的快樂，也省去了很多不必要的麻煩。

（二）慾不可縱

道教房中術研究性交的目的，除了想獲得性快樂以外，更重要的是利用性刺激，激活增強性器官工作能力，來提高精子、卵子的產量。並且運用特殊方法使交而不洩，從而達到「煉精化氣，煉氣化神，煉神還虛」之目的，減少精子、卵子的排出量，為增強人體免疫力增添物質保障。

《黃帝內經》曰：「以酒為漿，以妄為常，醉以入房，以欲竭其精，以耗散其真，不知持滿，不時御神，務快其心，逆於生樂，起居無節，故半百而衰也。」這正是對那些性放縱之人的真實寫照，請君自重。

（三）慾不可強

強，即勉強。《素女經》曰：「今欲強交接，玉莖不舉，面漸意羞，汗如珠子，心情貪慾，強助以乎。」《三元參贊延壽書》曰：「強力入房則精耗，精耗則腎傷，腎髓之內枯，腰痛不能俯仰。」

以上經文提出了勉強性交，會使身體虛弱而引發許多病症。特別是「玉莖不舉」的陽痿患者，則「強助以樂」服用一些助陽藥物而再勉強性交，會導致腎水枯竭，心火上焚，五臟乾燥，陰陽離決，從而生命終結。

道教房中術的最終目的是，透過性的修練，將人們的靈魂從色慾到達空性，從色性到達靈性之光，從而能提升自我，超越自我，認識自我，超凡脫俗而絕慾斷經。

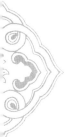

第六章

認識自由基及
抗氧化與人體健康關係

在抗衰老醫學科學的前沿理論裡經常會提到一個關於自由基的醫學名詞。

什麼是自由基？簡單地說，自由基是人體新陳代謝氧化過程中所產生的一種氧化物質。它可能是一個分子，也可能以分子的一部分的形式存在。

自由基的壽命與它的生物活性成反比，經觀察，有的自由基可以在 0.6 秒鐘或更短的時間內就會消失；但也有的自由基相對壽命卻較長，在一定的溫度條件下可以存活 4～5 年。

人體內微量的自由基是有益的，它可以平衡體內菌群。隨著年齡增長，自由基在體內不斷沉澱蓄積，所形成的過氧化物，就會損傷機體的細胞組織，破壞細胞的功能，造成人體一系列退變，使機體的器官、組織老化，這時，自由基對人體則非常有害。

在正常生理情況下，人體自由基不斷產生，又不斷被清除，維持在一個正常的生理水平。而在某些病理作用下，其產生和清除功能就可能失去平衡。由於自由基的活性較強，容易與細胞內大分子發生反應，就如同電腦病毒對電腦的侵害一樣，造成包括對 DNA、蛋白質和脂類的

傷害。因此，自由基也就成了人體內生物大分子、細胞和組織的一大殺手。

此外，外部環境對自由基的影響也不可忽視，如輻射、環境污染、不衛生的食品、包括過度運動等，均能造成自由基的過量產生和蓄積。

自由基對人體的損害作用是多方面的：如破壞人體的胰島細胞，可引起糖尿病；破壞人體的關節軟骨，可引起骨關節炎；破壞眼球的水晶體，可引起白內障；它能氧化脂肪，產生過氧化脂質，加速動脈壁的破壞；可引起動脈粥樣硬化，進而成為引起高血壓、冠心病、中風、腦梗塞等疾病的重要病因；甚至連老年人體表上所形成的老年斑，也是自由基蓄積的結果。

近年來，自由基生物醫學理論作為一門全新的學科，得到了迅速發展，為當今社會嚴重威脅人類健康和生命的許多疾病，如惡性腫瘤（包括良性瘤）、心血管疾病、糖尿病及其併發症以及老年性痴呆、帕金森氏病、白內障、慢性肝炎、肺氣腫等提供了重要治療手段——抗氧化劑治療法。更為重要的是，抗氧化劑療法若能提早應用（還沒有出現臨床症狀前），則可以預防疾病發生，可以抗衰老和延緩衰老。

自由基理論認為：凡能和自由基反應使之還原成非自由基的化合物，被稱為自由基的清除劑；凡可抑制自由基反應鏈反應，阻止自由基傳播，終止自由基反應的化合物，被稱為抗氧化劑。

人體本身存在著自由基清除系統，可以最大限度地防

禦自由基的傷害。但隨著人年齡的增長，或在病理條件下，體內自由基的清除系統平衡失調或遭到破壞，自由基就會攻擊細胞的結構，加速人體衰老，甚至引起病變。若要終止自由基這種反應，就必須直接應用抗氧化的方法。在這一理論的指導下，採用抗氧化劑療法，無疑達到了治本治因的效果。

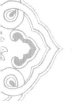

第七章
免疫功能對衰老的影響與治療

當今醫學科學和生命科學的前沿理論裡還有一個「免疫」理論，為我們揭示了人類抗衰老的途徑和方法。我們人體存在一個抵抗病原微生物感染、防止癌腫發生等的特異性免疫系統，該系統由胸腺、骨髓、脾臟、淋巴組織等免疫器官巨噬細胞、自由殺傷細胞、淋巴細胞等免疫細胞和抗體、補體細胞因子等免疫分子組成，免疫功能的中樞器官是胸腺和骨髓。

人體存在的免疫系統有如下三大功能：

生理防禦功能： 當病原微生物（抗原）入侵機體後，機體的免疫系統就像集團軍作戰一樣，密切配合，分工協作，將其消滅。由抗原呈遞細胞（邊防部隊）首先發現敵情，給它們作出記號，報告 T 淋巴細胞（總司令），再由 T 淋巴細胞下達命令，讓 B 淋巴（特種部隊）製造抗體，並與抗原結合，交給巨噬細胞吞噬消滅病原微生物。在資訊傳遞過程中，鈣依賴性黏附分子發揮著重要作用。

自身穩定功能： 免疫系統維護機體內環境的穩定，清除正常代謝過程中衰老和損傷的細胞。

免疫監視功能： 免疫系統將因自身或外來的細菌、病毒等因素引起的某些發生變異的組織細胞識別出來加以消滅並監控原癌基因，防止其突變、分裂。

人的免疫功能在發育高峰期過後便開始下降，平均每年要喪失其功能的 0.8%～0.9%。隨著人的年齡增長，自身免疫功能下降逐漸加重，如果人的自身免疫功能下降速度過快，就會造成許多如臨床常見的紅斑狼瘡、類風濕性骨關節炎等疾病；如果這種自身免疫水平低下，最終導致系統功能衰竭，如癌腫等許多嚴重影響人類健康疾病的發生概率就會增加。

人的精神因素也是造成自身免疫功能加速下降與衰竭的重要原因。

胸腺與人的機體建立起完善的免疫功能，淋巴幹細胞經胸腺被培育轉化成具有免疫活性的 T 淋巴細胞，然後再經血液轉入淋巴結和脾，在這些部位參與機體的免疫反應。人的胸腺在 20～30 歲時開始縮小，分泌的胸腺素衰減。人到 40 歲後，胸腺幾乎不再分泌。

由於人的免疫功能下降，與衰老相關的疾病則隨之發生。目前，抗衰老醫學臨床運用精神療法治療某些自身免疫性疾病，用干擾素、免疫球蛋白和胸腺肽等來提高機體的免疫功能。

由於這些做法容易出現如過敏性反應等免疫功能超常表現，尤其對自身免疫功能正常的人更是有害無益。醫學界逐步改為透過補充營養素以實現對免疫功能的調節，如給中老年人補充優質蛋白質、維生素 A、維生素 C、礦物質鈣、鎂及微量元素鋅、鐵、硒等，以達到和改善機體的免疫功能，防止和避免與衰老有關的疾病的發生。

第八章

內分泌
調節與人體健康的關係

　　人體內分泌系統的調節功能也是當今醫學科學前沿理論所研究的。人體內分泌系統主要受制於丘腦的內分泌區，它不僅是重要的分泌中樞，也是重要的生命中樞。

　　下丘腦所分泌的生長激素和其他各種激素都是維持、提高生命活力的重要物質。下丘腦上方的松果體所分泌的褪黑素，對人的睡眠和性功能起著重要作用。人到 40 歲後褪黑素的分泌量明顯減少。

　　過去人們認為，生長素僅與兒童生長發育有關，現在發現生長素也是控制衰老速度的重要激素。正常人在 30 歲以後，生長素的分泌量就開始下降，而且越來越低。

　　成人生長素缺乏會導致肺活量下降、心率減慢、心功能減弱、肌肉萎縮和體溫調節功能下降，出現體內脂肪增加、機體含水量減少等一系列改變，同時，癌症與心血管疾病的發生率也在增加。

　　歐美等國家在臨床上對內分泌系統的抗衰老治療，主要採用激素作替代治療。他們從野山芋中提取出純天然激素前體，透過口噴或注射來進行治療。

　　人們使用此種藥物後，既適用於提高女性激素，也適用於提高男性激素。此種藥物可以治療皮膚老化、骨質疏

鬆，改善性功能，提高睡眠品質，調節血脂，降低膽固醇，增強免疫力，提高記憶力。

　　與國外相比，武當道教醫藥倡導的天然植物藥在調整內分泌系統功能失調方面有其獨特優勢，所研發出的多種製劑對調節內分泌功能，促進自身激素分泌的臨床療效非常明顯，且無任何副作用。

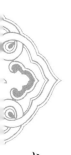

武當道醫**男科臨症**靈方妙法

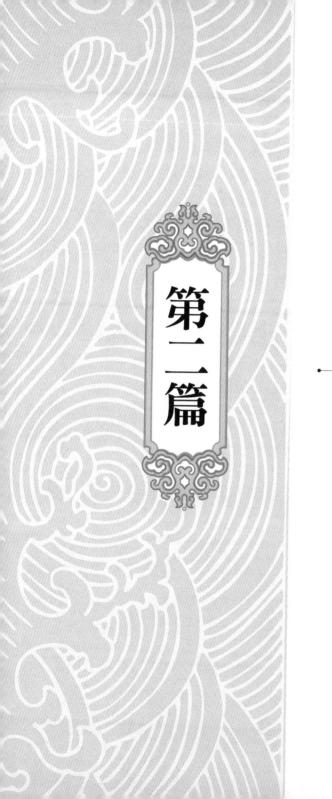

第二篇

臨床應用

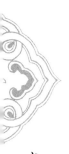

武當道醫**男科臨症**靈方妙法

第一章
常見男性性系统病證治

✳ 第一節　陽痿證治

概說

陰莖痿軟不舉或舉而不堅，以致影響正常性生活謂之陽痿，亦稱「陰痿」或「筋痿」。《素問·痿論篇》說：「思想無窮，所願不得，意淫於外，入房太甚，宗筋弛縱，發為筋痿。」是關於陽痿發病原因的最早論述。後世對本病的認識日漸深刻，如《類證治裁》說：「傷於內則不起，故陽之痿，多由色慾竭精，斫喪太過，或思慮傷神，或恐懼傷腎……亦有濕熱下注，宗筋弛縱而致陽痿。」指出導致陽痿的病因是多種多樣的。

臨床所見，陽痿的發生除極少數為器質性病變引起外，絕大多數為功能性病變所致，經適當治療是可以恢復的。如果由於發熱、過度疲勞、情緒不佳等因素造成一時陰莖勃起障礙，不能視為病態。

病因病理

一、斫喪太過

稟賦不足，少年手淫，腎氣損傷，或過早婚育，縱慾

竭精，真陽衰微，是引起陽痿最常見的病因，正如張景岳說：「火衰者十居七八。」蓋腎為先天之本，生殖發育之源，內寄命門相火，腎陽虛衰，命火式微，則陽事痿而不用。

二、心脾勞傷

陽明為水穀氣血之海，主潤宗筋。思為脾志，心主神明，神過用，心脾兩傷，生化無源，或大疾久病之後，陽明虛弱，氣血未復，均可致宗筋失養而陽事不舉。《臨證指南》說：「陽明虛，則宗筋縱。」即指此之謂也。

三、情志失調

肝主筋，陰器為宗筋之匯。若情志不遂，憂思鬱怒，肝失疏洩條達，則宗筋所聚無能；或大驚卒恐，傷於腎氣，作強不能而成陽痿。

四、醇甘不節

過食醇酒厚味，積滯不化，戕傷脾胃，運化失常，聚濕生熱，濕熱下注而致過筋弛縱，陽事不興。

辨證論治

一、命門火衰

【主證】陽事不舉，或舉而不堅，精薄清冷，腰膝痠軟，頭昏耳鳴，面色蒼白，神疲倦怠，畏寒肢冷，舌淡胖嫩，脈沉弱，尺脈尤甚。

【治則】溫腎壯陽。

【方藥1】熟地 25g、山藥 15g、山茱萸 10g、枸杞 20g、菟絲子 10g、肉桂 6g、附子 10g、巴戟天 10g、仙

靈脾 10g、陽起石 20g、鹿角膠 10g（或鹿茸粉沖服）。

【用法】水煎服，每日 1 劑。

【方藥 2】人參、海馬各 15g，當歸 24g，熟地、枸杞、菟絲子各 20g，海龍、棗皮、炒杜仲各 10g，蜈蚣 3 條。

【用法】水煎服，每日 1 劑。

【方藥 3】黨參、炒白朮、枸杞子、冬蟲草、熟地、陽起石、韭菜子各 15g，灸鱉甲、生龜板各 30g，杜仲、鎖陽、淫羊藿、當歸身、續斷、肉蓯蓉、補骨脂、紫河車、菟絲子、炙甘草各 10g。

【用法】共研細末，煉蜜為丸，每丸重 6g，每日 3 次，1 次服用 1 丸，1 個月為 1 個療程，連用 2～3 個療程，用藥第一個月，需忌房事，以後也要節制性生活。

二、心脾虛損

【主證】心悸健忘，失眠多夢，陽痿早洩，納呆食少，腹脹便溏，倦怠無力，面色萎黃，舌淡苔白，脈細弱。

【治則】補益心脾。

【方藥 1】黨參 20g、白朮 15g、茯苓 10g、黃耆 30g、元肉 10g、酸棗仁 15g、木香 10g、當歸 10g、補骨脂 10g、菟絲子 10g、仙靈脾 10g。

【用法】水煎服，每日 1 劑。

【方藥 2】人參、棗皮、熟地、桑葚子、鹿茸、龜板膠、魚鰾、菟絲子、炒山藥、當歸、麥冬、五味子、紫河車、柏子仁、枸杞子、棗仁各 30g。

【用法】共研細末，煉蜜為丸，每丸重 10g，每日 3 次，每次服用 1 丸。

三、肝鬱不疏

【主證】情緒抑鬱或煩躁易怒，胸悶不適，脅肋脹痛，食少便溏，陽事不興，苔白脈弦。

【治則】疏肝解鬱。

【方藥】柴胡 10g、白芍 10g、當歸 15g、川楝子 10g、白朮 10g、茯苓 10g、甘草 6g、香附 10g、補骨脂 10g、菟絲子 10g、枸杞 10g。

【用法】水煎服，每日 1 劑。

四、濕熱下注

【主證】陰囊潮濕，瘙癢墜脹，甚則腫痛，陽痿或兼遺精，肢體睏倦，小便赤澀灼痛，舌苔黃膩，脈弦滑。

【治則】清利濕熱。

【方藥】龍膽草 15g、車前草 10g、梔子 10g、澤瀉 10g、木通 6g、萆薢 10g、黃芩 10g、黃柏 10g、蒼朮 10g、苡仁 20g。

【用法】水煎服，每日 1 劑。

必須指出，無論何型陽痿，均應調飲食，慎起居，抒情懷，戒手淫，節房事，如此方能事半功倍，療效顯著。

特效方

1.亢痿靈：蜈蚣 18g、白芍 60g、當歸 60g、甘草 60g。

蜈蚣研細末（不去頭足），後三味曬乾研細末，過

90～120 目篩，與蜈蚣末合均勻，分為 40 包，早、晚服一次，每次用黃酒沖服 1 包，15 天為一個療程。服前期間忌食生冷，忌生氣惱怒。

用本方治療陽痿 737 例，近期治癒 655 例，好轉 77 例，無效 5 例，總有效率 99.3%。（《中國外科秘方全書》）

2.**振痿湯**：韭菜子、陽起石各 20g，蛤蚧 2g（研細末），人參 6g（另燉），熟地、枸杞子各 15g。

命門火衰加炮附子、肉桂、巴戟天各 9g；腎精虧虛加女貞子、龜板、鹿角膠（烊化）各 10～15g；驚恐傷腎加菖蒲 12g、遠志 10g、五味子 6g、磁石 20g；肝鬱氣滯加柴胡、香附、枳殼各 9g,白芍 20g；心脾兩虛加棗仁 9g，茯神、白朮各 12g；濕熱下注先以龍膽瀉肝湯治之，待濕熱清除後再用振痿湯治療。

每日 1 劑，水煎服，15 天為一個療程，一般服 3 個療程。本方治療陽痿 68 例，治癒 58 例，顯效 6 例，有效 2 例，無效 2 例，總有效率 97.06%。（《中國外科秘方全書》）

3.**壯陽起痿丸**：黨參、炒白朮、甘枸杞、冬蟲草、熟地、陽起石、韭菜子各 12g，炙鱉甲、生龜板各 30g，杜仲、製鎖陽、仙靈脾、當歸身、川續斷、肉蓯蓉、補骨脂、紫河車、炙甘草各 9g，菟絲子 15g。

上藥共研為細末，煉蜜為丸，如梧桐子大。每次 3～6g，1 日 3 次，1 個月為 1 個療程，一般可連服 2～3 個療程。第一個療程期間，嚴禁房事。

用本方治療陽痿 150 例，近期治癒 96 例，好轉 36 例，無效 18 例，總有效率 88%。（《中國外科秘方全書》）

4.蛤蚧鞭雀酒：熟地、製首烏、黃精、肉蓯蓉各 50g，人參 20g，蛤蚧兩對，巴戟天、杜仲、川斷、鹿角膠、菟絲子、枸杞子各 30g，炮附子、淫羊藿、肉桂各 15g，狗鞭 2 條，麻雀 4 隻，武當白酒 5kg。

將上藥入酒罐內加入白酒，浸泡 30～50 天後即可飲用，每日早晚各服 15ml。（有高血壓病、嚴重心臟病、肝病、腎病及精神失常者禁用此酒。）

5.龍膽地龍起痿湯：龍膽草、當歸各 15g，製大黃、生地、澤瀉、蛇床子各 12g，蜈蚣 5 條，地龍 20g，柴胡 9g，車前子 18g，木通 10g，雲茯薈 30g。兼有肝鬱者加合歡皮 12g，加重柴胡用量；脾虛者加黨參 20g，蒼白朮各 12g；遺精加蓮鬚 15g；心神不寧者加炙遠志 20g。

每天 1 劑，水煎服。20 天為 1 個療程。

用本方治療陽痿（濕熱型）64 例，近期治癒 51 例，顯效 4 例，無效 5 例，總有效率 92.18%。（《中國外科秘方全書》）

6.核桃仁、芡實、薏米仁各 25g，加水 2000ml，煮好後即可濾藥渣，取藥汁泡腳，應將腳背浸泡在藥汁裡。每日 1 次，每次泡 30 分鐘。

7.淫羊藿 15g，酒蓯蓉 15g，丹參 15g，酒陽起石 30g，黃蓍 30g，取陽起石鍛後拌黃酒（比例 20%），肉蓯蓉拌黃酒（比例 30%），水煮，上藥各曬乾備用，加入

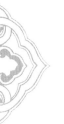

淫羊藿、丹參、黃耆文火水煎 30 分鐘，乘熱燻蒸陰囊、陰莖、龜頭 10 分鐘，待藥液降至 40℃，將龜頭、陰囊浸泡 10～20 分鐘，每晚 1 次，15 天為 1 個療程。（徐存志獻方）

8.淫羊藿 52g，蛇床子 32g，蜈蚣 15g，冰片 9g。共研為細末，使用時取藥末 2g，搗蔥汁攪勻，至藥末濕潤後，再將藥物放入臍中，然後用雙手拇指交替揉按臍中，睡前與晨起各做一次。每次揉按 10～20 分鐘，一個月始效。（王克非獻方）

針灸治療

一、針灸療法

【取穴】針命門、腎俞、石門、關元、足三里，灸氣海、中極、志室。

【方法】每次選 3～5 個穴位，隔日針灸 1 次，10 次為 1 療程。

二、耳針療法

【取穴】腎、皮質下、內分泌、外生殖器、神門。

【方法】每次選 2～4 個穴位，隔日 1 次，10 次為 1 療程。

三、水針療法

【取穴】關元、中極、腎俞

【方法】維生素 B_{12}1ml，當歸和黃耆注射液 2ml，選用一種加入等量 10%葡萄糖液作穴位注射，每次注射 2 個穴位，10 次為 1 療程。

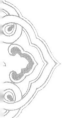

✳ 第二節　早洩證治

概說

　　性交時射精過早稱為早洩。所謂「過早」，並無確切的時間界限，嚴格地說，是指男方尚未與女方接觸，或剛接觸便發生射精，以致不能進行正常性交者。

　　早洩是性功能障礙的常見症候，出於多與陽痿、遺精相伴出現，故歷代醫家對此多有專論。然究其病因病機，本症與後者並非完全一致，故試立專節討論。

病因病理

　　精液之藏洩，為心、肝、腎諸臟協同管理。朱丹溪云：「主閉藏者腎也，司疏洩者肝也，二臟皆有相火，而其繫上屬於心。」倘若心火過旺，相火熾烈，二火相交，擾動精關，封藏失職，常致早洩滑遺，或情志不遂，肝氣鬱結，疏洩失常，約束無能，而致過早洩精，或縱慾竭精，陰虧火旺，精室受灼，固攝無權，或少年手淫，或早婚育，戕伐太過，以致腎氣虛衰，封藏失固。凡此種種，可虛可實。筆者管見，臨床實證較虛證多見。

辨證論治

一、相火熾盛

　　【主證】頭暈目眩，口苦咽乾，心悸少眠，怔忡不安，情慾亢進，洩精過早，舌紅苔黃，脈弦數。

【治則】清瀉相火。

【方藥】龍膽瀉肝湯加減：龍膽草 20g、梔子 10g、黃連 10g、車前子 15g、木通 6g、柴胡 10g、川楝子 10g、當歸 16g、生地 20g、甘草 6g、珍珠母 20g。

【用法】水煎服，每日 1 劑。

二、陰虛陽亢

【主證】虛煩不寐，陽事易興，早洩滑遺，腰膝痠軟，五心煩熱，潮熱盜汗，舌紅苔少，脈細數。

【治則】滋陰潛陽。

【方藥】知柏地黃丸加減：知母 10g、黃柏 10g、生地 20g、山茱萸 15g、枸杞 20g、澤瀉 10g、丹皮 10g、金櫻子 10g、沙苑蒺藜 20g、龍骨 20g、牡蠣 20g。

【用法】水煎服，每日 1 劑。

三、腎氣不固

【主證】性慾減退，早洩遺精，腰膝痠軟，小便清長，夜尿多，舌淡苔白，脈沉弱。

【治則】益腎固精。

【方藥】金匱腎氣丸加減：肉桂 6g、熟附片 10g、山藥 15g、熟地 20g、山茱萸 15g、茯苓 10g、澤瀉 10g、五味子 10g、金櫻子 15g、桑螵蛸 10g。

【用法】水煎服，每日 1 劑。

針灸驗方

一、穴位封閉療法

【取穴】1 組：腎俞（雙）、氣海。

2 組：小腸俞（雙）、關元。

3 組：中極、膀胱俞（雙）。

【方法】胎盤組織液針劑 2ml（或維生素 B_{12} 1ml），0.5%普魯卡因加至 10ml，分注於每組 3 個穴位，每 10 次為一療程。三組穴位交替使用。

二、經驗方

（一）知柏三子湯（丸）

知母 10g、黃柏 10g、五味子 6g、金櫻子 10g、枸杞子 10g。每日 1 劑，水煎服。或將上藥研為細麵，煉蜜為丸，每丸重 10g，每次口服 1 丸，每日 2 次。

（二）早洩外洗方

五倍子、蛇床子、鎖陽各 30g，細辛、米殼各 15g。將上藥用文火煎水，再加入適量溫開水，乘熱燻蒸龜頭，待水溫降至 40℃左右，可將龜頭浸入其中 5～10 分鐘。每晚 1 次，半個月為一個療程，治療期間忌房事。

（三）鎖陽公雞湯

鎖陽、金櫻子、黨參、山藥各 20g，芡實、蓮鬚各 15g，小公雞 1 隻。將雞開膛去內臟雜物、洗淨，將上藥洗淨放雞腹內，將雞放入大燉盅內，放入蔥、薑、食鹽適量，注入開水適量，放入滾水鍋，隔水燉 4 小時即成。吃雞喝湯。

（四）油炸麻雀治早洩

麻雀 4 隻，花生油、食鹽各適量。將麻雀去毛及內臟雜物，洗淨、晾乾。將花生油放入鍋內燒至五六成熱，下麻雀炸至金黃色取出，把油倒出，用原鍋炒食鹽末少許即

成。吃麻雀時蘸鹽，每日 2 次，每次服用兩隻麻雀，可連用 6 天。

（五）太乙固精丸治早洩

沙苑子 80g、枸杞子 40g、棗皮 40g、芡實 40g、蓮鬚 40g、菟絲子 20g、覆盆子 20g、金櫻子 20g、續斷 20g。煉蜜為丸，每丸重 6～10g。每日 2 次，每次用淡鹽水送服 6～10g。

（六）蓯蓉巴戟泡腳治早洩

肉蓯蓉 25g、巴戟天 25g、枸杞子 20g。用適量水煮上藥半小時，濾去藥渣，取藥汁泡腳。每次 30 分鐘。

（七）貝殼煎水泡腳治早洩

貝殼 200g、小茴香 50g。用適量的水煎煮上藥 30 分鐘，濾去藥渣，取藥汁泡腳，每次 30 分鐘。

（八）固精膏治早洩

五倍子研極細麵，每次用藥面 5g，用食用醋調成膏，放入神闕穴，外用膠布固定，每兩天換藥一次，對膠布過敏者慎用。

✳ 第三節　遺精證治

概說

非性生活時發生精液外洩稱為遺精。有夢而遺稱夢遺，無夢而遺稱滑精。有關遺精證治的論述始見於《金匱要略·血痺虛勞病脈證》載：「夫失精家，少腹弦急，陰頭寒，……男子失精，……桂枝龍骨牡礪湯主之。」《丹

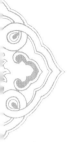

溪心法》認為：「有用心過度，心不攝腎，以致失精者；有因思色慾不遂，精乃失位，輸精而出者，有慾太過，滑洩不禁者，有年壯氣盛，久無色慾，精氣滿洩者。」朱氏不但對遺精的病因作了中肯的分析，而且指出遺精的生理性和病理性的區別。在治療方面，歷代醫學家多宗「有夢為實，無夢為虛」「有夢治心，無夢治腎」之說。張景岳則認為：「夢遺滑精，總皆失精之病，雖其證不同，而所致之本則一。」

成年男性偶有遺精，多為「精滿自溢」的生理現象，不需治療，患者也不必緊張。倘若遺精頻繁，每週 1～2 次以上，甚或見於非睡眠時，則屬病理表現。

病因病理

人體精液藏於腎，宜封固而不洩。《素問・六節藏象論》說：「腎者主蟄，封藏之本，精之處也。」凡勞心太過，鬱怒傷肝，恣情縱慾，嗜食醇酒厚味皆可影響腎的封藏而遺精。

一、勞傷心脾

心神過勞，耗血傷陰，心火日旺，腎水漸虧，虛火擾動精室而致遺精，或思慮傷脾，中氣虛陷，精失固攝而遺；或心存妄想，心火亢盛，相火下應，二火相煽，真陰被灼，夜寐不寧，夢中精洩，誠如朱丹溪說：「心火動則相火亦動，動則精自走。」

二、肝鬱化火

精藏於腎，肝為之約束，氣為之固攝。若情志不遂或

鬱怒傷肝，肝氣鬱結，疏洩失常，日久化火，擾動精室而致精液外洩。

三、縱慾虧損

房室無度，或頻犯手淫，腎精虧耗，陰虛火旺，精室受擾，封藏失職而現遺精。陰損及陽，腎陽虛衰，精關不固而精液滑洩。如《證治匯補》說：「淫慾太過，閉藏失職，精竅滑脫。」另外，亦可因稟賦薄弱，腎虛不固而致遺精。

四、濕熱下注

感受濕邪，蘊積化熱，或過食醇酒厚味，釀生濕熱，流注下焦，擾動精室而發遺精。《醫學入門》說：「飲酒厚味，乃濕熱鬱，故遺而滑也。」

概而言之，遺精一證，主要責於腎失固秘，又與心、肝、脾諸臟密切相關。其證有虛實之別，實證多為濕熱下注、肝鬱化火、相火亢盛，而致精室受擾，虛證多為心脾損傷，腎氣不固，封藏失職。初起以實證居多，久病以虛證常見，或虛實夾雜，臨證當詳辨。

辨證論治

一、心腎不交

【主證】心神不寧，虛煩少眠，怔忡健忘，頭暈耳鳴，口燥咽乾，多夢遺精，腰膝痠軟，潮熱盜汗，小便短赤，舌尖紅，苔薄黃，脈數。

【治則】滋陰降火，交通心腎。

【方藥】三才封髓丹合交泰丸加減：生地 20g、天冬

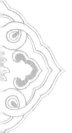

20g、麥冬 20g、山茱萸 15g、黃連 10g、肉桂 6g、黨參 20g、茯神 15g、炙遠志 15g、甘草 6g、夜交藤 20g、牡蠣 20g。

【用法】水煎服，每日 1 劑。

二、濕熱下注

【主證】遺精頻繁，有夢或無夢，甚則精液自流，小便赤澀不暢，或見混濁，口苦咽乾，舌苔黃膩，脈濡數。

【治則】清熱利濕。

【方藥】萆薢分清飲加減：萆薢10g、黃柏 10g、石菖蒲 10g、茯苓 10g、白朮 15g、蓮子心 10g、丹參 20g、車前子 10g、木通 6g、澤瀉 10g。

【用法】水煎服，每日 1 劑。

三、相火亢盛

【主證】情慾亢進，夢中遺洩，煩躁易怒，胸悶脅痛，頭暈目眩，口苦咽乾，舌紅苔黃，脈弦數。

【治則】清瀉相火。

【方藥】化肝煎加減：栀子 10g、黃芩 10g、膽草 10g、澤瀉 10g、木通 6g、白芍 15g、生地 20g、柴胡 10g、川楝子 10g、青皮 10g、甘草 10g、丹皮 10g。

【用法】水煎服，每日 1 劑。

四、腎虛不固

【主證】遺精滑洩，精神萎靡，面色蒼白，腰膝痠軟，怯寒肢冷，大便不實，小便頻數或餘瀝不盡，舌淡、苔白，脈沉弱。

【治則】溫補腎陽，澀精止遺。

【方藥】金鎖固精丸加減：沙苑蒺藜 20g、芡實 15g、蓮鬚 10g、煅龍骨 20g、煅牡蠣 20g、金櫻子 15g、五味子 10g、菟絲子 10g、補骨脂 10g、仙靈脾 10g、雞內金 10g。

【用法】水煎服，每日 1 劑。

針灸治療

針灸治療應根據證型選取穴位和決定補瀉手法。可單獨使用，亦可與內服藥配合使用。

夢遺：取心俞、神門、太衝、腎俞、關元、三陰交。

滑精：取命門、腎俞、志室、氣海、關元、足三里、三陰交、交替使用。

特效方

1.**雙補固精丸**：人參、五味子、枸杞子、金櫻子、石菖蒲、蓮鬚、芡實、炒白朮各 50g。共研細末，煉蜜為丸，每丸重 10g，每日 2 次，每次服 1 丸。

2.**白果雞蛋方**：鮮白果 2 枚，鮮土雞蛋 1 枚。將白果研末，把雞蛋打一小孔，將白果末放入雞蛋內，用紙糊封雞蛋小孔，放蒸鍋把雞蛋蒸熟，每日早、晚各服一個雞蛋，連續服用一個月有效。

3.**荷葉治療遺精方**：取小暑前鮮荷葉曬乾，研細麵，每日早、晚各服 1 次，每次服用 5g。

4.**杜仲核桃炒豬腰子治遺精方**：杜仲 30g（煎水待用），豬腰子一對，核桃仁 30g。先將豬腰子剖開去白筋

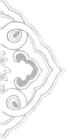

及內膜，切粗絲加醬油醃製，鍋中放油，大火炒熟豬腰子，出鍋待用，再將鍋內加少許油將蔥、薑、花椒炸乾，加入核桃仁輕炒，加入杜仲所煎藥汁，燒開加入豬腰子調味，勾芡出鍋，即可食用。

5.**龍骨糯米粥治遺精**：煅龍骨 30g、糯米 106g，紅糖適量。將龍骨打碎，加水 250ml，煎煮 1 小時，濾去渣，取藥汁者糯米成粥，服用。

單驗方

1. 刺蝟皮一具，焙乾研末，每次服 3～5 克，日服 2 次。

2. 金櫻子 15g，芡實 30g，水煎服。

3. 五倍子末 15g，調醋敷臍，間日一換。

4. 韭菜子，每晚吞服二三十粒，淡鹽湯下，宜於腎虛滑洩。

✳ 第四節　不射精症證治

概說

不射精症是指有正常的性慾，而在性交過程中沒有精液排出的病症，是直接影響男性不育的原因之一。

本症在中國醫學文獻中無單獨論述，多在強中一症中論及，但本病與強中又是有區別的：不射精症是久交不洩，陰莖勃起較久，但移時即軟縮，強中症是能射精，但陰莖長時間勃起堅挺，有的達數天，甚至數十天不軟縮，所以兩者不能混淆，病理與治療均有差異。

再者，本症在性交過程中雖無精液排出，但往往又伴遺精症，故兩者又當鑑別。

病因病理

一、腎陰虧損

房事不節，淫慾過度，或有手淫不良習慣，腎陰耗損，精失過多，陰虛則陽亢，而致相火亢盛，不能上濟於心。「精藏於腎，其主在心」，所以精之洩為心所主，心腎失交，精關不開，故交而不洩。

二、七情失調

肝主疏洩喜條達。情志不調，鬱怒傷肝，或臟腑機能失調而致肝鬱，鬱久化火，木火相煽，心火亢盛，精關開啟失調，致不射精。

三、腎陽不足

素體陽虛，稟賦不足，或戕伐太過，腎陽衰微。陽氣者主氣化，主推動，今腎陽不足則氣化失調，無力推精外出，故而不能射精。

四、化源不足，精少不洩

曲運神機，勞心傷神，由心及脾，致脾虛不運，氣血乏源。因血能生精，今氣血不足，故腎精也少，致精少不洩也。

辨證論治

一、陰虛精虧，相火獨亢

【主證】性慾亢進，陽強不射精，心煩少寐，性情急

躁，面色不華，夢遺失精，口乾，舌紅，脈弦細數。

【治則】滋陰營髓，壯水降火。

【方藥】菟絲子 10g、枸杞 10g、熟地 20g、山萸 10g、茯苓 10g、黃柏 10g、知母 10g、丹皮 10g、山藥 10g、黃芩 10g、棗仁 15g、柴胡 10g。

【用法】水煎服，每日 1 劑。

二、肝鬱化火，心火亢盛

【主證】性慾亢進，交不射精，性情急躁，頭昏心煩，失眠多夢，口乾口苦，口舌生瘡，腰膝痠軟，舌質紅，舌苔黃，脈弦細數。

【治則】疏肝瀉火，清心通竅。

【方藥】龍膽草 10g、柴胡 10g、黃芩 10g、梔子 10g、生地 20g、菖蒲 10g、甘草 6g、木通 6g、竹葉 10g。

【用法】水煎服，每日 1 劑。

三、腎陽不足，失於氣化

【主證】陰莖勃起正常，交不射精，性慾減退，頭昏乏力，精神不振，面色晦暗，腰痠膝軟，腰以下有冷感，舌質淡，苔白，脈沉細或沉弱。

【治則】溫腎助陽。

【方藥】桂附地黃湯加味：肉桂 6g（後下）、附片 10g、熟地 20g、澤瀉 10g、山藥 10g、山萸 10g、丹皮 10g、茯苓 10g、仙靈脾 10g、肉蓯蓉 10g、巴戟天 10g、蜈蚣 1 條。

【用法】水煎服，每日 1 劑。

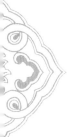

四、心脾不足，腎精虧乏

【主證】陰莖勃起正常，交不射精，伴心悸失眠多夢，食少納呆，腰痠，舌淡，苔薄白，脈細弱。

【治則】健脾補氣，養心益精。

【方藥】歸脾湯加味：黨參 20g、黃蓍 30g、白朮 15g、生薑 6g、當歸 10g、遠志 10g、木香 10g、棗仁 20g、炙草 6g、菟絲子 10g、補骨脂 10g、山萸 10g、巴戟 10g。

【用法】水煎服，每日 1 劑。

針灸治療

針法：

【取穴】下腹部：關元、曲骨、中極。

　　骶部：次髎、中髎。

　　足部：行間、太衝。

【方法】取雙側穴 2～3 個，留針 10～20 分鐘，中間行針一次，4 次為一療程。

2.梅花針：

【取穴】腰骶部、三陰交穴一帶。

【方法】用梅花針叩刺上述部位，以皮膚微紅為度，每日 1 次。10 天為一個療程。

3.灸法：

【取穴】：氣海穴。

【方法】用隔薑灸法灸 3～5 炷上述穴位，每日 1 次，10 天為一個療程。

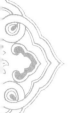

✳ 第五節　血精證治

概說

　　血精是肉眼觀察所排精液為粉紅色或紅色，稱為血精或精血。《諸病源候論・虛勞血精證候》說：「此勞傷腎氣故也。腎藏精，精者血之所成也。虛勞則生七傷六極，氣血俱損，腎家偏虛，不能藏精，故精血俱出也。」明確指出血精的發生是因腎虛所致，但本病的發生不只限於腎虛，濕熱下注，精室熱盛均可罹患。

　　血精與血淋、尿血當予區別，血淋是尿血而有淋瀝澀痛等證，尿血則無疼痛症狀，血精只排精時精中帶血。故應加鑑別。

　　現代醫學認為，本病的發生與精囊炎、前列腺炎有關。

病因病理

一、熱傷血結

　　素體陰虛，或房事不節，腎精虧損，或因熱性病邪熱傷陰，或過服溫燥助陽之品，而致熱盛傷陰，陰虛則生熱，熱入精室，血絡被灼，而致血精。

二、封藏不固

　　勞傷過度，脾氣受損，化源不足，氣血皆虛，氣者主統攝溫煦，氣虛則統攝失職，血虛則精虧。腎主封藏，腎氣不固則精失秘藏，氣不攝血，則精血俱出而致血精。

武當道醫 男科臨症靈方妙法

三、濕熱傷及精室

嗜酒或嗜食辛辣肥甘之品，損傷脾胃，運化失常，滋生濕熱，肝膽濕熱下注，熱鬱下焦，傷及血絡，精室血絡受損，而致血精。

辨證論治

一、陰虛絡傷

【主證】精液肉眼可見是紅色，或兼射精疼痛，伴陰部墜脹不適，失眠心煩，口咽乾燥，苔薄白，脈弦數。

【治則】滋陰清熱，涼血止血。

【方藥】生地 20g、黃柏 10g、白薇 10g、槐花 10g、丹皮 10g、滑石 10g、竹茹 10g、當歸 10g、甘草梢 10g、土茯苓 15g、白茅根 20g。

【用法】水煎服，每日 1 劑。

二、氣不攝血，腎虛不固

【主證】精液紅色，頭昏目眩，乏力神疲，失眠多夢，腰痛，性慾減退，苔白，脈細無力。

【治則】益氣養血，固腎健脾。

【方藥】熟地 30g、當歸 15g、川芎 10g、白芍 15g、黃蓍 30g、黨參 20g、阿膠 10g（烊化）、菟絲子 15g、生蒲黃 10g、側柏炭 10g、杜仲 20g、炙甘草 10g。

三、下焦濕熱，傷及精室

【主證】精液紅色，伴煩躁頭昏，而紅目赤，口苦咽乾，胸悶，大便結，小便黃，睪丸及會陰部脹痛，苔黃膩，脈滑數。

【治則】清利下焦濕熱，涼血止血。

【方藥】龍膽草 10g、柴胡 10g、黃芩 10g、山梔 10g、生地 20g、當歸 10g、車前子 10g、滑石 15g、丹皮 10g、赤芍 10g、白茅根 20g、澤瀉 10g。

【用法】水煎服，每日 1 劑。

✷ 第六節　強中證治

概說

強中又稱「筋疝」「陽強」。是指陰莖異常勃起，長時間堅挺不倒之症。

《靈樞・經筋篇》說是「足厥陰之筋病，陰器則不用，傷於內則不起，傷於寒則筋縮入，傷於熱則縱挺不收」。《證治匯補》謂：「陰莖挺縱不收……為強中之證。」《儒門事親》載：「筋疝，其狀陰莖腫脹或潰或膿或莖中痛，或挺縱不收……久而行於房室勞傷及邪術所致。」《諸病源候論・強中候》說：「強中病者，莖長興盛不痿，精液自出。是由少服五石，五石熱注於腎中，下焦虛。」這些論述闡明了本病的臨床表現以及病因病理。

但本病的病因，可分為虛實兩端：虛者多因房事過度，腎陰耗損，陽氣亢盛，或妄服壯陽之品消灼腎陰而致；實者多因濕熱下注，或跌仆損傷，致瘀血停積陰部而致。

因此，不能一概認為本病為實證，應該審證求因，辨證施治。

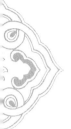

病因病理

一、陰虛陽亢

房事不節，淫慾過度，腎陰耗損，陰虛者陽必亢，肝失疏洩，鬱而化火，妄服壯陽之藥，耗傷腎陰，相火亢盛，宗筋失潤，故陰莖挺脹不收。

二、濕熱下注

嗜酒肥甘，生濕生熱，或酒後交接，以酒助興，為貪歡延欲忍精不洩，以致濕熱，敗精瘀阻下焦，使莖結瘀阻不通，故而陰莖勃起異常。

三、跌仆損傷

陰部外傷，或外力撞擊，或跌仆墜落傷於會陰部位，血絡受損，流行失常，瘀血阻於莖絡而不散，致陰莖勃起異常。

辨證論治

一、相火亢盛，腎陰虧乏

【主證】交接後陰莖仍挺不倒，伴陰莖睪丸發脹疼痛，腰痠，頭昏目眩，性慾亢進，心煩少寐，舌紅苔薄黃，脈弦數。

【治則】滋腎陰，瀉相火。

【方藥】知柏地黃湯加味：生地 20g、知母 10g、黃柏 10g、澤瀉 10g、茯苓 10g、丹皮 10g、山藥 10g、柴胡 10g、白芍 10g、龍膽草 10g、車前子 10g。

【用法】水煎服，每日 1 劑。

二、濕熱下注，經絡瘀阻

【主證】陰莖勃起長時間不倒，陰莖腫脹色暗，腰痛楚，煩躁不眠，排尿澀痛，舌暗紅，舌苔黃，脈弦滑數。

【治則】清利濕熱，活血散瘀。

【方藥】龍膽瀉肝湯加味：柴胡 10g、龍膽草 10g、木通 6g、桃仁 10g、澤瀉 10g、生地 20g、黃芩 10g、梔子 10g、紅花 10g、黑豆 20g、甘草梢 10g、丹參 20g。

【用法】水煎服，每日 1 劑。

三、跌仆損傷

【主證】墜落、跌仆或硬物撞擊陰部，而致陰莖異常勃起，腫脹疼痛，腰痠脹痛，苔白，脈眩。

【治則】活血化瘀，兼益腎氣。

【方藥】當歸 20g、桃仁 10g、紅花 10g、王不留行 10g、黃蓍 30g、菟絲子 10g、肉蓯蓉 20g、桔梗 10g、黃柏 10g、白茅根 20g。

【用法】水煎服，每日 1 劑。

強中一證，經治恢復正常後，因長時間經絡瘀血阻滯，氣血不調，故常有喪失性功能的情況，一般按要求調養一段時間能使性功能恢復正常。除戒除一段時間的性生活外，要堅持服用一些滋補腎陰腎陽之品，以培補腎陰、腎陽，以達痊癒。

第二章
男性外科病證治

✳ 第一節　腎囊癰證治

概說

腎囊癰亦稱「子癰」。《醫宗金鑑·外科心法要訣》歌曰：「腎囊紅腫發為癰，寒熱口乾煅疼痛，肝腎濕熱流注此，失治潰深露睾凶。」

腎囊癰是以睾丸腫痛為主要證候的疾病。本病與現代醫學的急慢性睾丸炎、附睾炎相類似。中國醫學對本病的論述較詳細，如《證治準繩》說「足厥陰之經，環陰器，抵少腹，人之病此者，其發睾丸脹痛，連及少腹。」說明本病的發生與肝經有直接關係。

《瘍醫心得》說：「身體發熱，耳後忽生痄腮，紅腫脹痛，腮邊雖退，兩睾忽脹，一丸極大，一丸極小，似乎偏墜實非。」

更進一步說明了本病可繼發於痄腮之後，由外感風熱而引起，與睾丸偏墜截然不同。

本病的發生多由感受寒濕，濕熱下注，外感風熱或肝經鬱熱而致。本病易與疝氣相混淆，應細加鑑別。

病因病理

一、外感寒濕

起居不慎感受寒濕。寒為陰邪，主凝滯，使氣血流行不利；濕性重濁，阻塞經絡，氣機不利。寒濕侵犯肝經，致肝脈氣血瘀阻，因肝主筋環陰器，使睪丸腫大，發為子癰。

二、熱鬱肝經

感受風熱之邪，或七情所傷，氣鬱化熱，邪犯肝經。肝脈主疏洩喜條達，邪熱鬱於肝經，疏洩失常，絡脈瘀阻致睪丸腫痛，發為子癰。

三、下焦濕熱

外感濕熱之邪，或飲食不節，嗜食肥甘，濕從內生，瘀久化熱侵犯肝經，致肝疏洩失常，發為子癰。

辨證論治

一、寒濕內侵

【主證】發病緩慢，睪丸腫痛有下墜感，壓痛明顯，陰囊皮膚緊張光亮，伴畏寒，小腹痛喜溫喜按，苔白厚，脈弦。

【治則】溫散寒濕，疏肝止痛。

【方藥1】橘核丸加減：橘核 10g、荔枝核 10g、小茴香 10g、川楝子 10g、元胡 10g、高良薑 6g、柴胡 10g、木通 10g、甘草 6g。

【方藥2】溫陽散結湯：製附子 30g（先煎 2 小時）、

乾薑 30g、白芍 30g、甘草 30g、大黃 10g、桂枝 10g、細辛 10g、路路通 10g、橘核 10g、當歸 10g。

【用法】水煎服，每日 1 劑。腎陽偏虛者，加肉桂、菟絲子；肝陽偏虛加烏藥、吳萸、小茴；肝氣鬱結者，去製附子，減乾薑量 3/4，加柴胡、青皮、川楝子；肝膽火旺者，減製附子、乾薑量十分之九，桂枝、細辛量的三分之二。大黃加至 15g，並加柴胡、膽草、黃芩；若腮腺炎併發睪丸炎，去細辛、桂枝，加銀花、板藍根、大青葉；外傷所致睪丸炎加紅花、土鱉、劉寄奴。

【方藥 3】導水消腎丸：茅蒼朮 500g、木通 250g、肉桂 50g、牽牛 100g、木香 50g。

【用法】上藥研為細末，用煉蜜為丸，每丸 10g，每日 3 次，每次 1 丸。

二、肝經鬱熱

【主證】起病疾速，發熱惡寒，睪丸腫大疼痛，小腹痛，陰囊腫大潮紅，苔黃，脈弦數。

【治則】清熱疏肝，消瘀活血。

【方藥】神聖帶針散加味：當歸 15g、川芎 10g、白芷 10g、防風 10g、甘草 6g、細辛 6g、紅花 10g、連翹 10g、乳香 10g、沒藥 10g、蒲公英 20g。

【用法】水煎服，每日 1 劑。

三、濕熱下注

【主證】發熱，睪丸腫大疼痛，陰囊紅腫，行動不便，口乾苦，大便乾，尿黃，苔黃厚膩，脈弦數。

【治則】清熱除濕，解毒疏肝。

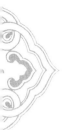

【方藥1】清肝滲濕湯：黃芩10g、栀子10g、當歸10g、白芍10g、生地20g、川芎6g、柴胡10g、花粉10g、龍膽草10g、甘草6g、澤瀉6g。

【用法】水煎服，每日1劑。

【方藥2】加減龍膽瀉肝湯：龍膽草10g、山栀10g、柴胡10g、黃芩10g、當歸10g、生地15g、車前子10g、澤瀉10g、木通6g、苦參10g、甘草6g。

【用法】水煎服，每日1劑。

針灸治療

【取穴】三角穴（位置在四滿穴和大巨穴之間微上方）、關元、歸來、三陰交、腎俞、承山，交替使用。

【手法】直針5分至1吋5分，用平補平瀉法，或加灸。

艾灸陽池穴：在陽池穴位表面塗凡士林，上置綠豆大艾炷，每日1次，日灸3炷，連灸1週。

經驗方

1.地龍乾粉7份、牡蠣粉3份。

【用法】二藥合均勻，用鮮雞蛋清調上述藥粉外敷患處，每日換藥一次，用蔥和花椒煎湯洗淨患處後，再敷藥膏。

2.大青葉30g、大黃30g、蚤休30g、芒硝30g、冰片3g。

【用法】上藥共研細末，加入適量蜂蜜調成膏，外敷

患處，每日換藥 1 次。

3.生地 120g，菟絲子、肉蓯蓉、黃精、黑棗肉、懷牛膝、蛇床子、茯苓、遠志各 45g，當歸 60g，丁香 10g，大茴香 20g，木香 20g，枸杞子 50g，巴戟 30g，杜仲 30g，青鹽 15g，人參 15g。

【用法】上藥研細末，煉蜜為丸如梧桐籽大，每次服六七十丸，空腹時溫黃酒送服，每日 2 次。

❋ 第二節　腎囊風證治

概說

腎囊風又稱陰囊風，俗稱繡球風。此病以陰囊瘙癢，或生赤粟樣疙瘩，浸淫黃水，或有灼熱感等為特點疾病。

《諸病源候論・虛勞陰下癢濕候》說：「大虛勞損，腎氣不足，故陰冷，汗液自洩，風邪乘之，則瘙癢。」

《虛勞陰瘡候》說：「腎榮於陰器，腎氣虛，不能制津液，則乾濕。虛則為風邪所乘，邪害腠理，而正氣不洩，邪正相干，在於皮膚，故癢，搔之則生瘡。」

這些論述把腎囊風的病因及臨床表現作了概括的說明。

腎囊風的發病原因，除了上述腎氣虛，陰部汗出，又被風邪所襲而致之外，尚有因濕熱下注肝經而成者。

故本病的治療，除健脾補腎、祛風止癢而外，清熱除濕隨證治之。

病因病理

一、外感風熱

素體陽盛，復又感受外界風熱之邪，風者陽邪，性善行主動，又多傷陰。熱入肝經，肝主風，兩性相引，風盛則燥，作於陰囊則發為腎囊風。

二、濕熱下注肝經

濕熱之邪侵犯肝膽，或嗜食肥甘損傷脾胃，使運化失常，聚濕生熱，復受外界風邪所襲，濕熱合邪，侵及陰部而發為腎囊風。

三、陽虛感受風邪

素體陽虛，或勞傷腎氣而致腎陽虛損，陽虛則津液不能固攝而致自汗，使陰囊潮濕，復受風邪所襲，而致腎囊風。

辨證論治

一、風熱型

【主證】陰囊乾燥，喜洗浴熱湯，表面有疙瘩，形如赤粟，甚癢，搔破流黃水，皮膚有灼熱火烤感，苔薄黃，脈弦數。

【治則】清熱疏風止癢。

【方藥】生地 20g、赤芍 15g、當歸 15g、防風 16g、蟬衣 16g、牛蒡子 10g、白蒺藜 10g、菊花 10g、苦參 10g、連翹 10g、甘草 6g。

【用法】水煎服，每日 1 劑。

二、濕熱型

【主證】陰囊瘙癢，浸潤發紅，滲液，夜間癢甚，尿黃口乾，苔黃膩脈弦數。

【治則】清熱利濕止癢。

【方藥】當歸拈痛湯加減：當歸 20g、羌活 10g、防風 10g、升麻 10g、豬苓 10g、澤瀉 10g、茵陳 10g、黃芩 10g、葛根 20g、蒼朮 10g、苦參 10g、知母 10g、滑石 20g、甘草 6g。

【用法】水煎服，每日 1 劑。

三、腎陽虛型

【主證】陰囊潮濕發涼，汗出瘙癢，四肢不溫，腰膝痠軟，畏寒喜暖，舌質胖淡，脈沉細。

【治則】溫腎助陽，健脾利濕。

【方藥】吳茱萸 6g、蛇床子 10g、蒼朮 10g、茯苓 10g、小茴香 10g、補骨脂 10g、仙茅 10g、益智仁 10g。

【用法】水煎服，每日 1 劑。

針灸治療

【取穴】血海、足三里、曲池、犢鼻、三陰交針後加灸，留針 5～10 分鐘。

單驗方

1.苦參 30～60g，川椒 15g，外洗，日 1 次。

2.苦參、靈仙、白芷、石菖蒲、胡麻、首烏各 10g，水煎服，日 1 劑，分 1 次服。

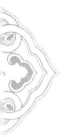

3.**華佗治陰囊濕癢神方**：烏梅 14 個，古銅錢 40 個，鹽三撮，醋 1 升，在銅器中浸 7 天，洗之效。

4.威靈仙、蛇床子、當歸各 20g，砂仁 10g，土大黃 15g，苦參 15g，老蔥頭 7 個。水 5 碗，煎數滾，倒入盆，先薰，候溫浸洗。每日 1 劑，洗 2 次。

5.狼毒、川花椒、硫黃、檳榔、五倍子、蛇床子、大風子、枯礬各 10g，香油 100ml。將上藥共研為細末，香油放鍋內燒滾，卜公豬膽汁 2 枚，調上藥末為膏，外擦患處，每日 2 次。

6.苦參 250g，臘公豬膽汁 4 枚。用河水 2500 克，將苦參煎煮 30 分鐘，待濕濾去藥渣，倒入豬膽汁，攪勻淋洗患處，3 天洗 1 次，一般洗 3 次可痊癒。

✳ 第三節　下疳證治

概說

下疳病也稱濕陰瘡，相當於現代醫學的龜頭炎、龜頭潰瘍、陰莖潰瘍，是以龜頭、陰莖腫痛麻癢，甚至潰爛為主症的疾患。如《外科正宗》說：「初起必先澀淋，小便溺痛，次流黃濁敗精，陽物漸損，甚則腫痛糜爛。」又說：「初起先見皮膚光亮，甚如水晶，皮破流水，腫痛日生，癢麻時發。」

本病在舊社會較為多見，現今大為減少。發病原因不外淫慾過度，敗精濁血瘀滯而致，或因女方下部不潔，濕熱毒邪感染；也有因性交不慎，損傷龜頭、陰莖，復又感

染毒邪而成。

《諸病源候論・時氣陰莖腫候》云：「此由腎臟虛所致。腎氣通於陰，今腎為熱邪所傷，毒氣下流，故令陰腫。」可見腎氣虛也是本病的內在因素。

本病的治法，初宜祛風除濕，清熱消腫解毒。遷延日久，氣血損傷者，當加扶正之品。

另外，為了杜絕本病的發生，要清心寡慾，注意清潔衛生，一旦患病應及時治療。

病因病理

淫慾過度或為延歡貪慾，忍精不洩，致使瘀精濁而滯留莖絡，而致陰莖腫脹，龜頭、陰莖擦傷，又感污物，濕熱毒邪乘機入侵陰莖，腐傷皮膚血絡，輕則麻癢腫脹，甚則陰莖肌膚損傷破潰，而致本病。

辨證論治

一、風濕熱毒

【主證】本病初起陰莖或龜頭色紅腫脹，如水晶狀，時癢時痛，皮色光亮，搔破浸流黃水，甚則陰莖紅腫，龜頭潰爛，時流膿性分泌物，或伴陰囊濕疹，大便乾燥，小便黃赤，舌紅苔薄黃，脈弦數。

【治則】初起祛風除濕，清熱解毒。

【方藥】荊防敗毒散加減：荊芥 10g、防風 10g、柴胡 10g、獨活 10g、川芎 10g、甘草 6g、蟬衣 10g、龍膽草 10g、苦參 10g。

【用法】水煎服，每日 1 劑。

二、肝經濕熱

【主證】玉莖腫痛，小便澀滯作痛，玉莖潰爛、久不癒合，口苦咽乾，心煩易怒，舌紅、苔膩，脈數或濡。

【治則】宜清肝經濕熱。

【方藥】蒼朮 10g、白朮 10g、茯苓 10g、山梔 10g、厚朴 10g、澤瀉 10g、陳皮 10g、木通 6g、花粉 10g、昆布 10g、木香 10g、川芎 10g、當歸 10g、甘草 6g。

【用法】水煎服，每日 1 劑。

三、心經蘊熱

【主證】小便赤澀，玉莖腫痛，或莖竅作痛，及上盛下虛，心火炎上，口苦咽乾，煩躁作渴，舌紅，脈數。

【治則】清心利尿。

【方藥】蓮子肉 15g、黃蓍 15g、黃芩 10g、赤茯苓 10g、人參 6g、澤瀉 10g、麥冬 10g、地骨皮 10g、甘草 6g。

【用法】水煎服，每日 1 劑。

四、熱毒下注

【主證】房勞過度，熱藥所傷，致玉莖癢痛，尿水澀滯，白濁，滑精，至夜陽物興舉不得眠者，舌紅，脈弦數。

【治則】清熱解毒，利尿。

【方藥】龍膽草 10g、木通 6g、黃連 6g、瞿麥 6g、滑石 10g、山梔 10g、黃柏 10g、知母 10g、蘆薈 6g、甘草 5g。

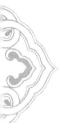

【用法】水煎服，每日 1 劑。

【又方】蘆薈丸：治下疳潰爛作痛，口鼻生瘡，牙齦潰瘍等症。

【方藥】胡黃連、黃連、蘆薈、白無荑、青皮、雷丸、木香、鶴蝨草各 50g，麝香 3g。

【用法】上藥共為細末，蒸餅糊丸如麻子大，每服 3g，空心清米湯送服。

外治法

1.**銀粉散**：好錫 18g 化開，飛硃砂 6g 攪炒，待硃砂枯，去硃砂，留錫再化開，攪入水銀 32g，和勻傾出；待涼聽用，用杭粉 32g 與上藥研均勻，鋪在草紙上，捲成一條狀，一頭點火，煨至紙盡為度，吹去紙灰，加輕粉 32g，共研為極細末。

凡遇下疳潰爛者，先以甘草 50g，煎水淋洗，搽乾，搽此藥粉，能止痛生肌，收斂極妙。

2.**秘製珍珠散**：明朝青花瓷片 32g，珍珠 64g（不論大小，以新白為上，入豆腐內煮數滾，研為極細末），輕粉 100g。

【用法】上三味，共研千轉，細如飛麵，方入罐收藏。凡遇下疳初起皮損，搽之即癒，腐爛疼痛較重者，甘草湯洗之，豬脊髓調搽，對久潰不生皮者，搽之皮即生。

3.**下疳潰爛簡便方**：陳舊羅緞帽簷燒灰，杭粉瓦上煅黃色各等份，共研極細麵，瓷瓶收藏。先用紅棗 15 個，甘草 20g，煎湯洗淨患處搽此藥粉，數日即癒。

1.蛇床子 30g、苦參 30g、地膚子 30g、枯礬 10g、白鮮皮 30g。水煎外洗。

2.萹蓄、生軍、滑石、瞿麥、甘草、車前子、梔子、木通各 10g。水煎食前服。

3.土茯苓 30g、豬脂 6g、杏仁 6g、殭蠶 6g、蟬衣 6g、皂角了 6g、銀花 10g、牛膝 10g、荊芥 10g、防風 10g、黃柏 10g。水煎服。

✳ 第四節　疝氣證治

概說

疝氣是以陰囊和睪丸疾患為主，以局部疼痛腫脹為主要症狀的疾病。歷代醫家對本病的論述很多，涉及範圍甚廣。如尤在涇說：「疝者痛也，不獨睪丸腫脹為疝，即腫中攻擊作痛，按行上下者，亦得名稱疝。」《諸病源候論·七疝候》曰：「七疝者，厥疝、癥疝、寒疝、氣疝、盤疝、胕疝、狼疝，此名七疝也。」《景岳全書》載：「疝氣病者，凡小腹睪丸為腫為痛，止作無時者皆是也。……然疝之為病，不獨男子有之，而婦人亦有之。」

故而疝氣不僅名目繁多，而且男、女均可罹患，但男性發病率較高。本節所論疝氣，只限於男性陰囊和睪丸疾病，其他不作論述。

疝氣的病因多在於寒。《諸病源候論·諸疝候》云：

「諸疝者，陰氣積於內，復為寒氣所加，使營衛不調，血氣虛弱，故風冷入其腹內，而成疝也。」《素問・骨空論》：「任脈為病，男子內結七疝，女子帶下瘕聚。」除寒邪外，尚有濕熱之邪不得外洩，使筋脈拘急，搏結成疝，勞倦、房勞、憤怒等原因也可致疝。

疝氣的治療，如張景岳說：「治疝必先治氣」。氣虛者多在脾腎，治宜益氣舉陷；氣實者在肝，治宜理氣祛邪。

中醫的疝氣相當於現代醫學的腹股溝斜疝、睾丸鞘膜積液等病。

病因病理

一、感受寒濕

久坐寒濕之地，或冒寒涉水，或將息失宜感受寒濕之邪。寒為陰邪主凝滯，消乏陽氣，濕性重濁而下趨，寒濕聚於陰分而成疝。或寒濕鬱久不化，蘊而生熱，形成濕熱，下注厥陰，筋脈拘急而成疝氣。

二、肝氣鬱結

肝主疏洩喜條達，若情志不暢，或忿怒哭號，則肝氣疏洩失常，而致肝鬱氣滯。肝之經脈抵少腹繞陰器，肝又主筋，而致睾丸腫痛形成疝氣。

三、脾虛氣陷

脾居中州運化，為後天之本，過度操勞致脾氣受損，脾氣主升，勞則氣耗，致氣虛下陷，使睾丸下墜疼痛，形成疝氣。如李梴說：「氣疝上連腎腧，下及陰囊……或勞

役坐馬，致核腫脹。」

辨證論治

一、寒濕凝聚

（一）寒疝

【主證】小腹牽引作痛連及睪丸，陰囊冷硬，陰莖不舉，畏寒喜暖，手足不溫，苔白，脈沉弦。

【治則】溫膽散寒。

【方藥】暖肝煎加味：肉桂 6g、小茴 10g、茯苓 10g、烏藥 10g、枸杞 15g、當歸 10g、沉香 10g、生薑 6g、吳萸 6g。

【用法】水煎服，每日 1 劑。

（二）水疝

【主證】陰囊腫大如水晶狀，或癢或痛，或無不適，透光實驗陽性，苔薄白，脈濡。

【治則】溫化水濕。

【方藥】五苓散加味：茯苓 10g、豬苓 10g、澤瀉 10g、白朮 10g、桂枝 10g、黃蓍 15g、海藻 10g、橘核 10g、黨參 10g。

【用法】水煎服，每日 1 劑。

二、肝鬱氣滯（氣疝）

【主證】陰囊腫脹而痛，連及少腹，痛處不定，每因忿怒，大哭，情緒不暢而痛加重，胸悶食少，苔白、脈弦。

【治則】舒肝理氣。

【方藥】天台烏藥散加味：烏藥 10g、木香 10g、小

茴香 10g、良薑 10g、檳榔 10g、青皮 10g、川楝子 10g、元胡 10g。

【用法】水煎服，每日 1 劑。

三、中氣下陷（狐疝）

【主證】陰囊偏墜腫脹，時上時下，立時出腹入囊，臥則入腹，勞累加重，伴頭昏乏力，食少倦怠，苔白，脈虛無力。

【治則】益氣舉陷。

【方藥】補中益氣湯：白朮 10g、黃耆 20g、陳皮 6g、升麻 6g、黨參 10g、柴胡 6g，當歸 5g、生薑 5g、大棗 2 個。

【用法】水煎服，每日 1 劑。

張子和說：「諸疝皆歸肝經。」可見無論何種疝氣，均與肝有密切關係，所以在治療時應在辨證的基礎上，加用溫肝、疏肝、平肝之品，以加強療效。

針灸治療

寒疝：

【取穴】獨陰，位置在第二趾之內側第二節橫紋中央。直刺 2~3 分，留針 1 小時。

氣疝：

【取穴】頭頂髮旋中央。針 1~3 分，針尖向前。

水疝：

【取穴】闌門、疝氣。闌門在曲骨穴旁開 3 吋。疝氣穴在關元旁開 3 吋 5 分。直刺 5 分至 1 吋 5 分。

單方驗方

一、內服方

1. 黃耆 10g、白朮 10g、萆薢 10g、小茴香 6g、橘核 6g、澤瀉 10g、川楝子 6g、柴胡 6g、烏藥 6g、生山楂 12g、五味子 6g、石蓮子 6g。

水煎服，每日 1 劑。

2. 荔枝核、高良薑各 150g，香附 100g。研細末，每服 15g，每日 2 次。

3. 蘆巴子、小茴香、荔枝核、橘核、桃仁、枳殼、升麻各 50g，研末，每服 10g，每日 2 次。

二、外用

1. 麝香 1g、阿魏 9g、芒硝 6g、膏藥肉 24g。將膏藥放小銅勺內熔化，然後把阿魏、芒硝一同放入烊化拌勻，勻攤在 3 吋見方的白布上，然後把麝香散入於膏藥上，黏貼患處。

2. 肉桂 20g、蔥白根 20g、鮮生薑 20g。先將肉桂研成細粉，與肉桂粉一起搗成軟膏，外敷在患處，外用寬鬆緊帶固定。

3. 小茴香 250g、食鹽 200g，合在一起，放鍋內炒熱，熱敷。

4. 吳萸 15g、川楝子 15g、小茴 20g。研末，放布袋內，放在臍部，外用熱水袋加熱外敷。

5. 白胡椒細末，每次用 5g，放膏藥上，外貼患處，另外，可貼腳湧泉穴更有效果。

✳ 第五節　陰囊血腫證治

概說

陰囊血腫是由於跌打損傷，或手術、穿刺，損傷陰囊絡脈，以致脈瘀絡阻，血不歸經，溢於脈外，積於陰囊而引起陰囊腫脹，疼痛，皮膚有瘀斑，局部壓痛明顯，有彈性感。

若陰囊血腫較大或鞘膜積血時，睪丸不能清楚觸及。透光試驗陰性。若血腫機化或鞘膜增厚，硬化時，則捫及陰囊呈實體感，因穿刺所致者，鞘膜腔多迅速再度充滿，透光試驗由陽性轉為陰性。

病因病理

一、跌打損傷

陰囊受到損傷，陰囊部脈絡破損，血溢於脈外造成脈瘀絡阻，故局部氣滯血瘀，不通則痛，臨床所見陰囊腫大，墜脹疼痛，皆是因外傷所致氣滯血瘀形成。

二、絡阻瘀結

見於損傷後期，陰囊腫脹疼痛稍有減輕，但卻聚結成塊，是外傷後氣滯血瘀，瘀血日久不化聚結成塊，所以有捫之有實體感。

三、熱毒蘊結

素來體內濕熱較重，外傷後濕熱下注，而形成陰囊皮膚掀紅灼熱，腫脹疼痛較重，甚則呈跳痛。

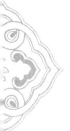

辨證論治

一、絡傷血溢證治

【主證】見於損傷初期，陰囊腫脹疼痛，少腹會陰墜脹。可見皮膚瘀斑，按痛明顯，呈囊性感，舌質正常或有瘀斑，脈弦或澀。

【治則】涼血消腫，活血止痛。

【方藥】炒五靈脂 10g、生蒲黃 10g、桃紅 10g、紅花 6g、當歸 10g、赤芍 10g、川芎 6g、三七粉 3g（沖服）、小薊 30g、地榆 20g、茜草 10g、生甘草 6g、黃柏 10g、公英 20g。

【用法】水煎服，每日 1 劑。

二、絡阻瘀結證治

【主證】見於損傷後期，陰囊腫脹疼痛稍減，但卻聚結成塊，捫之有實體感，舌暗，脈澀。

【治則】活血化瘀，消腫散結。

【方藥】桃仁 10g、紅花 6g、生大黃 6g、桂枝 6g、元胡 10g、澤蘭 12g、蘇木 10g、鱉甲 20g、莪朮 10g、殭蠶 10g、白芷 6g、土元 10g。

【用法】水煎服，每日 1 劑。

三、熱毒蘊結證治

【主證】見於外傷初期併發感染，症見陰囊腫脹，疼痛不減，反而加重，陰囊皮膚焮紅灼熱，甚而呈跳痛，可伴見發熱，口渴、噁心，舌紅苔黃膩，脈滑數。

【治則】清熱解毒，活血消腫。

【方藥】龍膽草 10g、生地 20g、當歸 15g、柴胡 10g、黃芩 10g、木通 6g、車前子 10g、澤瀉 10g、黃柏 10g、甘草 10g、蚤休 10g、柴胡 10g。

【用法】水煎服，每日 1 劑。

外治法

1.出血期：

側柏葉 30g，大、小薊各 30g，茜草 15g，黃柏 15g，生大黃 10g。水煎後冷敷患處。

2.血止後：

落得打、紅花、生半夏、骨碎補各 10g，甘草 6g，蔥頭 15g。水煎 20 分鐘後，加醋 250g，再煮 5 分鐘，待溫泡洗患處，每日 2～4 次。

單方驗方

1. 當歸尾 15g、赤芍 10g、生地 15g、桃仁 10g、紅花 6g、澤蘭 10g、丹皮 10g、川芎 5g、三七 6g、白芷 10g、甘草 5g。腫脹疼痛甚加製乳香、製沒藥；併發感染加銀花、公英、黃柏、天花粉；便秘加大黃。

2. 穿山甲 5g，每日 2 次，研末開水沖服。

3. 五靈脂 30g、製乳香 20g、製沒藥 20g、血竭 10g、黃柏 15g。上藥研為細末，煉蜜為丸，每丸 6g，每服 1 丸，每日 2 次。

4. 當歸、澤瀉各 50g，蘇木、桃仁各 10g，紅花 6g。用黃酒與清水各半煎煮上藥，取汁分服，每日 1 劑。

✳ 第六節　子痰證治

概說

子痰相當於現代醫學的「附睪結核」。是以附睪上有不規則硬結，侷限於尾部或已發展到全部附睪，甚至累及睪丸。無疼痛或有輕微疼痛，如果已與陰囊皮膚粘連，形成竇道及輸精管發生串珠樣改變，則可確定診斷為此病。

患病者多是有腎結核或其他部位有結核病史。直腸內指診前列腺和精囊變硬，出現結節樣改變，有助於本病的診斷。

此病患者應藉助現代醫學的先進設備，及時與睪丸惡性腫瘤、精液囊腫、淋菌性附睪炎等病鑑別診斷。

病因病理

子系（精索）和腎子（附睪和睪丸）為肝腎之經絡所過之處，若肝腎虧損，精血無以潤養，致使濁痰乘虛聚阻滯其絡脈，即發為本病。肝腎久虛，陰液虧損，遂生內熱，濁痰從熱而化，熱勝肉腐而成膿，病久不癒，陰損及陽，即出現陰陽兩虛、氣血兩虧之候。

辨證施治

一、肝腎不足，痰濕阻絡

【主證】附睪腫硬結塊，不痛或僅有輕度酸脹隱痛，精索增粗變硬，呈串珠樣改變，陰囊膚色不變，或有發

涼，尚無粘連，舌苔薄白，脈濡緩。

【治則】補肝益腎，化痰散結。

【方藥】麻黃 3g、熟地 30g、鹿角膠（烊化）10g、白芥子 10g、炮薑 10g、肉桂 5g、橘核 15g、夏枯草 12g、地骨皮 10g、貓爪草 20g、蜈蚣 3 條、皂刺 10g、甘草 6g、蒲公英 20g。

【用法】水煎服，每日 1 劑。

二、陰虛內熱，濁痰化熱

【主證】可見於子痰寒性膿瘍形成期。附睪腫塊增大，與陰囊皮膚粘連，陰囊亦漸漸腫大，顏色暗紅，不痛或微痛，部分病人伴有低熱盜汗，倦怠食少，腰痠腿軟等，舌紅，脈細數。

【治則】滋陰清熱，化痰透膿。

【方藥】生地 20g、當歸 10g、赤芍 10g、知母 10g、澤瀉 10g、黃耆 15g、夏枯草 15g、炮山甲 10g、皂刺 10g、柴胡 10g、生草 10g。

低熱加銀柴胡、地骨皮，去柴胡；食少加白蔻仁、炒麥芽。

【用法】水煎服，每日 1 劑。

三、肝腎陰虛，餘毒未盡

【主證】陰囊潰破，膿液稀薄量少，夾有敗絮樣物，瘡口凹陷內翻，周圍腫硬不消，腎囊膚色潮紅或暗紅，伴見低熱不退，顴紅盜汗，五心煩熱，口乾咽燥，倦怠納呆，消瘦乏力，腰膝痠軟，舌紅苔少，或有裂紋，脈細數。

【治則】滋陰除熱，祛濕解毒。

【方藥】生地 20g、赤芍 10g、女貞子 15g、旱蓮草 15g、知母 10g、澤瀉 10g、陳皮 10g、製首烏 30g、鱉甲 20g、銀柴胡 10g、地骨皮 10g、甘草 10g。

【用法】水煎服，每日 1 劑。

四、陰陽俱損，氣血兩虧

【主證】睪丸潰破，瘡口久潰不斂，或反覆潰破，膿水稀薄，淋漓不盡，伴有消瘦乏力，倦怠食少，精神萎弱，面色無華或蒼白，腰痠腿軟，肢冷畏寒，陰囊寒冷，舌淡苔白，脈細弱無力。

【治則】滋補肝腎，益氣養血。

【方藥】熟地 20g、當歸 10g、白芍 10g、棗皮 10g、菟絲子 10g、鹿角膠（烊化）6g、肉桂 6g、黃耆 15g、黃精 10g、製首烏 20g、半夏 10g、白芥子 6g。

【用法】水煎服，每日 1 劑。

外治法

1. 生南星、殭蠶、菖蒲、白芷、當歸各 20g。共研極細面，加入麝香 2g，和勻，用蜂蜜調膏，外敷患處用於子痰病初期。

2. 黃連、大黃、黃耆、黃芩、黃柏、天花粉、鬱金各 30g，甘草 15g，冰片 2g（另研）。上藥共研細麵，與冰片研勻，乾摻，蜂蜜調膏外敷均可。可解毒消腫，止痛生肌，對子痰潰破後，久不癒合者可用。

3. 守宮尾 30 支，舊瓦上焙焦，研為細麵，每用守宮

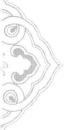

尾粉少許，外摻潰瘍處。有竇道者可用整個守宮尾直接插入竇道內。治子痰潰後形竇道者及久潰不癒的創面。

4. 臘豬苦膽 30 個（取鮮汁）。將豬膽汁倒入砂鍋內，熬製成軟膏。治子痰已成，已潰、未潰均可外敷。

5. 生地、當歸、黃連、黃柏、紫草、象皮、甘草各 30g，黃蠟 50g，真芝麻油 500ml。將上述中藥倒入鍋內，加入芝麻油，浸泡 5 天，放火上炸至中藥枯黑，放黃蠟化開，再過濾黃蠟中雜質，倒入瓷罐內保存。涼後即成軟膏，子痰潰後，久不癒合創面，可以外敷此膏，有生肌斂瘡之功。

✳ 第七節　陰莖短小證治

概說

陰莖短小是指成年男子陰莖短而細，如未成年狀。不能進行正常的性行為，因而也就沒有生育能力。健康成年男子的陰莖，在鬆軟狀態時長 5～10cm，勃起時可延長一倍，因人體的個體差異較大，其長短也有較大的差距。

本症的病因與先天發育不全，或病後傷及腎臟有關，後天因素多因早婚，或少年濫施手淫戕伐太過而致。其治法以補腎益精為主，兼以其他療法。

病因病理

武當道教醫藥把陰莖和睪丸稱為外腎，把腎臟稱為內腎。腎臟在人體為先天之本，稟受父母之精氣而藏之，主

人體的生長、發育和生殖。

若先天稟賦不足，腎精虧虛，不但生長發育受到一定影響，外腎陰莖的發育也必受到影響而短小。又若青少年腎精漸耗，不但於生長發育不利，而陰莖睪丸也不得腎精之濡養，發育不良而致陰莖短小。

辨證論治

【主證】主要表現為陰莖明顯短而細，或伴有性功能障礙，男性體徵逐漸退化，陰毛稀少，精神不振，性慾減退，乏力，脈細弱。

【治則】補腎益精。

【方藥】鹿角膠 10g、鹿角霜 10g、菟絲子 10g、柏子仁 15g、熟地黃 20g、肉蓯蓉 20g、陽起石 10g、附子 10g、黃耆 20g、當歸 15g、棗仁 20g、巴戟 10g、淫羊藿 10g。

【用法】水煎服，每日 1 劑。

本法對後天各種原因引起者，有一定效果，若屬先天性疾病，治療比較困難。

✳ 第八節　縮陽證治

概說

縮陽症是指陰莖或陰囊收縮，伴少腹拘急疼痛的一組綜合徵候。發病以青壯年居多。《靈樞·經筋》篇云：「足厥陰之筋……上循陰股，結於陰器，傷於寒則陰縮之。」

近代秦伯未氏認為：「陰莖或陰囊收縮，在寒證和熱證均能出現。」臨床似以寒證較為多見。

病因病理

　　本症多因腎陽虛衰或感受寒邪所致。《素問・至真要大論》說：「諸寒收引，皆屬於腎。」

　　二陰為腎所主，腎陽虛憊，命門火微，陰寒內生，寒性收引、凝滯，致使宗筋拘急攣縮，睪丸上提抽痛。或衣著失宜，冒雨涉水，寒邪侵襲，客於肝腎經脈，以致氣血凝閉，前陰收縮，少腹冷痛。倘若腎氣素虛，又卒感寒濕之邪，則本症更易發生。

辨證論治

一、腎陽不足

【主證】時發陰莖收縮抽痛，睪丸上提，陰囊皺縮，少腹冷痛，兼見面色蒼白，形寒肢冷，腰膝痠軟，舌胖苔白，脈沉遲。

【治則】溫補腎陽。

【方藥】巴戟天 10g、仙靈脾 10g、附片 10g、肉桂 6g、枸杞 20g、山茱萸 10g、熟地 20g、小茴香 10g、川牛膝 10g、烏藥 10g、橘核 10g。

【用法】水煎服，每日 1 劑。

二、寒滯肝脈

【主證】起病急驟，陰部發冷，小腹拘急，睪丸上提，陰莖內抽痛，甚則全身發冷寒戰，苔白而潤，脈弦

緊。

【治則】溫經散寒，理氣止痛。

【方藥】小茴香 10g、烏藥 10g、當歸 20g、枸杞 20g、肉桂 10g（或桂枝）、沉香 10g、吳茱萸 6g、橘核 10g、荔枝核 10g、元胡 10g、生薑 10g。

【用法】水煎服，每日 1 劑。

特效方

一、白酒沖胡椒治縮陽

【方藥】白酒（53 度以上）適量，胡椒 50 粒。

【用法】白酒用水溫熱，沖研碎的胡椒粉，趁熱一次服用。

二、白酒辣椒河蝦治縮陽

【方藥】白酒（53 度以上）適量，紅尖辣椒 3～5 個，鮮河蝦 100g。

【用法】先將辣椒、河蝦洗淨，加薑炒熟，飲酒吃蝦。

三、烤老薑治縮陽

【方藥】老薑 20g

【用法】將老薑去皮，火上烤熱，塞入肛內（外用布包，並繫一繩），涼後拉出。

四、老薑吳茱治縮陽

【方藥】老薑 150g，吳茱 50g。

【用法】將老薑、吳茱一同搗碎如泥，加入 95 度酒精 30ml 一同炒熱，裝入布袋，趁熱敷在會陰。

五、老薑蔥白治縮陽

【方藥】老薑 100g，蔥白 150g。

【用法】將二藥搗如泥，加入 95 度酒精 30ml，炒熱外敷會陰部。

✳ 第九節　腰痛證治

概說

腰為一身之要，內藏兩腎，是足太陽膀胱經和足少陰腎經必經的要道，又是督脈循行、帶脈環繞的部位。因此，腰痛是多種疾病所引起的常見而重要的症狀。《素問·脈要精微論篇》云：「腰者，腎之府，轉搖不能，腎將憊矣。」強調腰痛與腎臟的密切關係。

現代醫學的腎臟疾病、風濕病、類風濕病、腰肌勞損、急慢性腰椎骨質性病變、急性外傷、坐骨神經炎等均可引起腰痛。

病因病理

一、寒濕侵襲

勞動汗出，冒雨涉水，濕衣著身，或衣被單薄，當風受寒，或久居陰冷潮濕之地，以致寒濕邪氣侵襲肌膚，阻閉經絡，氣血不暢，發為腰痛。

二、濕熱內蘊

長夏時節，濕熱交蒸，或寒濕鬱久化熱，或過食辛辣肥甘，運化不及，釀生濕熱，濕熱稽留，經絡閉阻，而致

腰痛。

三、氣滯血瘀

跌仆閃挫，彎腰作業，強力負重，體位不正，損傷肌肉筋骨，或腰病日久，正氣虛衰，氣血運行不利，瘀血阻閉經絡，均可導致腰痛。

四、腎虛精虧

素體薄弱，久病體虛，或勞欲過度，年老精血虧耗，以致腎精不充，腰失濡養，發為腰痛。《證治準繩》說：腰痛「有風、有濕、有寒、有熱、有挫閃、有瘀血、有氣滯、有痰積，皆標也，腎虛其本也。」

必須說明，上述病因往往夾雜交錯或互為因果。如寒濕久留，可致血瘀或出現腎虛證，腎虛之體又易感受寒濕之邪。臨證當明主次緩急，方不致誤。

辨證論治

一、寒濕腰痛

【主證】腰部冷痛，有沉重感，轉側不利，臥而不減，陰雨天發作或加劇，舌苔白膩，脈沉遲。

【治則】散寒祛濕，溫通經絡。

【方藥】白朮 15g、茯苓 10g、乾薑 10g、甘草 6g、桂枝 10g、獨活 10g、桑寄生 20g、川牛膝 10g、威靈仙 20g、木瓜 10g。

劇痛可加製川烏、製草烏；痛引下肢可加川斷、狗脊、五加皮。

【用法】水煎服，每日 1 劑。

二、濕熱腰痛

【主證】腰部墜脹疼痛，痛處伴有熱感，口苦，胸悶，煩熱，陰囊潮濕，小便赤澀，苔黃膩，脈濡數。

【治則】清熱利濕。

【方藥】蒼朮 10g、黃柏 10g、薏仁 20g、川牛膝 15g、川萆薢 10g、土茯苓 10g、防己 10g、木通 10g、海桐皮 10g。

【用法】水煎服，每日 1 劑。

三、瘀血腰痛

【主證】跌仆閃挫或久病傷絡，腰痛如錐如刺，痛有定處，按之痛甚，俯仰轉側不利，或有血尿，舌質紫暗，或見瘀斑瘀點，脈澀。

【治則】活血化瘀，理氣通絡。

【方藥】當歸 15g、川芎 10g、桃仁 10g、紅花 10g、赤芍 10g、延胡索 10g、炮山甲 10g、五靈脂 10g、地鱉蟲 10g、川牛膝 15g、香附 10g、沒藥 10g。

【用法】水煎服，每日 1 劑。

四、腎虛腰痛

【主證】腰部痠軟空痛，綿綿不已，腰膝無力，勞後加重，臥則減輕，喜捶喜按。偏陽虛者兼見面色蒼白，神疲氣短，形寒肢冷，舌淡苔白，脈沉弱。偏陰虛者兼見面色潮紅，五心煩熱，頭昏耳鳴，舌紅苔少，脈細數。

【治則】補腎壯腰。

【方藥】① 偏陽虛者用右歸丸加減：熟地 20g、山藥 10g、山茱萸 10g、枸杞 15g、杜仲 20g、菟絲子 10g、熟

附子 10g、鹿角膠 10g、狗脊 10g、川斷 10g。

② 偏陰虛用左歸丸加減：熟地 30g、山藥 10g、枸杞 10g、山茱萸 10g、川牛膝 10g、菟絲子 10g、龜膠 10g、桑寄生 10g、杜仲 10g、女貞子 20g、旱蓮草 20g。

【用法】水煎服，每日 1 劑。

針灸治療

【取穴】腎俞、命門、志室、夾脊、環跳、委中、殷門、陽陵泉、阿是穴。

【方法1】消毒皮膚，選準穴位，用標準針具，一次取 2～4 穴，每日或隔日治療一次，也可採用電針治療。

【方法2】取穴：孔最穴。

方法：選準穴位，清毒皮膚，3 吋半毫針刺入穴位，沿小臂尺，橈骨外緣刺入 3 吋，針尖稍向上，用平補平瀉手法。對急性腰扭傷，可達到 1～3 分鐘痛止的效果。若留針 5 分鐘仍無效者，改用其他方法。

【方法3】取穴，手針腰痛穴（兩個穴）。

方法：清毒皮膚，選準穴位，用 2 吋毫針刺入穴位，兩個穴位的針尖均向內上方，平補瀉手法 2～3 次。一般對急性腰扭傷，1～2 分鐘痛止，留針 3 分鐘無效，改用其他方法。

【方法4】取穴：人中穴。

方法：消毒皮膚，選準穴位，用 1 吋毫針刺入穴位，針尖向上，用較強手法捻轉兩次，腰痛即止，留針 3 分鐘無效者，改用其他方法。

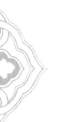

特效手法

一、懸吊推捻法

患者雙手抓住一橫木槓，兩手間距 60cm 左右，腳不沾地，助手壓住患者雙手，勿使鬆脫，術者站其後，沿脊柱兩側由上而下推捻，遇有肌肉改變處，加重力量。3 遍為 1 組，2～3 組可癒，可配合貼膠布法。

二、陰谷穴指壓法

雙手拇指按壓兩側陰谷穴，每次壓 10 分鐘，急性 1次/日，慢性 2 次/日，力度以患者能忍受為度。

三、五穴鎮痛法

五穴即手扶、殷門、後心穴、手穴、足穴。

【註】後心穴在胸 6～8 椎體棘實旁開 0.5cm，向下壓向外推，禁止向內推，中午、傍晚此穴禁用。

【手穴】腕橫紋背側的腰痛穴。

【足穴】足小趾外側距甲板 0.1cm 處，用切壓法 5～10 分鐘。

四、持續移位推法

沿與肌腱走行垂直方向，把壓痛點處的軟組織推移開，維持此狀態 30 秒鐘，再理順 3 遍，重複 3 遍為一次，1 次/日。

五、任脈點按法

1.定位：與腰痛點對應腹部位置。

2.患者用腹式呼吸，呼氣時順勢下按，保持片刻，突然鬆開，以有明顯發涼為準。

3.輕揉腹部結束。

六、調息推顫法

1.選好痛點，吸氣時順式下按。

2.憋氣按壓不動。

3.呼氣一快速點顫，推動，6～10次為一遍。

【要求】深部脹痛，皮膚不痛。

七、捏拿崑崙、太谿穴

患者站在床上，兩手扶橫檳站穩。術者以兩手拇指掌關節相對，用力捏拿，患者可活動腰部10～15分鐘。

八、腰前屈受限法

捏拿：中腕穴，患者向前彎腰，讓術者雙手抓住中腕皮膚提起3～5分鐘。

九、直腿抬高受限

按壓尺澤3～5分鐘，患者在術者幫助下，抬起一腿，術者揉坐骨結節3～5分鐘。

十、咳嗽彈撥法

找準脊椎棘突上壓痛點。患者咳嗽左右彈撥3～5次。理順3～5次。

十一、提腋調息法

患者座位，醫者立其後，雙手從腋後插入，交叉於患者前胸。吸氣時上提，呼氣時快速放鬆3～5遍。自由呼吸拍背3～5遍。

十二、推小腿肚法

用於閃腰岔氣。

用手掌推小腿肚，由下向上，推5～10遍，雙側均

推，以患側多推。

十三、水針療法

可選用 25%～75%當歸注射液 2ml，10%當歸紅花注射液 2ml，50%～100%威靈仙注射液或徐長卿注射液 2～4ml，加等量 10%的葡萄糖液作穴內注射，每次選用 2 個穴位，每日或隔日 1 次（取穴同上）。水針一定要嚴格消毒，正規操作。十分注意藥物的不良反應。

十四、耳針療法

【取穴】神門、皮質下、腎、腰椎或腰痛點。

【方法】每次取穴 2～3 個，中強刺激，留針 20～30 分鐘。

特效方

1. 豬腰子 1 只，杜仲 15g，加青鹽少許，煮爛，喝湯吃腰子，可治腎虛腰痛。

2. 酒精、生薑、蔥白各適量，搗爛外敷局部，治寒濕及外傷瘀血腰痛。

3. 地鱉蟲，焙黃研末，每服 3g，黃酒送下，治外傷腰痛。

4. 虎杖根 500g，白酒 1500g，浸 1～2 週，適量飲服。治風濕，血瘀腰痛。

✳ 第十節　早禿證治

概說

　　未到老年而出現禿髮稱為早禿。早禿與斑禿（油風）有所區別。本病主要見於男性青壯年，尤以腦力勞動者居多。脫髮一般先從額部兩側開始，逐漸向上擴展，最後侵及頭頂部。輕者表現為頭髮稀疏，鬆軟易脫，重者可致頭髮大部或全部脫落，僅枕部和兩側顳部保留少許頭髮，俗稱「禿頂」，其他部位的毛髮不受影響。

　　大多無主覺症狀，部分患者可感頭皮瘙癢，或兼有其他早衰表現。目前對早禿的確切病因尚不明瞭，一般認為與遺傳、精神以及雄性激素分泌失調等因素有關。

　　本病在武當道教醫藥多屬虛損範疇。《諸病源候論·毛髮病諸侯》篇云：「若盛則榮於鬚髮，故鬚髮美，若血氣衰弱，經脈虛竭，不能榮潤，故鬚髮禿落。」「精極……五臟氣不足，髮毛落。」又謂：「人有風邪在頭，有偏虛處，則髮禿落。」說明素體虧虛，又受風邪侵襲，尤易罹患本病。

病因病理

　　「髮為血之餘」，頭髮的生長有賴營血的滋養濡潤，營血充盛，則毛髮濃密，光澤榮潤。腎主藏精，生髓通腦，其華在髮。蓋乙癸同源，精血互生，精足則血旺，故髮受養於血而根基於腎。

倘若情志不遂，憂思抑鬱，勞傷心脾，則氣血化生無源，毛髮失於滋養；或肝鬱氣滯，血瘀脈阻，毛髮不能受養而致脫髮。又若先天稟賦不足，腎氣素虛；久病傷腎，勞欲無度，腎精虧耗，或過食肥甘辛燥之品，以致火盛血熱，化燥傷陰，或風熱之邪乘虛侵擾高巔，均可導致毛髮失養，枯槁無華，脫落不生，出現早禿早衰之落。

辨證論治

一、氣血兩虛

【主證】面色蒼白或萎黃，少氣懶言，神疲體倦，多汗自汗，頭昏眼花，心悸失眠，頭髮鬆軟無華，易於脫落，舌淡苔白，脈細弱。

【治則】氣血雙補，佐以益腎。

【方藥】當歸 20g、熟地 20g、白芍 15g、黃蓍 20g、人參 10g、黨參 20g、炙甘草 10g、茯苓 10g、肉桂 6g、陳皮 10g、五味子 10g、何首烏 30g、阿膠 10g、炒白朮 10g。

【用法】水煎服，每日 1 劑。

二、心腎不交

【主證】虛煩不寐，心悸健忘，頭髮脫落，或伴頭皮瘙癢，口燥咽乾，潮熱盜汗，腰膝痠軟，舌紅少苔，脈細數。

【治則】滋陰降火，交通心腎。

【方藥】當歸 20g、生地 20g、黃連 10g、麥冬 20g、酸棗仁 20g、柏子仁 20g、炙遠志 15g、丹參 30g、枸杞

20g、何首烏 30g、側柏葉 10g、天麻 10g、白蒺藜 10g、肉桂 3g（後下）。

【用法】水煎服，每日 1 劑。

三、肝腎不足，血虛風熱

【主證】頭暈目眩，健忘耳鳴，鬚髮早白，脫落稀疏，或多屑瘙癢，精神萎頓，腰膝無力，未老先衰，舌紅，脈細。

【治則】補益肝腎，養血祛風。

【方藥】何首烏 30g、當歸 20g、淮牛膝 20g、補骨脂 10g、菟絲子 10g、黑芝麻 10g、熟地 20g、紫河車 10g、側柏葉 10g、苦參 10g、桑葚子 20g、枸杞子 20g、防風 10g、白芷 10g。

【用法】水煎服，每日 1 劑。

四、腎陽虛衰

【主證】面色蒼白，精神萎靡，畏寒肢冷，鬚髮早白，脫落禿頂，或兼陽痿滑洩，小便清長，夜尿頻數，舌淡胖嫩，苔白，脈沉細無力。

【治則】溫補腎陽，養血益精。

【方藥】巴戟天 10g、菟絲子 10g、肉蓯蓉 20g、仙靈脾 10g、山茱萸 10g、枸杞 20g、熟地 10g、當歸 20g、製首烏 30g、熟附子 10g、鹿角膠 10g、核桃仁 10g、黑芝麻 10g、肉桂 6g（後下）

【用法】水煎服，每日 1 劑。

無論何種證型的早禿，均應學會減輕自己思想壓力，保持精神愉快，少食油膩及辛辣食品，注意頭髮護理，少

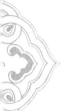

用過熱的水洗頭，洗頭劑應用鹼性較低產品。建議洗淨頭後，再用白醋溶液清洗一次頭髮，平時應用牛角梳，早、晚各梳頭一千次左右，並可配合全頭按摩，脫髮處可外搽補骨脂酊、側柏酊、生薑汁，有利頭髮再生。

特效方

【方藥】製首烏 150g、熟地 150g、當歸身 100g、枸杞子 100g、桑葚子 100g、小黑豆 150g、黑芝麻 100g、白菊花 100g、白蒺藜 100g、羌活 100g、側柏葉 100g、明天麻 100g。

共研細麵，每次 10g，溫開水沖服，每日 2～3 次。

※ 第十一節　乳癧證治

概說

乳癧又稱乳節、乳核。本病以男性乳房單側或雙側結有腫塊，疼痛或不痛為主症的疾患。現代醫學稱本病為「男性乳房發育症」，多認為與體內雄激素水平低下，雌激素絕對或相對過多有關。中國醫學對本病也有詳細記載，如《外科正宗·乳癧論》云：「男子乳節與婦人微異，女損肝胃，男損肝腎，蓋怒火房欲過度，此肝虛血燥，腎虛精怯，血脈不得上行，肝經無以營養，遂結腫痛。」不僅說明男性乳癧與女性乳癧的不同，並且在病因病理上作了較詳細的論述。乳部乃肝、胃、腎、任脈四經所過，故此四經脈機能失常，均與本病有密切關係。

病因病理

一、肝氣鬱結

肝為藏血之臟，體陰用陽，喜疏洩條達而惡鬱滯。七情所傷，鬱怒傷肝，疏洩失常，致肝氣鬱結，氣滯則血瘀，經脈瘀阻而發乳癖。

二、肝腎陰虛

腎主藏精，五臟之本，生命之源，宜藏不宜洩。房事過度或久病及腎，傷及腎精。因精能生血以養肝，腎精不足無以養肝，肝陰也虛，疏洩功能失常，氣血瘀阻遂結乳癖。

辨證論治

一、肝氣鬱結

【主證】單側或雙側乳房結有腫塊，按之疼痛，表面無紅熱感，伴胸脅脹滿，情緒不暢，或納呆失眠，苔白脈弦。

【治則】舒肝解鬱，消腫止痛。

【方藥】柴胡 10g、赤芍 15g、當歸 15g、白朮 10g、鬱金 10g、橘核 10g、丹參 20g、生牡蠣 20g、貝母 10g、鹿角霜 10g、川楝子 10g、甘草 10g。

【用法】水煎服，每日 1 劑。

二、肝腎陰虛

【主證】單側或雙側乳房結有腫塊，痛或不痛，頭昏，腰膝痠痛，心煩，口乾，潮熱，舌紅苔薄，脈細數。

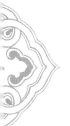

【治則】補腎益精，和陽通結。

【方藥】沙參 15g、麥冬 20g、生地 20g、白芍 20g、枸杞 20g、川楝子 10g、元參 20g、柴胡 10g、鬱金 10g、丹參 30g、夜交藤 30g、鹿角霜 10g。

若陽虛者可用陽和湯合十全大補湯加減治之。

【用法】水煎服，每日 1 劑。

此證若用藥物治療效果不好者，可請西醫做手術治療。

✳ 第十二節　梅毒證治

概述

梅毒是指由梅毒螺旋體感染引起的一種全身性傳染病，古稱「黴瘡」，俗稱「楊梅瘡」。

發病原因

一、氣化傳染

所謂氣化傳染，即非性交傳染，由接觸被梅毒不潔之氣污染的衣褲、毛巾、食具等，或與身患楊梅瘡者同廁，接吻、同寢、共食、握手等，招致毒邪侵入人體。此外，因輸入了梅毒患者的血而感染者，亦作非性交傳染。

二、精化傳染

所謂精化傳染，即性交傳染，因與梅毒患者進行性交，毒氣乘肝腎之虛而入所致。絕大多數患者均由精化傳染而得。由於不潔性交，陰器直接感受梅毒之氣，乘精洩

之時，毒邪直入肝腎，深入骨髓，侵入關竅，則患病。

三、遺毒染受

小兒罹患本病則係先天遺毒於胞胎所致，有稟受與染受之分。稟受者，是父母先患梅毒，而後結於胎元；染受者，是先結胎元，父母後患梅毒，毒氣傳於胎中所致。但無論稟受或染受，均是毒邪陷入營血，內傳胎元而成，武當道教醫藥稱為「遺毒」。

總之，梅毒之成，內因脾肺氣虛，肝腎虧損，或胎兒稟受楊梅毒邪，化熱生火，外攻肌表，內傷臟腑。外發肌表者，可見骨節痠痛；侵於陰器者，則生疳瘡；生於喉，可致喉爛；蝕於口鼻者，可致鼻塌唇缺；攻於臟腑，則危及生命。

辨證論治

一、疳瘡

【主證】前後陰（如冠狀溝、陰莖頭、肛門等）或眼瞼，口唇、乳房等處出現粟粒樣丘疹或硬結，漫腫焮紅，瘡如水晶，皮膚呈紫紅色，破後成潰瘍，並無膿水，四周堅硬凸起，形如缸口，中間凹陷成窩，基底平坦清潔，無痛癢感，常為單發，亦可多發，舌紅，苔黃，脈滑數。

【治則】清熱解毒，疏風除濕。

【方藥】麻黃 15g、大黃 10g、威靈仙 15g、金銀花 30g、羌活 15g、白芷 15g、蟬蛻 10g、皂角刺 15g、穿山甲 15g、防風 20g、白鮮皮 20g。

【用法】水煎服，每日 2 次，每次 200ml。

二、梅疳

【主證】發於疳瘡之後，部位在腰腹部一側或兩側。初起形如杏核，漸大如雞卵，色白堅硬而不痛，皮與核不相粘連，極少破潰，存在時間長短不一，短者數月，長者數年，若經治療可迅速消失。偶爾可有紅腫灼痛乃至破潰者，潰後有膿，味臭，瘡口成空殼狀。

【治則】散滯行瘀，清熱解毒。

【方藥】穿山甲 15g、大黃 10、殭蠶 15g、生甘草 15g、當歸 20g、乳香 15g、沒藥 15g、土茯苓 30g。

【用法】水煎服，每日 1 劑，每日 200ml。

三、楊梅瘡

【主證】病發於感染梅毒後 10 週左右，起病先有發熱、骨節痠痛、頭痛、咽痛等症狀，3～4 日後，先見於胸部，繼而腰腹、四肢屈側、顏面及頸部，手部出現皮疹，皮疹出現後全身症狀消失。皮疹形態各異，或色如黃蠟，破爛肉翻者，稱花楊梅；或形如赤豆，嵌入肉內者，叫楊梅豆；或形如風疹者，稱楊梅疹；或先起紅暈，後起斑片者，叫楊梅斑等。一般無痛癢感，或有輕微瘙癢，經 1～2 個月皮疹自癒。

【治則】解毒活血，托毒外出。

【方藥】土茯苓 100g、川芎 15g、桔梗 15g、黃耆 50g、赤芍 25g、大黃 15g、生甘草 15g、廣角（水牛角）100g、生地黃 25g、金銀花 50g、連翹 15g、黃連 10g、竹葉 10g。

【用法】水煎服，每日 1 劑，每日服 2 次，每次服

200ml。

四、楊梅結毒

【主證】病發於梅毒後期，隨處可發，發無定處。生於皮膚者，局部漸腫起，小如豌豆，大如胡桃，皮變褐色，但無癢痛，少者數個，多者數十個不等，破潰後瘡面凹隱，邊緣整齊，潰面糜爛不堪，經年累月，難以收口。發於口鼻者，可形成唇缺鼻塌，硬顎穿孔與鼻腔相通。發生於骨關節者，筋骨疼痛，損筋傷骨。若侵犯臟腑，可危及生命。

【治則】解毒消瘀，扶正固本。

【方藥】黃耆 30g、黨參 25g、大黃 10g、穿山甲 15g、當歸 15g、殭蠶 15g、蜈蚣 2 條。

【用法】水煎服，每日 1 劑，每日服 2 次，每次 200ml。

五、小兒遺毒

【主證】一般在嬰兒出生後 3 週至 3 個月之間發病。表現為消瘦，皮膚乾枯，口角發生放射性皸裂，手掌、足底都可有光亮斑片及大小疱，臀部皮膚剝落，形成爛斑，鼻孔腫脹，有膿血性鼻涕，呼吸、吮乳困難。

如不治療，可致鼻塌陷，膝及踝關節附近可發生腫脹和劇痛，運動受限。

【治則】解毒消熱，滋補肝腎。

【方藥】熟地黃 10g、山藥 10g、山茱萸 10g、牡丹皮 5g、澤瀉 5g、茯苓 5g、土茯苓 15g、金銀花 10g、板藍根 10g、蒲公英 10g。

【用法】水煎服，每日 2 次，每次 200ml，送服紫金錠。

其他療法

一、中藥驗方

1. 土茯苓 50～100g、金銀花 20g、威靈仙 15g、白鮮皮 15g、生甘草 10g、蒼耳子 15g。加水 800ml 煎至 400ml，每日 1 劑，分早、中、晚 3 次服完，連服 2 個月為 1 個療程。

2. 黃柏 15g、茯苓 50g、生甘草 15g、梔子 15g、肉桂 5g。每日 1 劑，水煎服，每日 2 次，每次 200ml。

3. 知母、貝母各 25g，殭蠶、穿山甲各 5g，大黃 15g。每日 1 劑，水煎服，每日 2 次，每次 200ml。

4. 生黃蓍 150g、生甘草 10g。每日 1 劑，水煎服，每日 2 次，每次 200ml。

5. 金銀花 15g、白芍 20g、馬鞭草 20g、生黃蓍 75g、蒲公英 20g、陳皮 5g、白朮 15g。每日 1 劑，水煎服，每日 2 次，每次 200ml。

6. 玄參 90g、麥門冬 50g、生甘草 30g、丹皮 15g、桔梗 15g、金銀花 90g、天花粉 10g。每日 1 劑，水煎服。

7. 玄參 30g、生甘草 10g、金銀花 30g、麥門冬 15g、人參 10g、生硃砂末 1g（沖服）、當歸 30g。每日 1 劑，水煎服，每日 2 次，每次 200ml。

二、針灸療法

主要選用足三里、八髎、環跳、委中、大椎等穴。

三、外治療法

1. 白礬 20g。研末，加入香油、食鹽各少許和勻，坐在無風處，取藥少許塗兩足心及兩手心。

2. 甘草、白芷、當歸尾、蔥白各 50g。煎洗，外擦紫金膏，用於楊梅結毒。

3. 炒黃柏 90g、兒茶 30g、冰片 1g、生甘草 30g、大黃 10g、乳香 3g、沒藥 3g、麝香 1g、丹砂 3g。各研為極細末，和勻摻之。

四、八寶化毒丹

【適應】專治下疳結毒、腐爛等症，能生肌收口。

【方藥】西黃 2g、珍珠 3g，人中白、琥珀、硃砂各 10g，乳鐘 15g，冰片 2g，研極細末。

【用法】麻油調敷，或乾摻，亦可內服，土茯苓湯下。

五、十寶化毒丹

【適應】治下疳，消腫提毒，兼能收功。

【方藥】蚌殼粉 3g，琥珀、雄精各 1g，飛硃砂 1g，淨輕粉 1g，人中白 3g，西黃 0.6g，珠粉 0.3g，海浮散 2g，梅片 0.6g。

【製法】各取淨粉，混和，研極細末。

【用法】麻油調敷或乾摻患處。

六、下疳洗淨散

【適應】下疳腫痛。

【方藥】樟腦（不拘多少）、東丹（著色）少許，研極細末。

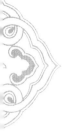

【用法】麻油調敷，或乾摻患處。

七、下疳散

【適應】下疳腐爛作痛。

【方藥】兒茶 12g、三仙丹 7g、珍珠 7g、青黛 18g、西黃 7g、雄黃 24g、人中白 18g、甘石 10g、雞蛋殼 40 個、橄欖核 60 個、冰片 1g。

【製法】各取淨粉，混和，研極細末。

【用法】麻油調敷，或乾摻患處。

八、下疳銀粉散

【適應】下疳玉莖潰面深大，痛癢滋水淋瀝。

【方藥】水銀 100g、好錫 64g、輕粉 1.5g、硃砂 3g、鉛粉 2g、梅片 0.9g，上藥共研細末。

【用法】麻油調敷，或乾摻患處。

九、三仙丹

【適應】治下疳腐爛。

【方藥】升丹 0.9g、橄欖核炭 0.9g、梅片 0.3g，研極細末。

【用法】麻油調敷，或乾摻患處。

十、月白珍珠散

【適應】治下疳皮損腐爛，痛極難忍。

【方藥】青黛 1.5g、輕粉 3g、珠粉 0.3g。

【製法】珍珠入豆腐內煮數滾，研至極細，無聲為度，再入青黛、輕粉細末和勻，瓷瓶收。

【用法】先用甘草煎湯洗淨，用藥粉乾摻患處。

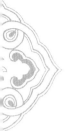

十一、西黃下疳散

【適應】下疳腫爛，疼痛。

【方藥】西黃 1g、煅兒茶 12g、人中白 18g、雄黃 24g、青黛 3g、甘石 18g、白螺螄殼 18g（煅）、梅片 1g，研極細末。

【用法】麻油調敷，或乾摻患處。

十二、旱螺散

【適應】清熱收燥，治下疳腫爛。

【方藥】白螺螄殼（煅）32g、青果核（煅）20 粒、掃盆 12g、冰片 0.5g。

【製法】各取淨粉，混和，研極細末，無聲為度。

【用法】麻油調敷，或乾摻患處。

十三、珍珠下疳散

【適應】生肌收口，清熱化毒。

【方藥】珍珠、黃連、黃柏、五倍子、象牙屑、兒茶、澱粉、輕粉、乳沒各等份，研極細末。

【用法】麻油調敷，或乾摻患處。

十四、黑靈丹

【適應】主治下疳，清熱消腫。

【方藥】橄欖核（煅存性）32g、冰片 0.6g，研極細末。

【用法】麻油調敷，或乾摻患處。

十五、結毒靈藥

【適應】結毒腐爛。

【方藥】水銀 32g，硃砂、硫黃、雄黃各 10g。

【製法】共研細末，入瓷罐內，用鹽封泥固，用鐵盞緊封口，其火候俱按紅升丹之煉法，煉製，盞底有靈藥約45g，另加掃盆等分研細。

十六、琥珀如意散

【適應】治下疳腫痛。

【方藥】爐甘石 8g，龍骨、石膏、沒藥各 7g，乳香 3g，赤石脂、生大黃、甘草、掃盆、白蠟各 7g，鱉甲（炙）10g，白芷、青黛各 5g，赤小豆 12g，地榆炭、殭蠶、琥珀各 10g。

【製法】研極細末，每用藥 32g，加西黃 1g、冰片 0.1g、麝香 1g。

【用法】麻油調敷，或乾摻。

十七、朱雀散

【適應】拔毒生肌，止痛止癢。

【方藥】飛黃丹、鳳凰衣（焙）各 3g，掃盆 0.2g，冰片 0.6g，研極細末。

【用法】麻油調敷，或乾摻。

十八、銀膏散

【適應】治男子疳瘡癢痛，坤民陰唇、濕瘡浸淫，膿水淋瀝，紅瘰腫痛，並治梅毒玉莖腐爛等症。

【方藥】白螺殼（取牆上白色佳煅）32g、寒水石（另研細末）7g、橄欖核（煅存性）7g。

【製法】研極細末，每藥 6g，臨時用加冰片 0.3g。

【用法】麻油調敷或乾摻。

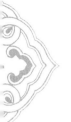

✻ 第十三節　尖銳濕疣證治

概述

　　尖銳濕疣又稱陰部疣、性病疣等，由性接觸而傳染播散。臨床以陰莖頭部（女性為外陰）發生散在或密集的淡紅色的疣狀增生為主要特徵。本病在國外患病率較高，國內的患病率呈增加趨勢，僅次於淋病。

發病原因

　　由房事不節，尋花問柳，感受穢濁之毒而發。房勞傷精，穢濁敗毒乘虛侵入，下注陰器，蓄毒而發。濁毒與痰濕蘊積，故見疣狀增生，濕、毒、熱互結，表面潰爛、流水，甚則出血。

　　現代醫學研究表明，本病由感染人類乳頭狀瘤病毒 I 型、II 型、IV 型引起，主要由性接觸而傳染，接觸污物也可造成間接接觸傳染。

辨證論治

一、濕熱下注

　　【主證】陰莖龜頭可見乳頭樣增生，質脆軟，易出血，糜爛滲液，有臭味，小便黃，舌苔黃膩，脈弦數。

　　【治則】清熱利濕解毒。

　　【方藥】苦參 30g、田基黃 20g、板藍根 40g、白花蛇舌草 40g、龍膽草 20、梔子 15g、黃芩 15g、柴胡 15g、

生地黃 25g、車前子 20g、澤瀉 15g、當歸 15g、丹參 25g。

【用法】水煎服，每日 1 劑，每日 2 次，每次 200ml。

二、火毒蘊積

【主證】陰莖龜頭可見疣狀增生，包皮下積有膿汁，有惡臭，自覺疼痛，小便黃赤，大便乾結，舌質紅，苔黃，脈數。

【治則】清熱解毒。

【方藥】黃連 15g、黃芩 15g、黃柏 15g、梔子 15g、萆薢 20g、薏苡仁 30g、防己 15g、牛膝 15g、當歸 20g、牡丹皮 15g、半枝蓮 25g。

【用法】水煎服，每日 1 劑，每日 2 次，每次 200ml。

其他療法

一、局部洗浴

百部、苦參、土茯苓、蛇床子、黃柏、白鮮皮等各適量，煎液洗浴患部，每日 2～3 次，每次 30 分鐘。適用於初起者。

二、藥物外搽

50%氟尿嘧啶霜、液體酚等藥物外搽，適用於散在、損害少者。

三、雷射治療機治療

適用於損害大、多發者。雷射治療機對組織損傷範圍

小，效果好。

四、手術切除

尖銳濕疣巨大者，可局麻下行手術切除。

醫家提示

有以下 4 點提示：① 對青壯年男性（亦包括女性）加強性道德教育。② 禁止性亂行為。③ 治療期間，宜戒房事，不能戒絕者應使用安全套。④ 注意衛生，不穿他人的內衣、內褲。

✳ 第十四節　淋病證治

概述

淋病是因性接觸感染淋病雙球菌而引起黏膜（主要是泌尿生殖道黏膜）化膿性炎症的一種傳染病。常在局部擴散感染，也可入血形成全身性或係統性感染。

淋病、尖銳濕疣、梅毒、艾滋病都屬性病，但淋病患病率居性病之首。據世界衛生組織的統計與估計，全球每年淋病患者達 2.5 億人。中華人民共和國成立前，一些城市的淋病患病率達 2%，目前淋病患病率在中國亦有增加趨勢。

發病原因

現代醫學認為，淋病為淋病雙球菌所致。其傳染方式有以下 3 點。

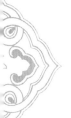

一、性接觸傳染

性接觸是淋病主要傳染方式。成人淋病 99%~100%屬於性接觸傳染。感染率與性亂交次數成正比。

二、間接接觸感染

產婦有淋病，分娩時產道淋菌傳染給產兒。

本病是主要由貪戀色情、宿娼或性關係混亂，染受穢毒，或下陰不潔，濕濁內侵，或誤用被淫穢之毒污染的器具，穢濁之邪侵入溺竅、精竅，復又飲酒，多食肥甘，釀成濕熱，穢毒濕熱注下焦，蘊積孔竅，氣血鬱滯，熱盛內腐，故產生一系列精、溺之竅受累的症狀。若治之失時，或處理不當，穢毒久羈，濕熱不解，遷延難癒，反覆發作，傷精耗精，以致肝腎陰虛，相火妄動。久之，陰損及陽，腎氣受損，亦可表現為腎虛之證。

總之，病變部位在竅口及中下二焦，與肝、腎、膀胱等臟腑有關。急性期穢毒濕熱為患，屬實；慢性階段有虛證的表現，但其虛證之因乃穢毒濕熱遷延所致。

辨證論治

一、肝經濕熱

【主證】尿竅口時有黃色黏稠穢物流出，竅內發癢、作痛甚如刀割、火灼，胸悶脘痞，煩躁，口苦咽乾，舌質紅，苔黃膩，脈弦滑。

【治則】清熱利濕。

【方藥】土茯苓 75g、龍膽草 20g、梔子 15g、黃芩 15g、柴胡 15g、生地黃 25g、車前子 20g、澤瀉 15g、丹

參 25g、白茅根 20g。

【用法】每日 1 劑，水煎服，每日 2 次，每次
200ml。

二、下焦熱毒

【主證】排尿不爽，熱澀刺痛，尿急，溺口有黃色黏
稠膿性穢物，滴瀝不盡，兼口苦口乾，舌質紅，苔黃膩，
脈滑數。

【治則】清熱解毒化濕。

【方藥】土茯苓 100g、白花蛇舌草 50g、萆薢 20g、
黃柏 15g、茯苓 15g、石菖蒲 15g、蒼朮 15g、蓮子心
15g、丹參 20g、車前子 20g。

【用法】每日 1 劑，每日 2 次，每次 200ml。

三、陰虛火旺

【主證】溺口黏稠物經久不癒，小便黃短有熱感，兼
有夜寐不安，咽乾，五心煩熱，舌質光紅，脈細數。

【治則】滋陰降火。

【方藥】龜板 15g、鱉甲 15g、苦參 25g、知母 15g、
黃柏 10g、生地黃 30g、山茱萸 20g、山藥 20g、牡丹皮
15g、茯苓 15g、澤瀉 20g。

【用法】每日 1 劑，水煎服，每日 2 次，每次
200ml。

四、腎氣虛寒

【主證】晨起溺口有稀薄黏物，全身乏力，腰膝痠
軟，小便頻數，夜尿多，舌淡，脈沉細。

【治則】溫腎化濁。

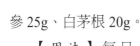

【方藥】附子 15g、肉桂 15g、熟地黃 25g、山藥 20g、山茱萸 20g、牡丹皮 15 g、茯苓 20g、澤瀉 15g、土茯苓 75g。

【用法】每日 1 劑，水煎服，每日 2 次，每次 200ml。

其他療法

一、中藥驗方

土茯苓、苦參、地膚子各 50g，水煎，薰洗局部。

二、外治療法

1:5000~8000 高錳酸鉀溶液清洗會陰和尿道外口，同時注意要勤換內褲。

三、雷射治療

用雷射治療機照射患處，每次 20~30 分鐘，每日 1 次，15 日為 1 個療程。

醫家提示

有以下 5 點提示：① 嚴禁與患有淋病的異性進行性行為，以防止性接觸而直接傳染。② 嚴禁使用淋病患者用過的衣褲、被縟、床單、浴盆、便桶、浴巾等物，以防止間接性接觸而感染。③ 嚴格地約束自己的性行為，決不能貪戀色情、宿娼或性關係混亂。④ 參加娛樂活動或交際，應去格調高雅的正規場所，做到不飲酒或少飲酒，以免做出不應該做的事情。⑤ 經常保持個人下陰部的衛生，儘量不去公共場所洗浴。

四、飲食療法

1. 蒲公英 60～100g（鮮品為 100～200g），粳米 50～100g。將上藥洗淨，切碎，煎了藥汁，去渣，入粳米同煮為稀粥，每日 3 次溫服食，3～5 日為 1 療程。

2. 先煮粳米為粥，待粥成時加入白梅花適量，同煮 3 沸即可食。每日 2 次，空腹溫熱食用，3～5 日為 1 個療程。

✳ 第十五節　陰莖癌證治

概述

陰莖癌是男性泌尿生殖系的常見癌腫之一。其發病率居泌尿生殖系腫瘤的第 2 位，僅次於膀胱腫瘤。在整個男性人群中，據統計資料表明，發病率為 0.53/10 萬~2.57/10 萬。實際上，陰莖癌在中國仍屬一種比較少見的惡性腫瘤。

陰莖癌發生的主要原因與不良衛生習慣所造成的局部不清潔有密切關係。包莖和包皮過長是其主要因素，由於包皮過緊或包皮過長，包皮垢不易於排出而長期瘀積於包皮囊內，極易引起炎症感染。包皮垢和炎症長期刺激陰莖頭部及包皮囊的內層，最終導致癌變。

武當道教醫藥認為該病的病因有二：

一是肝腎素虧，加之鬱怒憂思，致使火生氣結，火生則消灼陰精而造成陰精虧損，氣結則痰生而痰氣交結，痰、火、氣結相互作用，易生癌瘤，此為內因；

二是外感濁膩垢穢，久積不散，易致癌變，此為外因。

故此，內外相合，遂生癌瘤。臨床常見症狀有以下幾個特點：

1. 多見於 40~60 歲，有包莖或包皮過長者。

2. 開始表現為硬塊或紅斑，突起小腫物和經久不癒的潰瘍，由於包皮掩蓋不易被發現，以後有血性分泌物自包皮口流出，腫瘤可突出包皮口或穿破包皮呈菜花樣，表面壞死，滲出物惡臭。腫瘤繼續發展可侵犯全部陰莖和尿道海綿體。

3. 就診時常伴有附近淋巴結腫大。

診斷要點

40 歲以上常見，在冠狀溝附近發生丘疹、紅斑、乳頭狀至菜花狀腫物，繼而發生壞死、感染，有臭味，腹股溝淋巴結可因感染或轉移而腫大，一般不影響排尿。

有包皮過長或包莖，繼而發生腫物，較易診斷。早期診斷有困難時可做活檢證實。淋巴結轉移時質地硬，而感染時壓痛明顯，難點在於有時兩者同時存在，故必要時也需做活檢。

辨證論治

一、濕熱下注

【主證】龜頭有惡臭性分泌物，局部腫塊或有破潰，納差食少，身體睏倦，口渴不思飲，小便疼痛，舌體胖

大，苔白膩中黃，脈滑數。

【治則】清熱利濕。

【方藥】八正散加減：萹蓄 30g、二花 30g、車前草 30g、馬鞭草 30g、萆薢 10g、牛膝 15g、黃柏 15g、瞿麥 30g。

有發熱者加蒲公英 30g、天葵 15g、野菊花 30g。

【用法】每日 1 劑，水煎服。

二、正虛毒蘊

【主證】龜頭腫塊，破潰後有膿臭性分泌物，包皮內瘙癢、灼痛等，頭暈目眩，失眠多夢，腿軟肢腫，舌體胖大或偏瘦，脈沉細或沉緩。

【治則】補脾益腎，利濕解毒。

【方藥】偏於脾虛者，異功散加減：黨參、白朮、茯苓、陳皮各 15g，薏苡仁、赤小豆各 30g，黃蓍 10g。

偏於腎虛者，五子衍宗丸加減：菟絲子 30g，金櫻子 15g，枸杞子、五味子各 30g，車前子 15g。

【用法】每日 1 劑水煎服。

其他療法

一、治法

1. 六方藤 50g，水煎服。

2. 鮮菱角 18g，豬秧秧（鋸鋸藤）30g，桂花、金銀花、桂圓肉、青梅、青橘皮各 10g，紅糖 120g。將菱角去皮後，用開水焯一下，豬秧秧洗淨切段。豬秧秧、金銀花、青橘皮下入鍋內加清水 500g 煎汁。去豬秧秧、金銀

花、青橘皮不用，放入紅糖，待糖完全溶化後，放菱角煮熟，再放入桂花、桂圓肉、青梅略煮片刻即可食用。

3. 菝葜 120g，水煎服。

4. 生黃蓍、沙參、肉蓯蓉各 30g，當歸、山萸肉、白朮、淮山藥、茯苓各 10g，生地 15g。水煎，日 1 劑，分 2 次服。

5. 烏梅 27 枚，滷水 1000ml。上 2 味放入砂鍋或搪瓷缸內，煮沸後小火持續 20 分鐘左右，放置 24 小時過濾備用。每日服 6 次，每次服 3ml。

6. 知母 15g，黃柏、杭白芍、菝朮各 10g，生地、玄參、女貞子、旱蓮草、丹參、白英、龍葵、藤梨根各 20g，花粉、白花蛇舌草各 30g。水煎，每日 1 劑，分 2 次服。

7. 草河車、白花蛇舌草、鱉甲各 30g，半枝蓮 15g，桃仁 9g，紅花 6g，白糖適量。前 6 味（即草河車、白花蛇舌草、鱉甲、半枝蓮、紅花、桃仁）洗淨，裝入紗布袋內，紮緊袋口。放入砂鍋內，加水適量，用大火燒沸，轉用小火熬煮，每 20 分鐘取煎熬藥汁 1 次，加水再煎熬，共取 3 次藥汁，合併汁液。將合併的藥汁液，加入白糖，以小火煎熬濃縮至稠，即可服飲。每日分 2 次服，連服 10～15 天。

8. 黨參、白朮、黃蓍各 10g，雲茯苓、陳皮各 15g，苡仁、赤小豆各 30g。水煎，每日 1 劑，分 2 次服。

9. 馬齒莧 120g，水煎服。

10. 龍膽草、黃柏、知母、柴胡、梔子、木通、半枝

蓮、莪朮、馬鞭草、石見穿各 10g，夏枯草、龍葵各 20g，白芍 30g，紫草、乾蟾皮各 15g。水煎，每日 1 劑，分 2 次服。

11. 血竭、白芍各 10g，象皮、枯礬、青黛各 15g。上藥共研細末，裝入膠囊。每日 2 次，每次 2 粒。

12. 鮮大薊 2500g，鮮茅根 500g，鮮蘆根 500g，白糖粉 500g。大薊、茅根、蘆根洗淨切碎裝入紗布袋內，紮緊袋口，放入鍋內加水適量，在大火燒沸，轉為慢火煎 1 小時，去藥袋留汁液，再煎煮濃縮至稠黏欲乾時，停火待溫。在濃縮的藥汁內，加入白糖粉，拌勻晾乾後，壓碎裝瓶備用。每次取 20g，用開水沖飲，每日 3 次，連服 10～15 天。

13. 土茯苓 60g，金銀花 12g，威靈仙、白鮮皮各 9g，甘草 6g，蒼耳子 15g。水煎，每日 1 劑，分 2 次服。另用茶葉加食鹽適量煎汁後，供局部沖洗。

14. 土茯苓、半枝蓮、銀花、薏苡仁、甘草各 30g，蜈蚣 3 條，白殭蠶、當歸、赤芍各 10g。水煎，每日 1 劑，分 2 次服。

15. 活蟾蜍 5 隻，黃酒 500g。2 味共蒸 1 小時，去蟾蜍取酒，每日服 3 次，每次 10ml。

16. 淡竹葉 60～100g。水煎服。

17. 瞿麥、萹蓄、金銀花、車前草、馬鞭草各 30g。水煎，每日 1 劑，分 2 次服。

18. 紅粉 10g，輕粉 6g，水銀 3g，紅棗 10 枚。上藥共研細末為丸，如綠豆大，每日服 1 丸，不可超過 2 丸。

19.龍葵、白芍、土茯苓、丹參、半枝蓮、仙鶴草各30g，蛇莓、萆草、草河車、山豆根、知母、黃柏各20g，當歸、萆薢、莪朮各10g。水煎，每日1劑，分2次服。

二、治法

1. 豬秧秧煎湯外洗，不拘時量。

2. 馬錢子、附子、密陀僧各6g，枯礬、硇砂、雄黃各15g，鴉膽子、青黛各10g，輕粉3g。將藥物細末適量撒於腫瘤局部，周圍用凡士林紗條保護正常組織，每日換藥1次，連用5次。觀察局部，若腫瘤未全消盡，仍可再用。

3. 白及、象皮、紫草各15g，爐甘石15g，三仙丹5g。上藥共研細粉。取上藥粉撒佈於癌瘤消失的創面，有生肌收斂作用。

4. 五虎丹結晶1.2g，蟾酥、紅娘、斑蝥（去頭足）乾粉末各0.5g，洋金花粉末1g。撒於瘡面。

5. 水銀、響錫各60g，爐甘石150g，鉛粉90g，輕粉30g，冰片15g。上藥研粉末，撒於瘡面，每2天換藥1次。

6. 鴉膽子肉、硃砂、砒石、草烏各6g，雄黃、輕粉各9g，硼砂、枯礬各30g，麝香15g，冰片3g，三仙丹5g。上藥混合，共研細末。

先行包皮環切術，以暴露腫瘤，再將上藥粉均布在癌瘤局部，並敷以凡士林紗條，每日或隔日1次。待癌瘤枯萎脫落後，局部用鹽水紗條敷蓋，視癌瘤脫落是否徹底，酌情再次應用。

第二篇 臨床應用

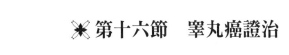

✳ 第十六節　睪丸癌證治

概述

　　睪丸癌分為原發性和繼發性兩類。後者極為罕見，原發性的睪丸腫瘤可以在睪丸本身及睪丸鞘膜發生，多屬惡性。由睪丸本身發生的腫瘤可分為生殖細胞腫瘤和非生殖細胞腫瘤。睪丸腫瘤占泌尿生殖系統腫瘤的 3%~9%，占男性惡性腫瘤的 1%~2%，所發病率為 1/10 萬~2/10 萬，是男性 20~34 歲間一種最常見的惡性腫瘤之一。

　　睪丸的生殖細胞腫瘤分為精原細胞瘤和非精原細胞瘤，其中精原細胞瘤最為常見，占睪丸生殖細胞腫瘤的 35％～40％；非精原細胞瘤包括胚胎癌、畸胎癌和絨毛膜上皮癌。除絨毛膜上皮癌外，生殖細胞腫瘤最初轉移主要是由淋巴系統，腰淋巴結是淋巴轉移的第一站，髂淋巴結是第二站。

　　睪丸腫瘤的淋巴轉移由胸導管引流到血運中，在血行轉移中最常見的是肺轉移，依次則是肝、腦、骨。絨毛膜上皮癌的特點是早期及明顯的血行轉移。

　　武當道教醫藥認為，該病主要是由於濕毒內蘊，下注腎子，致使腎子脈絡瘀滯，濕瘀毒互結，發為睪丸癌。後期則因濕毒久戀，致使肝腎虧虛，氣陰兩傷。臨床常見症狀有以下幾個特點：

　　1. 睪丸增大為最早症狀，常無自覺症狀。隱睪發生的腫瘤則難於早期發現，出現腹部腫塊時瘤體已很大。

2. 睾丸增大，實性並有沉重感為其特點，一般均呈均匀脹大。但發生在附睾頭附近的腫瘤，由於該處堅韌的白膜不完整，故可觸及腫塊而非整個睾丸脹大，易被誤診為附睾腫物。

診斷要點

1.依據臨床表現。

2.血和尿內促性腺激素的測定有助於診斷，淋巴造影可診斷淋巴轉移。

辨證論治

一、肝鬱痰凝

【主證】睾丸腫硬脹滿，或見下肢浮腫，或睾丸腫甚而皮膚破潰、出血、腥臭，煩躁易怒，脅肋胸脘脹痛或竄痛。舌體胖，舌質暗紅，苔厚膩，脈弦滑。

【治則】理氣疏肝，化痰散結。

【方藥】柴胡疏肝散合導痰湯加減：柴胡 9g、白芍 10g、當歸 15g、枳殼 12g、製南星 12g、浙貝母 30g、鬱金 10g、橘核仁 10g、夏枯草 30g、雞內金 15g、瓦楞子 30g、昆布 30g、海藻 30g、烏藥 10g、荔枝核 10g。

肝鬱化火而見口渴苔黃者加沙參 30g，麥冬 30g，生地 15g，香附 12g。

【用法】每日 1 劑，水煎服。

二、血瘀阻滯

【主證】睾丸腫塊，疼痛重墜，少腹疼痛，陰囊膚色

青紫，面色晦暗，唇色暗紅，舌質瘀斑（點），苔薄白，脈澀。

【治則】活血化瘀，軟堅散結。

【方藥】血府逐瘀湯合桂枝茯苓丸加減：當歸 15g、赤芍 15g、桃仁 10g、紅花 10g、牛膝 10g、香附 10g、丹皮 12g、桂枝 9g、茯苓 15g、炮山甲 15g、刺蝟皮 15g、昆布 30g、海藻 30g、牡蠣 30g、澤蘭 10g。

【用法】每日 1 劑，水煎服。

三、肝腎兩虛

【主證】睪丸腫塊，墜痛不適，頭暈耳鳴，失眠多夢，口苦咽乾，少腹脹痛，陽痿或遺精，身體瘦弱，舌質紅，苔薄黃（或白），脈細數。

【治則】滋補肝腎，軟堅散結。

【方藥】知柏地黃丸加減：熟地 15g、丹皮 15g、枸杞子 30g、山萸肉 10g、女貞子 15g、菟絲子 15g、黃精 30g、杜仲 15g、敗醬草 30g、鱉甲 30g、牡蠣 30g、昆布 20g、海藻 15g、丹參 30g。

【用法】每日 1 劑，水煎服。

其他療法

一、內服

1. 棉花根 60～120g。水煎，每日 1 劑。

2. 夏枯草 200g，紅糖 60g，白蜜適量。將夏枯草洗淨，切碎後裝入紗布袋，紮緊袋口，下入沙鍋內，加水適量，大火燒沸，轉用中火熬煎，每 20 分鐘取煎液 1 次，

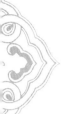

加水再煎，共取煎汁液 3 次，合併煎液，加入紅糖後攪勻。加入紅糖攪勻的煎液，用小火煎熬濃縮，加白蜜少許，至沸停火，待冷裝瓶備用。每次 1~2 湯匙，以沸水沖化飲服，每日 3 次，連服 3~4 週。

3. 生地 15g，桃仁、川芎、乳香、沒藥、白芍、川牛膝、生大黃、萹蓄、黃柏、蒼朮各 10g，半枝蓮、丹參、龍葵各 30g，血餘炭 6g，赤芍 12g。水煎，每日 1 劑，分 2 次服。

4. 菝葜、棉花根、荔枝核、八月札各 30g，延胡索 15g。水煎，每日 1 劑，分 2 次服。

5. 小茴香 15g，粳米 100g，清水適量。先煎小茴香取汁，去渣，入粳米煮為稀粥；或用小茴香 5g 研為細末，調入粥中煮食。

6. 山藥、玉竹、蓮子、百合各 20g，芡實、桂圓肉各 10g，豬排骨 300g，或整雞 1 隻，清水適量。山藥、百合等六味中藥加水適量，文火煎煮 30 分鐘，過濾，棄除藥渣，濾液中加入排骨或雞，再加適量清水，先大火後小火，煎煮 2 小時即可。或把以上中藥碾碎，用布袋紮緊，和排骨或雞一起燉煮，食用時，把布袋撿出即可。

食肉喝湯，每次 1 小碗，每天 1 次，以上物料一般可用 4 天。

7. 半枝蓮、千年老鼠屎各 30g。水煎服，每日 1 劑。

8. 荔枝核、棉花根各 30g，王不留行 15g，小茴香 9g。水煎，每日 1 劑，分 2 次服。

9. 黨參、三棱、莪朮、荔枝核各 15g，白朮、茯苓、

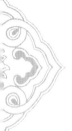

半夏、青皮、橘核各 12g，陳皮 10g，夏枯草 30g，甘草 3g。水煎，每日 1 劑，分 2 次服。

10. 薏苡仁、龍葵、半枝蓮、白花蛇舌草、黃蓍各 30g，豬苓、土茯苓、茯苓各 24g，大黃、乾蟾皮各 6g，漢防己 12g，甲珠 15g。水煎，每日 1 劑，分 2 次服。

11. 川楝子 10g，橘核 15g，土貝母 30g。水煎服，每日 1 劑。

12. 當歸、赤芍、茯苓、炮山甲，刺蝟皮各 15g，桃仁、紅花、牛膝、香附各 10g，丹皮 12g，桂枝 9g，昆布 15～30g，海藻 15～20g。水煎，每日 1 劑，分 2 次服。

13. 生黃蓍 18g，太子參、蓮肉、芡實、菟絲子各 15g，丹皮 10g，澤瀉、熟地、茯苓、淮山藥、枸杞子、製黃精、肉蓯蓉各 12g，山萸肉 9g，甘草 3g。水煎，每日 1 劑，分 2 次服。

14. 棉花根 30，桔梗 10～20g，烏藥 9g，枳殼 10g。水煎，每日 1 劑，分 2 次服。

15. 天葵子 300g，半枝蓮 300g，白蜜 500g。將天葵子、半枝蓮下入沙鍋內，加水適量，用大火燒沸，轉用中火熬煎 30 分鐘，去藥渣，留藥汁，用小火熬煎濃縮至稠，加入白蜜攪勻，待冷後裝瓶內備用。每服 15～30g，每日 2～3 次，連服 2~3 週。

16. 薏苡仁、龍葵、半枝蓮、白花蛇舌草、黃蓍各 30g，豬苓、土茯苓、茯苓各 24g，大黃、乾蟾皮各 6g，漢防己 12g，甲珠 15g。水煎，每日 1 劑，分 2 次服。

17. 麻黃 9g，桂枝 10g，白芍、杏仁、茯苓、白朮各

12g，生石膏、防己、黃耆各 24g，全瓜蔞 15g，夏枯草 3lg，甘草 3g。每日 1 劑，水煎，分 2 次服。

18. 生地、女貞子、桑寄生、虎杖、夏枯草、半枝蓮、白花蛇舌草各 30g，熟地 20g，山茱萸、小茴香各 12g，肉蓯蓉、橘核、荔枝核、莪朮各 15g，白朮 24g。每日 1 劑，水煎，分 2 次服。

19. 熟地、丹皮、女貞子、杜仲各 15g，枸杞子、黃精、敗醬草、鱉甲、牡蠣、丹參各 30g，山萸肉 10g，菟絲子 12～30g，昆布 15～20g，海藻 15～20g。每日 1 劑，水煎，分 2 次服。

20. 蟾蜍 1 隻。將其除去五臟後洗淨，清水煮爛，取煎汁。分 2 次於飯後半小時服，並以蟾蜍外敷局部腫塊處。

21. 柴胡、製南星各 9g，白芍、枳殼、廣鬱金、橘核仁、白芥子各 10g，當歸、雞內金各 15g，浙貝母、瓦楞子、夏枯草、昆布各 30g，海藻 15～30g。每日 1 劑，水煎，分 2 次服。

22. 製乳香、製沒藥、血竭、兒茶、炮山甲、浙貝母、元寸、牛黃、海蛤粉各 3g。上藥共研細末，裝膠囊貯瓶內備用。每日服 3 次，每次 5～6 個膠囊。

23. 荔枝果 5 枚，白糖適量。將荔枝果洗淨切片，放入鋁鍋內加水適量，煮沸，加入白糖拌勻，使其溶化，成為甜汁，即可飲服。

24. 茉莉花 5g，玫瑰花瓣 10g，白花蛇舌草 15g。共入大杯中沸水沖泡。每日頻飲，連飲服 3～4 週。

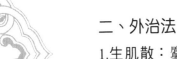

二、外治法

1.**生肌散**：麝香 3g，冰片 4.5g，全蠍 15g，生大黃 15g，甘草 24g，雄黃 24g，大海馬 30g，黃柏 30g，廣丹 30g，炮山甲 30g，薑黃 45g。上藥共研細末，取適量撒於患處，每日 1～2 次。

2.板藍根 120g，金銀花 30g，連翹 30g，皂刺 20g，黃柏 30g。水煎，頭煎內服，二煎沖洗局部，每日 1 劑。

3.**皮癌淨**：主要藥物為紅砒 10g，人指甲 15g，胎兒第一次理下的頭髮 15g（剪碎），大棗（去核）10 枚，鹼發白麵 30g。先將紅砒研細，與指甲、頭髮同放於大棗肉內，用鹼發白麵包好入木炭火中，煅燒成碳樣，研細為末，裝瓶備用，或用麻油調成 50％膏劑，外用。粉末可直接敷於腫瘤瘡面上，或用膏劑塗抹患處，每日或隔日 1 次。本藥對失去化療或放療機會以及放化療無效者仍較適宜。

✳ 第十七節　前列腺癌證治

概述

前列腺癌好發於老年男性，發病率高峰在 70～90 歲。前列腺癌在中國發病率較低，但有逐漸上升趨勢。前列腺癌常發生於前列腺的後葉，其質硬，邊緣不清，切面呈白色或灰白色，間有黃色細條和小點。開始僅為一硬塊，以後慢性侵犯周圍組織。腫瘤可經淋巴系擴散到盆腔、腹主動脈旁、縱隔淋巴結，甚至到鎖骨上淋巴結。也

可經血行轉移至骨骼，尤其是脊柱、骨盆、股骨及肋骨。

根據臨床表現，前列腺癌可分三型：

潛伏型：無臨床表現，僅在病理檢查時發現，亦可有遠處轉移。

臨床型：臨床症狀及體徵均較明確。

隱匿型：病灶雖小，便有早期廣泛轉移。發病初期多呈潛伏型，故早期診斷和早期治療均較困難。有很多前列腺癌患者至死無症狀，僅在屍檢時才發現。待臨床出現症狀時，病變多屬晚期，治療效果不佳。

武當道教醫藥認為此病有正虛和邪實兩個方面。正虛主要是肝腎虧虛，邪實主要包括濕熱、敗精、痰濁、瘀血等。臨床常見症狀有以下幾個特點：

1. 前列腺癌多數為無明顯臨床症狀，常在直腸指診、超聲檢查或前列腺增生手術標本中偶然發生。

2. 前列腺癌較大時可以引起排尿困難、尿瀦留、尿失禁、血尿。

3. 前列腺癌轉移病灶可以引起骨痛、脊髓壓迫的神經病狀、病理骨折等。

診斷要點

1. 多見於老年人，可出現前列腺增生症狀，只在體檢時發現前列腺硬結，也有出現骨轉移症狀，尚未發現尿路明顯異常者。

2. 肛門指診前列腺硬結或硬而不光滑，血 PSA 值明顯增高，有骨轉移時血中鹼性磷酸酶升高。

3. 超音波可探及前列腺腫瘤大小及包膜是否被侵犯，必要時行經直腸穿刺細胞學檢查或活檢可確診。

4. 骨掃瞄有助於瞭解骨轉移狀況。腫瘤仍限局於前列腺，盆腔淋巴結病理檢查有助於診斷分期，陽性說明有遠處轉移。

辨證論治

一、濕熱蘊積

【主證】腰痛不適，小腹脹滿，小便不利或點滴而下，或短赤灼熱，舌質紅，苔黃膩，脈滑數。

【治則】清利濕熱，軟堅通利。

【方藥】八正散加減：蘇木 10g、瞿麥 15g、車前子 30g、萹蓄 20g、滑石 15g、燈心草 12g、山梔子 15g、甘草梢 6g、白花蛇舌草 30g、敗醬草 20g、白茅根 30g、土茯苓 15g、赤芍 15g。

伴尿血者加大小薊各 30g、生側柏葉 15g。

【用法】每日 1 劑，水煎服。

二、瘀血內阻

【主證】小便點滴而下，或尿細如線，或閉塞不通，或伴尿痛，小腹脹滿疼痛，舌質紫暗，或有瘀點瘀斑，脈澀或細澀。

【治則】行瘀散結，通利下焦

【方藥】（1）膈下逐瘀湯加減：當歸尾、赤芍各 15g，桃仁、炮山甲、紅花、丹參、敗醬草各 10g，瞿麥 20g，馬鞭草、赤芍各 10g，澤瀉 15g。

【用法】每日 1 劑，水煎服。

（2）抵當丸加減：當歸尾、赤芍各 15g，穿山甲、桃仁各 10g，大黃 6g，芒硝 10g，牛膝 15g，紅花 10g。病久體虛可加黨參 15g、黃耆 30g。

【用法】每日 1 劑，水煎服。

三、腎氣虧虛

【主證】小便不通或點滴不爽，排出無力，面色蒼白，神氣怯弱，腰膝冷而疲軟無力，舌質淡，脈沉細。

【治則】溫陽益氣，補腎利尿。

【方藥】濟生腎氣丸加減：肉桂、附子（先煎）各 6g，熟地 15g，丹皮、山萸肉各 10g，牛膝、車前子各 15g，炮山甲、刺蝟皮各 10g，夏枯草 30g，王不留行 10g，龍葵 15g。

【用法】每日 1 劑，水煎服。

經驗方

1. 木通 10g，瞿麥、金錢草、萹蓄、敗醬草、白花蛇舌草、土元、白茅根、忍冬藤、土茯苓、薏苡仁、丹參各 30g，赤芍、澤蘭各 15g。水煎，每日 1 劑，分 2 次服。

2. 當歸尾、赤芍、桃仁、炮山甲、紅花各 10g，丹參 15g，敗醬草、瞿麥、馬鞭草、豬苓、薏苡仁各 30g。水煎，每日 1 劑，分 2 次服。

3. 瞿麥 60g，白茅根 50g，澤瀉 30g。水煎，每日 1 劑，分 2 次服。

4. 夏枯草、敗醬草、金錢草、王不留行、龍葵各

30g，薏苡仁 60g。水煎，每日 1 劑，分 2 次服。

5. 野葡萄根 30～60g、車前子 20g。水煎，每日 1
劑，分 2 次服。

6. 刺蝟皮、黃柏、知母、木通各 10g，赤芍、牛膝、
炮山甲各 15g，生牡蠣 30g。水煎，每日 1 劑，分 2 次
服。

7. 薏苡仁 30g，絞股藍、海金沙、豬苓、丹參、太子
參各 15g，銀花 9g，茯苓、白朮、菝葜各 12g，甘草 3g，
麥冬、沙參各 10g，西洋參 6g（另燉），白毛藤 20g。水
煎，每日 1 劑，分 2 次服。

8. 生黃蓍 18g，補骨脂、益智仁、丹皮、茯苓、枸杞
子、黃精、淮山藥各 12g，女貞子、淫羊藿、黨參各
15g，澤瀉、太子參、白朮各 10g，熟地 16g，麥冬 9g，
甘草 3g。水煎，每日 1 劑，分 2 次服。

9. 生黃蓍、穿山甲、土茯苓、白花蛇舌草各 15g，潞
黨參、仙靈脾、枸杞子、製首烏、淮牛膝、七葉一枝花、
杭白芍各 12g，肉蓯蓉、巴戟天、製大黃、知母、炙甘草
各 6g，炒黃柏 10g。水煎，每日 1 劑，分 2 次服。

10. 太子參、生黃蓍、紫河車、麥冬各 15g，沙參、
龜板各 10g，茯苓、枸杞子、炙鱉甲、製黃精、白朮各
12g，丹皮、雞內金各 9g，人參 6g（另燉）。水煎，每日
1 劑，分 2 次服。

11. 製附子 9g，肉桂 6g，熟地、炮山甲各 15g，丹
皮、仙靈脾、仙茅、雞內金、刺蝟皮各 10g，山萸肉
12g。水煎，每日 1 劑，分 2 次服。

12. 昆布、海藻、丹參、豬苓各 30g，三棱、莪朮、鬱金各 10g，當歸 15g。水煎，每日 1 劑，分 2 次服。

13. 薏苡仁 30g，綿茵陳、瞿麥、海金沙、丹參、太子參各 15g，甘草梢 6g，三棱、莪朮、炮山甲、茯苓、豬苓各 12g，赤芍、白朮各 10g，當歸尾、桃仁各 9g。水煎，每日 1 劑，分 2 次服。

14. 葡萄根、半枝蓮、土茯苓各 30g，白花蛇舌草 30～60g。水煎，每日 1 劑，分 2 次服。

15. 羊肉 250g，當歸、生薑各 10g，黃蓍 15g，清水適量。羊肉加水煮至八成熟後，把當歸、生薑、黃蓍用布袋裝好，放入鍋中，文火煎煮至羊肉爛熟即成。吃肉喝湯。

✳ 第十八節　腎癌證治

概述

腎腫瘤多為惡性，任何腎腫瘤在組織學檢查前都應疑為惡性。臨床上較常見的腎腫瘤有源自腎實質的腎癌、腎母細胞瘤以及腎盂腎盞發生的移行細胞乳頭狀腫瘤。成人惡性腫瘤中腎腫瘤僅占 1%左右，但小兒惡性腫瘤中，腎母細胞瘤竟占 20%以上，是小兒最常見的腹部腫瘤。

成人腎腫瘤中絕大部分為腎癌，腎盂癌較少，中國腎盂癌占 24%，高於國外的統計數（10%左右）。腎癌高發年齡 50～60 歲。男性與女性為 2:1。常見症狀為血尿、腫塊和疼痛，間歇無痛、肉眼血尿為常見症狀，表明腫瘤

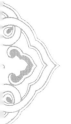

已穿入腎盞、腎盂。腫瘤較大時腹部或腰部腫塊較易發現。疼痛常為腰部鈍痛或隱痛，血塊通過輸尿管時可發生腎絞痛。

腎癌可有腎外表現如低熱，可能因腫瘤壞死、出血、毒性物質吸收所引起，現已分離出內生致熱源。腫瘤亦可引起血沉快、高血壓、紅細胞增多症、高血鈣等。同側陰囊內可發現精索靜脈曲張。消瘦、貧血、虛弱等是晚期病狀。

臨床上有 10%左右因轉移病灶病理性骨折、神經麻痺、咯血等就醫，腎癌患者就醫時約 1/4 已有腫瘤擴散。

診斷要點

1. 腎癌症狀多變，容易誤診。典型三大症狀，血尿、疼痛和腫塊都出現時已是晚期，因此其中任何一個症狀出現即應引起重視。間歇無痛肉眼血尿應想到腎癌的可能性，與泌尿系其他腫瘤的鑑別要透過膀胱鏡檢查和泌尿系造影等。如雙腎腫大、血尿、腰痛時多為囊腎，常伴有高血壓和腎功能減退，較易鑑別。

2. X光線檢查：平片可見腎外形增大、不規則，偶有點狀、絮狀或不完整的殼狀鈣化。造影可見腎盞、腎盂因受腫瘤擠壓有不規則變形、狹窄、拉長或充盈缺損。腫瘤大、破壞嚴重時，病腎在排泄性尿路造影時不顯影，可以行逆行性腎盂造影。

3. 超聲斷層、腎動脈造影、CT、MRI 等有助於早期發現腎實質內腫瘤，且有助於鑑別其他腎實質內疾病，如

腎血管平滑肌脂肪瘤和腎囊腫等。特別是超聲檢查，簡單易行可作為常規體檢，經常發現在臨床尚未出現症狀；尿路造影未出現改變的早期腫瘤，準確性接近 CT。

辨證論治

一、濕熱蘊腎

【主證】腰痛不適，小便脹痛，小便不利，點滴不下或短赤灼熱，舌紅大，苔黃膩，脈滑數。

【治則】清熱利濕，解毒抗癌。

【方藥】木通 10g、車前子 15g、滑石 15g、甘草梢 6g、梔子 10g、白花蛇舌草 30g、薏苡仁 30g、黃蓍 20g、燈心草 6g、赤芍 15g、草河車 10g。

【用法】每日 1 劑，水煎服。尿血明顯加白茅根 30g、仙鶴草 30g、三七粉 10g（沖服）。

二、瘀血內阻

【主證】腰痛不適，小便點滴而下，或尿細如線，或閉塞不通伴尿痛，小腹脹滿疼痛，舌質紫暗或有瘀點、瘀斑，脈澀或細澀。

【治則】行瘀散結，通利下焦。

【方藥】當歸尾、桃仁、紅花各 10g，赤芍 15g、丹參 30g、川芎、元胡、香附、炒枳殼各 10g，滑石 20g，車前子 10g，白花蛇舌草 30g。

【用法】每日 1 劑，水煎服。腰痛劇者加土元 10g、乳香 10g、杜仲 20g。

三、脾腎兩虛

【主證】腰腿痠痛，小便不通或點滴不爽，排出無力，面色蒼白，神氣怯弱，腰膝冷而乏力，舌質淡，脈沉細。

【治則】溫陽益氣，補腎健脾。

【方藥 1】黨參 20g、炒白朮 15g、炙黃蓍 30g、補骨脂 10g、菟絲子 10g、枸杞 20g、山萸肉 15g、茯苓 15g、炙甘草 10g。

【用法】每日 1 劑，水煎服。

【方藥 2】黃蓍 30g，白朮、鱉甲、菟絲子、女貞子、赤芍各 15g，鹿角霜 20g，三棱、莪朮各 10g，蜈蚣 2條，全蠍 10g，大黃 6g。

【用法】每日 1 劑，水煎服。

經驗方

1. 刀豆子 30~60g，薏苡仁、赤小豆、黑豆各 60g。水煎，分 2 次服下，每日 1 劑。

2. 淨乳鴿 1 隻，黨參、黃蓍各 40g，淮山藥、炒白扁豆各 60g，核桃仁 15g，大棗 10 枚。乳鴿去內臟、腳爪，洗淨，加入上述 6 味藥，放入沙鍋內，加入蔥、薑、黃酒、鹽各適量，再加清水適量，蓋好鍋蓋。沙鍋先用武火燒沸，轉用文火燉熬至熟透爛，即可食用。

3. 黃藥子 9g，半邊蓮、白茅根、薏苡仁各 15g，野葡萄根 30g。水煎，分 2 次服下，每日 1 劑。

4. 白朮、黃精、豬苓、淮牛膝各 30g，山楂 15～

30g。水煎，每日 1 劑，分 2 次服。

5. 黃蓍、太子參各 30g，茯苓、當歸、赤芍、白芍、乾蟾、殭蠶各 10g，豬苓、生地、女貞子各 20g，半枝蓮 60g。水煎，每日 1 劑，分 2 次服。

6. 仙鶴草、山漿石各 60g，焦杜仲、補骨脂、生地黃、白茅根、焦地榆、山慈姑各 30g，知母、黃柏各 10g，乾荷葉 15g。水煎，分 2 次服下，每日 1 劑。

7. 肉桂、三七粉（吞服）各 6g，附片（先煎）、茯苓、淫羊藿、丹參、半枝蓮、白花蛇舌草各 30g，熟地、山萸肉各 15g，人參 10g（嚼服）。以上藥物，水煎，分 2 次服下，每日 1 劑。

8. 麥冬、沙參、石斛、枸杞子、黃精各 12g，天冬、太子參、女貞子、絞股藍、豬苓各 15g，知母、白朮、赤芍各 10g，大、小薊各 30g，仙鶴草、白毛藤各 20g，西洋參 6g（另燉）。水煎，分 2 次服，每日 1 劑。

9. 白毛藤、蛇莓、龍葵各 20g，白茅根、豬苓、滑石各 15g，仙鶴草、萹蓄、薏苡仁各 18g，茯苓 12g，甘草梢 6g，白朮 10g。水煎，分 2 次服，每日 1 劑。

10. 薏苡仁、半枝蓮各 30g，海金沙、白茅根、茯苓、瞿麥各 15g，血見愁 25g，半邊蓮、大小薊各 20g，白朮 12g，淮山藥、黨參、黃芩各 10g，甘草 3g。水煎，分 2 次服，每日 1 劑。

11. 當歸、赤芍、五靈脂、蒲黃、莪朮、敗醬草、元胡各 15g，川芎、紅花、柴胡、牛膝、三棱、鬱金、香附、桔梗各 9g，甘草 6g，生地 24g，桃仁 12g，大棗 3

枚。水煎，分 2 次服下，每日 1 劑。

12.生地黃、白朮各 12g，小薊、滑石、太子參各 15g，蒲黃、木通、竹葉、炒山梔、豬苓各 10g，藕節 30g，當歸、金銀花各 9g，生甘草 3g。水煎，分 2 次服下，每日 1 劑。

13. 當歸 20g，黃蓍 40g，嫩母雞 1 隻（約 1500g），蔥、薑、料酒、鹽各適量。將母雞宰殺後，去毛及內臟，洗淨，斬去腳爪，將當歸、黨參、蔥、薑、料酒、鹽放入雞腹腔內。將雞放入沙鍋，加清湯適量，用武火燒沸後，轉用文火燉熬熟透即可食用。

14. 西洋參、絞股藍各 2g，何首烏 6g。西洋參、何首烏均切成薄片，同絞股藍一同放入茶杯中，將沸水沖入杯內，稍燜，當茶頻飲，每日 1～2 次。

15. 大黃、赤芍各 12g，水蛭 3g，莪朮、甲珠各 15g，土鱉蟲 6g，生地、黃蓍各 30g，紅參（嚼服）10g。疼痛劇烈加玄胡、鬱金、乳香、沒藥。出血多加炒蒲黃、阿膠、三七粉。水煎，分 2 次服下，每日 1 劑。

16. 小薊 30～60g，瞿麥、菝葜、石見穿、白花蛇舌草、荔枝果、牛膝、川斷各 30g，赤芍、炮山甲各 15g，補骨脂 10g。水煎，分 2 次服，每日 1 劑。

17. 黃蓍、栗子各 30g，枸杞子 15g，母雞 1 隻（約重 1500g），蔥、薑、料酒、食鹽各適量。將母雞宰殺後，去毛、內臟、爪，洗淨，將藥及料酒、食鹽均放入雞腹腔內，雞放入沙鍋內，加清水適量，用武火燒沸，轉用文火燉熬熟爛即可食用。

18.牡蠣 15g，穿山甲 12g，全蠍 6g，木香 4.5g，五靈脂、桃仁、杏仁各 9g，鱉甲煎丸 12g（吞）。頭暈耳鳴加首烏、潼蒺藜、白蒺藜、菊花；腹部腫塊脹痛加丹參、紅花、川楝子、大腹皮。水煎，每日 1 劑，分 2 次服。

19. 枸杞子、淮山藥、熟地各 30g，女貞子、桑葚子各 15g，甲魚 1 隻（500～1000g），雞精湯 1000g，鹽、料酒、蔥、薑、花椒各適量。將甲魚宰殺，去頭及內臟洗淨後放入沸水中燙 3～5 分鐘，刮去裙邊上黑膜，除腥味，剁去爪和尾，去掉背板、腹殼，切塊備用。淮山藥洗淨切塊。甲魚肉放入蒸盆中，加入枸杞子、淮山藥塊、熟地、女貞子、桑葚子、鹽、料酒、花椒、薑、蔥、雞精湯。上蒸籠蒸約 1 小時後取出去藥渣和蔥薑，趁熱食用。

20. 白茅根、仙鶴草各 60g，生地黃、薏苡仁、半枝蓮、小薊、瓦楞子、半邊蓮各 30g，黃藥子 20g，豬苓 50g，全蠍、露蜂房、山豆根各 10g。水煎，分 2 次服。

21. 生地、山藥、茯苓、桑寄生、鱉甲、半枝蓮、白花蛇舌草各 30g，山萸肉 15g，三七粉 6g，阿膠 12g。水煎，每日 1 劑，分 2 次服。

22. 莪朮、三棱、五靈脂、生蒲黃、三七、露蜂房、全蠍各 10g，大薊、小薊、鬱金各 20g，元胡、白芍各 15g，豬苓、薏苡仁、龍葵各 30g。水煎，每日 1 劑，分 2 次服。

23. 太子參、熟地、黃蓍、半枝蓮各 15g，白朮、茯苓、麥冬、豬苓各 12g，甘草 3g，枸杞子、海金沙、瞿麥各 10g，仙鶴草 18g，大、小薊各 30g。水煎，分 2 次服

下，每日 1 劑。

24. 車前草 30g，元胡荽 25g，旱蓮草 15g，白糖適量。將車前草、元胡荽、旱蓮草研成粉末，煎成茶水，加白糖適量調味，代茶頻飲。

25. 生地、熟地各 6g，山藥、山茱萸各 12g，牡丹皮、茯苓、澤瀉、骨碎補、女貞子、淮牛膝、萹蓄、阿膠各 10g，桂枝 7g，豬苓、龍葵、白英各 15g，黃蓍、枸杞子各 30g。水煎，每日 1 劑，分 2 次服。

26. 羊肉 500g，當歸、黃蓍、黨參、茯苓各 25g，蔥白 30g，生薑 15g，胡椒 6g，料酒 20g，鹽 3g。當歸、黃蓍、黨參、茯苓裝入砂布袋紮緊口，羊肉剔去筋膜，洗淨後放入沸水鍋內汆去血水，撈出後再用涼水漂洗乾淨，切成丁。胡椒拍碎，蔥白洗淨切成段，薑洗淨拍碎。將羊肉丁、紗布藥袋放入沙鍋內，加入清水、蔥、薑、料酒、鹽，用武火燒沸後，撇去浮沫，轉用文火煨 2～3 小時，至肉酥爛，撈出藥袋、蔥、薑，下入胡椒粉調好口味，經常食用。

27. 山茱肉 50g，枸杞子、茯苓各 100g，鴨 1 隻（約 1000g），薑、蔥、料酒、鹽、味精各適量。鴨子去毛，在鴨的背尾部橫著開口，去內臟，割去肛門，放入沸水鍋內煮盡血水，撈出，斬去鴨嘴，將鴨翅扭翻在背上盤好。將山茱肉、枸杞子、茯苓、薑、蔥、料酒、鹽裝入鴨腹腔內。鴨放入砂鍋內，加清湯適量，用武火燒沸，轉用文火燉熬至熟爛即可。經常食用。

✳ 第十九節　子癰證治

概述

　　子癰有急性與慢性之分，相當於現代醫學的「附睾炎」。急性一般起病急驟，症狀重，病人陰囊內腫痛，極為痛苦，並伴有全身寒戰，發熱症狀。陰囊腫痛可放射至腹股溝，甚至上達腰部，局部迅速腫大，疼痛劇烈，患者難以忍受。慢性子癰多有急性子癰病史，或有其他男性疾病而遺留。除急性發作外，一般無特異症狀。有時自覺局部不適，隱痛、下墜。患者多是發現自己陰囊內有腫塊而就診。多見患側陰囊腫大，皮膚紅腫。附睾腫大變硬，有明顯壓痛。早期與睾丸界線清楚，但數小時後即融成一硬塊，精索變粗有壓痛。若膿腫形成，陰囊皮膚光亮而軟，可自行穿破，有時尿道可見有膿性分泌物，伴尿頻尿急，尿不盡等症狀。

　　武當道教醫藥認為，患此病有如下原因：

　　① 濕熱下注，外感濕熱火毒，或過食肥甘辛辣，滋生濕熱，或應用不潔尿道器械，血瘀絡傷加濕熱侵襲，或憋尿忍精不洩，濁濕瘀精鬱而生熱，這些病因都導致濕熱內蘊，下注厥陰之絡，血壅氣滯，結而為癰。肝腎與膀胱同屬下焦，若膀胱濕熱蘊久不解，即可涉及厥陰之絡，導致肝絡濕熱蘊結，血壅氣滯，結而為癰。若濕熱蘊結不散，化火生毒，火毒深蘊，則氣血更為壅滯，腐肉敗血化而為膿。

② 氣鬱阻絡，痰瘀互結，情志鬱結，肝氣不舒，氣鬱血滯，與痰互交，結而為腫，或原為濕熱火毒之病，熱毒雖去，而濕聚為痰，寒凝痰聚，發為本病。

③ 跌打損傷，復染邪毒，前陰者，宗筋之所聚，氣血盈盛，一旦遭受外傷、手術等，絡傷血瘀，染毒化熱而釀膿，成為此病。

辨證論治

一、濕熱蘊結

【主證】見於急性期初起。陰囊部突作腫痛，並迅速腫大，疼痛加劇，牽及少腹。查陰囊皮膚紅熱，觸之附睪腫硬，痛甚拒按，甚或睪丸亦腫痛。精索粗硬，觸痛明顯。可伴見惡寒發熱，發痛肢楚，口渴欲飲，噁心納呆，小便短赤或頻澀熱痛，苔黃膩，脈滑數。

【治則】清利濕熱，活血消腫。

【方藥】柴胡 10g、黃芩 10g、龍膽草 6g、赤芍 12g、澤瀉 10g、連翹 15g、土茯苓 30g、製乳香 15g、萆薢 10g、夏枯草 15g、殭蠶 10g、生甘草 10g。

陰囊腫脹及水腫明顯，加豬茯苓、車前子（包）；發熱口渴，加半枝蓮、銀花、花粉；小便短赤、刺痛，加石葦、琥珀粉、蚤休。

【用法】水煎服，每日 1 劑。

二、火毒壅盛

【主證】見於急性期、成膿期。症見高熱不退，陰囊腫而不減，劇痛難忍。查附睪腫硬，與皮膚粘連，陰囊光

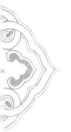

亮，出現波動感，舌紅苔黃膩，脈數或洪數。

【治則】瀉火解毒，活血透膿。

【方藥】柴胡 10g、黃芩 10g、黃柏 10g、銀花 30g、白花蛇舌草 30g、連翹 12g、土茯苓 15g、龍膽草 10g、白芷 10g、皂刺 10g、穿山甲 6g、半枝蓮 30g。

外傷所致者加桃仁、赤芍、蘇木、紅花。

【用法】水煎服，每日 1 劑。

三、氣鬱絡阻

【主證】緩慢起病，或急性期後附睪硬結不消，微痛或墜脹，輸精管可增粗，壓痛輕微或無壓痛，舌暗苔白，脈滑或弦。

【治則】行氣散結，化痰散瘀。

【方藥】柴胡 10g、川楝子 10g、夏枯草 15g、桃仁 10g、貝母 10g、厚朴 10g、元胡 10g、殭蠶 10g、莪朮 15g、穿山甲 6g、橘核 12g、荔枝核 12g、炙甘草 6g。

局部墜脹加升麻、黃耆，隱痛加小茴香、烏藥。

【用法】水煎服，每日 1 劑。

四、陽虛寒凝，痰濕結緊

【主證】附睪硬結日久不散，酸脹或隱痛，陰囊發涼，腰痠腿軟，舌淡苔白，脈濡緩。

【治則】溫陽散寒，化痰散結。

【方藥】麻黃 3g、熟地 30g、鹿角膠（烊化）10g、膽南星 10g、白芥子 10g、炮薑 10g、肉桂 6g、夏枯草 12g、殭蠶 10g、川楝子 10g、當歸 10g、橘核 15g、生甘草 10g。

其他療法

一、外用藥療法

1.急性期用金黃散外敷，或用綠豆衣、鮮蒲公英、鮮馬齒莧搗泥，以薑汁調和外敷。

2.膿潰後或切開引流後，氣血未傷，膿出稠厚者，用凡士林紗條引流，常自收口癒合。若腐肉難去，可用少量九一丹，但不可摻在正常組織上，以防損傷附睪睪丸組織。

3.慢性期可用吳茱萸 10g、芒硝 30g、赤芍 30g、紅藤 30g，煎湯外洗，日 1~2 次。也可用沖和膏外敷。

二、單驗方療法

1.**火毒濕熱型**：治宜清火解毒，利濕消腫。方用龍膽草 10g、黃柏 10g、澤瀉 10g、豬苓 10g、連翹 10g、野菊花 10g、銀花 15g、元胡 10g、川楝子 10g、陳皮 8g。水煎服。火毒盛者，加黃芩、梔子；陰囊水腫明顯加車前子、川萆薢；已成膿時加白芷、甘草；因外傷所致者加雞血藤、桃仁、紅花。

2.**結腫瘀阻型**：治宜散結消腫，活血益腎。藥用小茴香 10g、橘核 10g、荔枝核 10g、川貝母 10g、當歸尾 10g、赤芍 10g、生熟地 10g、枸杞子 15g、陳皮 10g。水煎服。硬結難消者加白芥子、穿山甲；有繼發水疝者加澤瀉、豬苓；腰痠痛楚，陰囊寒冷者，加仙茅、製附片等。

3.老茄子 1 個，焙乾研末，每次服 6g，每日 2 次，以米湯沖服，或用海藻 30g，炒橘核 12g，炒小茴香 10g，

水煎服，每日 1 劑。用於慢性子癰。

三、手術療法

初期附睪腫脹，張力很大時，可做附睪切開減壓術，膿腫形成時應切開引流，以減少睪丸受侵或因血循環受壓而壞死的可能。

護理預防

急性期應絕對臥床休息，抬高陰囊；如疼痛劇烈，可用精索封閉，冰袋置於其上；多飲水，宜食清淡易消化食物，忌辛辣厚味。

✳ 第二十節　陰莖結核證治

概述

陰莖結核類似於現代醫學中的「陰莖纖維性海綿體炎」。臨床多見於 40~60 歲的中年人，青少年偶見。病變初期生長較快，以後漸慢而自限。

常因陰莖背側無痛性結節或勃起時疼痛或變曲變形而就診。嚴重者影響正常的性生活，斑塊遠端陰莖勃起不堅，直至陽痿。一般不影響排尿。

查體發現，於陰莖背側有無痛結節硬塊，一般呈條索狀，位於皮下，大小不等，無壓痛，單個或多個，邊界清楚，質如軟骨。陰莖 X 光線攝片偶見有鈣化影。

武當道教醫藥認為，肝主筋，足厥陰肝經繞陰器。若情志不遂，憂鬱惱怒，則肝鬱氣滯，日久痰氣互結，聚於

前陰，引發本病；或因飲食不節，勞倦內傷，脾胃虛弱，無以運化，濁痰內生，下注宗筋，結而為病；或因勞倦過度，久病體虛，房事不節，耗損腎精，經脈空虛，痰濕流注，發為本病；或因跌打損傷、手術外傷，或性交手淫過頻致傷，均可使用脈絡瘀阻，結於陰莖而成。

辨證論治

一、肝鬱痰結

【主證】陰莖背側痰核，單個或多個，大小不等，按之如軟骨，侷限邊清，勃起時疼痛，陰莖彎曲，苔白，脈弦，常無其他兼症。

【治則】疏肝理氣，化痰散結。

【方藥】柴胡 10g、枳殼 10g、赤白芍各 12g、香附 10g、白芥子 10g、白芷 6g、夏枯草 15g、川楝子 10g、鱉甲（先下）30g、莪朮 15g、澤蘭 10g、炙甘草 6g。

硬結日久、堅硬不消者，加王不留行、水紅花子、橘核，硬結疼痛加穿山甲、元胡。

【用法】水煎服，每日 1 劑。

二、脾虛痰生

【主證】陰莖背側痰核，勃起時疼痛、彎曲，伴體胖納呆，口中發黏，睏倦乏力，或見便溏，舌淡苔膩，脈滑或弦。

【治則】健脾除濕，化痰散結。

【方藥】陳皮 10g、製半夏 10g、茯苓 12g、川黃連 3g、炒殭蠶 6g、生薏苡仁 15g、白朮 12g、桂枝 6g、丹

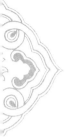

參 15g、赤芍 12g、橘核 12g、炙甘草 6g。

堅硬不消加穿山甲、王不留行，排尿不暢加澤瀉、川牛膝。

【用法】水煎服，每日 1 劑。

三、腎虛痰注

【主證】陰莖痰核，不紅不熱，或伴發涼，硬結日久不消伴見腰腿軟，倦怠乏力，甚至陽痿、早洩、滑精，舌淡苔膩，脈沉滑或沉弦。

【治則】溫腎益精，化痰通絡。

【方藥】鹿角膠（烊化）10g、熟地 30g、山萸肉 15g、元參 15g、肉桂 6g、白芥子 10g、炮薑 10g、夏枯草 12g、皂刺 10g、桃仁 10g、炙甘草 6g、麻黃 3g。

陽痿、早洩、滑精加川斷、狗脊、露蜂房、菟絲子，腰脊痠痛加寄生、川牛膝。

四、瘀傷絡阻

【主治】有陰莖多次輕度外傷史，或久病硬結不散，陰莖背側痰核堅硬不消，或伴隱隱刺痛，或有痛性勃起，暗或有瘀點瘀斑，脈細澀。

【治則】活血通絡，化痰散結。

【方藥】生地 15g、當歸 12g、赤芍 10g、膽南星 10g、貝母 10g、川芎 6g、桃仁 12g、紅花 6g、枳殼 10g、柴胡 6g、川牛膝 15g、莪朮 12g、路路通 10g、橘核 10g。

【用法】水煎服，每日 1 劑。

經驗方

1. 當歸 15g、丹皮 10g、赤芍 10g、地鱉蟲 10g、穿山甲 10g、檳榔 10g、忍冬藤 30g、夜交藤 15g、絡石藤 15g、苡仁 30g、伸筋草 10g、澤瀉 10g、土茯苓 10g。水煎服，另加服參 7 片，每日 8 片。

2. 紫丹參 12g、黑玄參 12g、白芥子 10g、全當歸 10g、淮山藥 10g、絲瓜絡 10g、廣橘核 10g、生熟地各 10g、蓬莪朮 10g、上肉桂 6g、忍冬藤 30g、雞血藤 20g。伴陽痿加金狗脊、仙靈脾，疼痛明顯加元胡、川楝子，硬結日久不消加三棱、夏枯草、水紅花子。

護理預防

1. 一旦確診後，應明確告訴患者該病為良性，不會惡變。有效的治療可使硬結縮小變軟或消失，從而從客觀上消除病人的顧慮。

2. 避免外傷，性生活不宜過頻。

✴第二十一節　子系筋瘤證治

概述

子系筋瘤相當於現代醫學的「精索靜脈曲張」。多見於青壯年男性，在人群中發病率為 10%~15%。本病大多數無自覺症狀，僅在檢查時發現。20%~30%因陰囊墜脹和疼痛而就診，還有的以神經衰弱和性功能障礙等就診。

陰囊墜脹不適，患側睾丸部隱痛，少數病人腹股溝區、下腹部、會陰部、腰部亦有墜脹牽拉性隱痛。

上述症狀輕者在性行為後、久站、長途行走時出現，平臥休息後緩解，重者持續性疼痛，且可有局部癢灼感。靜脈曲張程度與症狀可不一致。

局部檢查：站立時可見病側陰囊皮膚鬆弛下垂，睾丸位置低於對側，擴張迂曲的淺藍色靜脈叢顯露，嚴重病人陰囊皮膚和大腿內側淺靜脈也有擴張。觸之精索較對側粗大，呈軟體蟲樣曲張的靜脈團，按壓或托起可縮小，平臥時消失。睾丸變小變軟，壓之敏感疼痛。平臥位不消失者，要警惕後腹膜病變引起的繼發性精索靜脈曲張。臨床上將其分為三度。

輕度：觸診不明顯，病人屏氣增加腹壓時方可摸到；

中度：觸診即可摸到，但外觀正常；

重度：觸診及視診均可清晰見曲張的靜脈和靜脈團。

現在可藉助現代醫學儀器，如多普勒、紅外線、超音波等幫助確診。

武當道教醫藥認為，本病的發生有如下諸因：先天不足、腎氣不足、肝血虧虛、絡脈失養，以致氣血運行不暢，瘀血凝滯而成。

辨證論治

一、血虛肝鬱，腎陰虧損

【主證】陰囊墜脹不適，時有隱痛，局部青筋顯露，狀若蚯蚓，久立久行加重，平臥休息減輕，伴頭暈目眩，

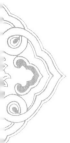

精神抑鬱，心煩易怒，失眠多夢，遺精滑洩，口乾舌燥，脈細尺弱。

【治則】益陰養血，柔肝通絡。

【方藥】生熟地各 15g、山萸肉 15g、山藥 12g、川楝子 10g、當歸 10g、白芍 10g、菟絲子 15g、枸杞子 15g、鹿角膠（烊化）10g、龜板 20g、川牛膝 10g、炙甘草 6g。

腰膝痠軟，加川斷、杜仲；陰囊墜脹，加柴胡、黃菁；抽痛牽及少腹，加元胡、烏藥；陰囊腫物顯而易見，加橘核、莪朮、生牡蠣、地鱉蟲。

【用法】水煎服，每日 1 劑。

二、脾腎陽虛，腎氣不充

【主證】陰囊墜脹或隱痛，牽及小腹、會陰，局部青筋暴露，狀若蚯蚓，久立久行加重，平臥休息後減輕，伴神疲體倦，頭暈乏力，腰膝痠痛，陽痿早洩，畏寒肢冷，脈沉弱。

【治則】溫陽益氣，養血通絡。

【方藥】仙靈脾 6g、巴戟天 10g、當歸 10g、熟地 15g、鹿角霜 6g、山萸肉 15g、菟絲子 10g、黃菁 20g、桂枝 6g、王不留行 10g、枸杞子 15g、丹參 15g。

陰囊墜脹加升麻、柴胡；抽痛明顯加烏藥、元胡；陰囊腫物顯而易見加橘核、生牡蠣、地鱉蟲；腰膝痠痛加川斷、牛膝；陽痿早洩加肉蓯蓉、蜈蚣；畏寒肢冷加附片，或桂枝改為肉桂；四肢乏力，納呆食少，加黨參、白朮、薏苡仁。

【用法】水煎服，每日 1 劑。

三、血瘀絡阻，痰瘀互結

【主證】陰囊墜脹隱痛持久不減，牽及少腹、會陰，陰囊發癢，局部灼熱，陰囊腫物漸大，青筋暴露，甚至疼痛突然加重，陰囊急遽腫大，伴發熱、嘔惡（併發曲張靜脈破裂），舌暗苔膩，脈弦或澀。

【治則】活血通絡，化痰散結。

【方藥】生蒲黃（包）10g、五靈脂（包）10g、紅花6g、桃仁12g、川芎6g、赤芍12g、當歸10g、川牛膝15g、元胡10g、生牡蠣（先煎）30g、橘核15g、川貝母12g。

陰囊腫物明顯，加莪朮、地鱉蟲；若突發腫脹熱痛、嘔惡發熱等，為濕熱蘊阻，氣血凝滯之證，當選用蒼朮、黃柏、紅花、蘇木、苡仁、車前子、川牛膝、萆薢、川楝子、赤芍、丹皮、柴胡等以清利濕熱，活血通絡，消腫止痛。待濕熱去後，繼用活血通絡、化痰散結之品。

【用法】水煎服，每日1劑。

經驗方

1. 黃耆50g，枸杞子20g、當歸20g、赤芍10g、車前子（包）10g、路路通10g、川芎10g、紅花8g、桃仁6g、地龍5g。腰痛加川斷、巴戟天；陰囊寒冷加肉桂、小茴香；陰囊發熱加黃柏、木通。服3個月。用於治療精索靜脈曲張繼發精液異常者。

2. 黃耆30g、路路通20g、仙茅18g、皂刺12g、烏藥12g、炮山甲10g、九香蟲10g、蜈蚣2條。

【用法】水煎服，每日 1 劑。用於脾腎兩虛、氣血瘀滯之精索靜脈曲張。

護理預防

1. 勿食辛辣刺激性食物，保持大便通暢。

2. 不宜進行劇烈運動及參加重體力勞動，防止腹壓增高。

3. 性生活不宜過頻。如為繼發性精索靜脈曲張，應積極尋找原發病灶並予積極治療。

第二十二節　脫囊證治

脫囊是一種急性危險性病症，現代醫學稱為「特發性陰囊壞疽」。它起病急驟，陰囊劇痛難忍，常在睡眠中痛醒，陰囊皮膚紅腫發亮，並迅速增大，觸之有捻發音。1~2 天後陰囊潮濕，並迅速變為紫黑色及發生壞死、潰爛、溢流污臭血水或稀薄穢濁膿液，最後腐肉脫落，嚴重者壞死可累及皮膚全層，亦可深達鞘膜，使睪丸和精索裸露。伴全身中毒症狀。

武當道教醫藥認為，原有下焦濕熱，如肝經濕熱，膀胱濕熱等，未能及時得以控制，濕熱久蘊，遂化火生毒，下注並蘊積陰囊，發為本病。平素前陰不潔，少洗澡或常臥濕地，或陰囊受傷，遂感受濕毒，化火生熱，蘊積陰囊而成本病。

另外，年老體弱，營養不良，或素體陰虛，邪毒乘虛侵襲，化熱生火，蘊積陰囊，發為本病。

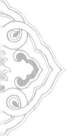

辨證論治

一、濕熱壅盛

【主證】陰囊突發劇痛，迅速腫大，焮紅光亮，伴高熱寒戰，噁心嘔吐，口渴不欲飲，小便短赤，舌紅苔黃或黃膩，脈滑數。

【治則】清熱利濕，解毒消腫。

【方藥】龍膽草 12g、黃芩 15g、黃連 6g、黃柏 12g，梔子 12g、鮮生地 30g、丹皮 12g、赤芍 12g、澤瀉 12g、木通 6g、土茯苓 30g、萆薢 15g。

【用法】水煎服，每日 1 劑。

二、火毒熾盛

【主證】陰囊皮膚濕爛，紫黑壞死，溢流污臭血水或稀薄穢濁膿液，腐肉脫落，睪丸外露，伴高熱煩渴，心煩不寐，噁心嘔吐，大便乾結，小便黃赤，甚或神昏譫語，舌紅絳，苔黃濁而厚，或乾起芒刺，脈洪數。

【治則】瀉火祛濕，涼血解毒。

【方藥】黃連 12g、黃芩 15g、梔子 10g、連翹 15g、龍膽草 12g、銀花 20g、鮮生地 30g、廣牛角 30g、生石膏（先下）30g、知母 15g、元參 15g、丹皮 12g、赤芍 12g、桔梗 6g。

若內陷臟腑，按陷證處理。

【用法】水煎服，每日 1 劑。

三、氣陰兩傷，餘毒未盡

【主證】全身熱退，陰囊腐爛停止，瘡面腐面大部已

脫，肉色淡紅，有少量稀薄膿液，伴神疲乏力，面色蒼白，口乾唇燥，納呆便秘，腰膝痠軟，舌紅或淡紅，苔薄或苔少，脈細數無力。

【治則】益氣養陰，清解餘毒。

【方藥】生黃蓍 30g、白朮 10g、茯苓 12g、澤瀉 10g、當歸 10g、白芍 10g、生地 20g、知母 12g、銀花 15g、白芷 10g、陳皮 12g、地骨皮 10g。

若腐盡新生，則不必服藥，因陰囊皮膚修復能力強，可收口自癒。

明‧萬全治療脫囊秘方

【方藥】澤瀉、川芎、赤芍、蘇葉、甘草、麥冬、香附、白朮、茯苓、青皮、防風、羌活。

因地、因時、因人取藥物常用量。

【用法】水煎取汁，空心服，每日 1 劑。

手術療法

本病一旦確診，即應及早請西醫作廣泛多處切開引流，包括周圍水腫或皮下氣種區。翦除壞死組織，敞開傷口，用 3%雙氧水或 1/1500 高錳酸鉀液反覆沖洗和持續濕敷。在壞疽出現前可用高壓氧療法。

護理預防

1.臥床休息，多飲水，宜清淡。

2.抬高陰囊。

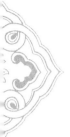

3. 不宜外用油膏，因其能阻止熱和水分的蒸發，反而加速組織腐爛壞死。

4. 注意局部衛生，經常清洗會陰部，是預防本病的有效方法。

5. 勿久坐濕地，避免陰囊外傷。

✳ 第二十三節　尿石症證治

概述

尿石之形成乃腎虛膀胱濕熱所致。腎虛則氣化不利，若此時感受濕熱之邪或因過食肥甘辛辣而滋生濕熱，則濕熱易於蘊結下焦，煎熬日久而結成砂石。濕熱與結石阻滯氣機，氣滯血瘀，則見疼痛、血尿、排尿障礙；濕熱蘊結膀胱，則見小便淋瀝澀痛；氣虛不化，痰瘀互結，則出現腰腹癥塊。

臨床常見以下幾種情況：

1. 本病多見於壯年男性，20~50 歲占 90%。30 歲後，男性尿石發生 2～3 倍於女性。

2. 上尿路結石好發於青壯年，多數與營養過剩有關，結石復發率高，臨床以腰腹疼痛和血尿相繼出現為主要特點；下尿路結石部分由上尿路而來，部分原發於膀胱尿道內，後者多見於 10 歲以下兒童和 50 歲以上老人，多與營養不良和下尿路梗阻有關，復發率低，臨床以尿痛、排尿障礙及終末血尿為主要特點。

3. 部分病人有排出砂石史，有少數病人因反覆泌尿系

感染、急性尿閉、腰部囊性腫物（腎積水）或體檢發現而就診。

4. 實驗室檢查：

常規進行尿液檢查及血生化檢查，包括尿常規、尿培養、晨尿 pH 值、尿結晶；血鈣、磷、尿酸；血肌酐、肌酐清除率、尿素氮。如有結石排出，注意收集做結石分析。進一步應檢查 24 小時尿鈣、磷、尿酸、草酸、胱氨酸、枸櫞酸。必要時進行尿脫落細胞學檢查，以期發現有無合併鱗癌。

5. 影像學檢查：

腹平片可觀察結石的大小、部位、數量、外形及透光程度，瞭解骨骼有無改變。必要時加拍側位片及斷層平片。靜脈尿路造影可瞭解結石與尿路的關係，除外尿路外鈣化，瞭解梗阻情況及腎功能，瞭解成石與尿路的關係，除外尿路外鈣化，瞭解梗阻情況及腎功能，瞭解成石的局部因素。

超音波可發現陰性結石，鑑別陰性結石與腫瘤、血塊，瞭解有無腎積水及腎實質厚度，有無合併腫瘤。動態核素掃瞄或攝像可顯示梗阻部位、程度及腎功能受損程度，腎圖可提示有無梗阻。膀胱鏡可直接觀察膀胱結石、輸尿管口結石，觀察有無其他膀胱病變如前列腺增生症、異物、炎症、腫瘤、憩室等。若靜脈腎盂造影顯影不佳，疑有陰性結石或對靜脈注射碘過敏者，可選用逆行插管拍片及造影。CT 檢查不作為首選，必要時（如懷疑腫瘤或陰性結石）作為超音波的補充。

辨證論治

一、氣滯血瘀

【主證】腰部隱痛、鈍痛，脈正常或弦緊，舌質正常，或溺時小便突然中斷，疼痛劇烈，上連腰腹，砂石排出後疼痛即緩解；或腰、側腹部疼痛如掣如絞，痛引少腹，頻頻發作，痛時面色蒼白，冷汗、嘔惡，伴尿血或尿色黃赤，舌質暗紅或有瘀斑，脈弦緊或緩澀。

【治則】行氣活血，通淋排石。

【方藥】石葦 10g、瞿麥 10g、冬葵子 10g、車前子（包）10g、滑石 15g、丹參 15g、炮山甲 10g、莪朮 15g、川楝子 10g、金錢草 30g、雞內金 6g。

絞痛難忍加琥珀粉（沖）2g，製乳香、製沒藥各 15g，尿血加白茅根 30g，小薊 15g。

二、濕熱下注

【主證】惡寒發熱，腰痛，少腹急滿，小便頻數短赤，溺時澀痛難忍，淋瀝不爽，舌苔黃膩，脈弦滑或滑數。

【治則】清利濕熱，通淋排石。

【方藥】木通 6g、車前子（包）10g、瞿麥 10g、生大黃 6g、烏藥 6g、琥珀粉（沖）2g、滑石 15g、莪朮 15g、金錢草 30g、生甘草 10g。

熱毒蘊盛者加蒲公英 30g、白花蛇舌草 30g，尿血加小薊 30g、三七粉（分沖）2g，便秘生大黃加量或後下。

【用法】水煎服，每日 1 劑。

三、腎陰不足

【主證】頭昏耳鳴，腰腿痠痛，小便淋瀝或不爽，失眠多夢，時有低熱，心悸，五心煩熱，盜汗，眼乾或澀，腹脹便秘，納差，舌質紅或少苔，脈細數。

【治則】滋陰清熱，通淋排石。

【方藥】知母 10g、黃柏 10g、生地 15g、山萸肉 15g、澤瀉 10g、菟絲子 15g、黃精 10g、川牛膝 15g、鱉甲（先下）30g、金錢草 30g、雞內金 6g。

腰腹癥塊加生黃蓍 15g、炮山甲 10g，便秘加何首烏 15g、元參 15g。

【用法】水煎服，每日 1 劑。

四、腎陽不足

【主證】腰腿痠重，精神不振，全身怯冷，四肢欠溫或下半身常有冷感，尿頻或小便不利，夜尿多，面色蒼白，舌淡苔白，脈沉細弱。

【治則】溫補腎陽，通淋排石。

【方藥】肉桂 6g、熟地 20g、山萸肉 15g、車前子（包）10g、澤瀉 10g、川牛膝 15g、白朮 12g、肉蓯蓉 10g、金錢草 20g、雞內金 6g。

兼脾虛者加生黃蓍 30g、黨參 10g，伴見癥塊者加炮山甲 10g。

本病實證為濕熱蘊結，氣機阻滯，血瘀絡阻，故以通、利為主，但究其根源為腎虛氣化失司，故對於前兩證，應加 1~2 味補腎之品，如補骨脂、菟絲子、肉蓯蓉等，以固其本；虛證乃由實證發展而來，實邪未去，正氣

已傷，實為虛實夾雜之證，故應在扶正的基礎上，根據正虛的輕重情況適當加少量行氣活血、破瘀散結、化痰軟堅之品，以治其標。

在應用上述治療時，要掌握好適應證。對於腎功能尚可（包括腎和全腎功能）、結石橫徑在 1cm 以內，有無嚴重感染、狹窄、梗阻及急尿閉等情況，可單獨應用，否則需配合其他治療以儘快解除梗阻、控制感染，以防腎功能發生嚴重破壞。在治療期間應隨時監測腎功能，超音波及核素掃瞄較為適宜，必要時複查靜脈腎盂造影。

中藥化石法—多採用破瘀軟堅化痰及滲濕利尿通淋之品，如莪朮、三棱、夏枯草、生牡蠣、鱉甲、胡桃、海浮石、魚腦石、火硝、金錢草、海金沙、雞內金、玉米鬚、冬葵子等。可辨證使用上述藥物。

經驗方

1.石葦草 10g、冬葵子 10g、滑石 15g、丹參 15g、炮山甲 10g、琥珀粉（沖）2g、補骨脂 10g、火硝 2g。血尿加白茅根、小薊；絞痛加徐長卿、川楝子；濕熱加蒲公英、白花蛇舌草。

2.排石湯：金錢草 30g、海金沙 15g、石葦 15g、雞內金 6g、冬葵子 10g、澤瀉 10g、海浮石 15g、三棱 10g、丹參 15g、川楝子 10g、烏藥 6g、補骨脂 10g、菟絲子 15g。

3.自創尿石症方：威靈仙 30~60g、雞內金 10～15g、金錢草 30g、車前子 20~30g、澤瀉 20~30g、懷牛膝 20~

30g、炒枳殼 10~20g、海金砂 20~30g、海浮石 10~20g。
熱重加山梔、白花蛇舌草，痛重加乳香、沒藥，尿血加白
茅根、小薊、仙鶴草。每日 1 劑，水煎兩次，取藥合勻，
分 3~4 次服用。每次服用藥水不小於 250ml。並堅持每天
做跳繩運動，每天 2 次，每次不小於 15 分鐘，用此方治
療尿結石數百例，一般服藥 15 劑可以排出結石。效果最
好者服藥 3 劑，排出綠豆大小的結石 9 粒。

針灸療法

1. 體針：選用腎俞、膀胱俞、三陰交、關元、水道。
疼痛重者加足三里、京門。一般用中強刺激，絞痛者用強
刺激。每日或隔日 1 次，每次留針 30 分鐘。

2. 電針：腎及輸尿管上段結石取穴腎俞（陰極）、膀
胱俞（陽極）；輸尿管中、下段結石取穴腎俞（陰極）、
水道（陽極）。電流強度由弱漸強，以病人能耐受為度，
持續 20~30 分鐘，每日或隔日 1 次。

護理預防

1. 每日飲水量 2000~3000ml，一天中平均分配（心血
管患者適當減量）。

2. 限制某些富含成石物質的食物，但注意應以不影響
營養為度。動物內臟和菜花含嘌呤較多，高尿酸者忌用。
菠菜含草酸極高，最好少吃，草酸鈣結石患者應避免食
用。莧菜、竹筍、豆腐亦不宜一次吃得太多。我國飲食一
般缺少易吸收的動物性鈣、磷，所以少量的牛奶或乳製品

不必限制，但重度高尿鈣病人例外。

3.忌食辛辣甘味精製食糖及其製品、飲料等皆可增加尿鈣，結石患者宜加以控制。茶以不飲或飲淡茶為好。飲酒可增加尿酸水平，酒後還易引起尿的濃縮，故應禁忌。

4.**醫療運動**：適當增加運動，如跳躍、跑步或彎腰側臥行腎區叩擊。如結石位於腎下盞，則採用頭低腳高（半倒立）側臥位，同時適當地進行腎區叩擊。

5.**中藥防石**：實驗證明如五苓散、加味八正散（八正散加金錢草、海金砂、雞內金、石葦），結石通（主要由金錢草、石葦、茯苓、玉米鬚等8種中藥組成）等有預防尿結石復發的作用。臨床可酌情選用。

✳ 第二十四節　陰蝨證治

陰毛生蝨又稱「陰蝨」，屬於性傳染性小疾。但患此病者，可見陰毛處生有八腳蝨，奇癢難忍，抓破後色紅，影響睡眠及性慾，此病較難除根，必耐心治之。

【治則】殺蝨止癢。

首先用針挑去蝨，隨即外搽「銀杏無憂散」用外洗滅蝨液洗患處，一般連用一月可癒，但避免再染。

【方藥1】銀杏無憂散：水銀、輕粉、杏仁、蘆薈、雄黃、狼毒各3g，麝香0.1g。

【用法】共研細末，外搽患處，每日2次。

【方藥2】滅蝨液：生百部、蛇床子、地膚子、硫黃各20g。

【用法】水煎取液外洗，每日1次，連洗10天。

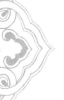

第三章
男性內科病證治

❋第一節　不育症證治

概說

　　處在生育年齡的夫婦，結婚同居 3 年以上（未避孕），因男性生殖機能障礙致使女性不孕，稱為男性不育症。不育症可分為絕對不育和相對不育兩類，前者指男性有先天或後天解剖生理缺損，而致女性不能受孕；後者指有受孕可能，但因某種原因阻礙受孕或降低生育能力，致使女性不能受孕。

　　絕對不育目前治療尚屬困難，相對不育大多可以治癒。據統計，男性不育占所有不孕症的 35％~50%。

　　早在公元三世紀，我國醫學家已認識到女性不孕與男性有關。古人說：「乾民脈浮弱而澀，為無子，精氣清冷。」把男性不育概括為「天、漏、犍、怯、變」。

　　「天」即「天宦」，泛指精關不固，精液滑洩。

　　「犍」指陰莖及睪丸切除者。

　　「怯」即陽痿不舉。

　　「變」又稱「人妖」，即類似兩性畸形。

　　古代也有人則把男性不育的病因歸納為六種：男性不

生子，有六病……六病為何？一精冷也，一氣衰也，一痰
多也，一相火盛也，一精少也，一氣鬱也。

現代醫學的性功能衰弱、睪丸疾病、精液或精子異
常、前列腺病變等均可導致不育。

病因病理

一、先天因素

稟賦薄弱，精氣虛冷，生殖機能低下，或「五不男」
中各種先天發育異常，造成腎氣虛弱或交合困難，以致不
能受胎。

二、後天因素

（一）腎虛

《內經》云：「丈夫二八腎氣盛，天癸至，精氣溢瀉，
陰陽和，故能有子。」指出人的生殖機能主要受腎氣的支
配和控制。

腎氣旺盛，真陰充足，男子精成，兩精相搏，即能生
育。倘若素體虧虛，腎氣虛弱，命火衰微，陽事不興，或
房事無度，腎精過耗，陰虛火旺，內熱血枯，均可導致不
育。

（二）脾弱

久病體虛，過勞傷脾，脾失健運，生化無源，氣血不
充，致使腎精虧乏，宗筋失養而生育無能。

（三）肝鬱

情志不遂，肝氣鬱結，疏洩失常，導致衝任失和，氣
滯血瘀，宗筋弛縱而不育。

（四）痰濕

平素過食膏粱厚味，痰濕內生，阻遏氣機，致使精竅不利，射精不能，或精液稀薄量少。濕熱下注於腎，又可引起陽痿遺精而影響生育機能。

辨證論治

一、腎虛不育

【主證】婚後不育，腰膝痠軟，性慾低下，陽痿早洩，遺精尿頻，神疲無力，頭昏目眩，精液稀薄，或過於稠黏，精子數少，活動力弱。偏陽虛者兼見面色蒼白，畏寒肢冷，舌淡苔白，脈沉遲；偏陰虛者兼見手足心熱，煩渴不寐，舌紅苔少，脈細數。

【治則】補腎益精

【方藥1】偏腎陽虛：熟地 20g、白朮 15g、當歸 15g、枸杞 20g、山茱萸 15g、巴戟天 10g、仙靈脾 10g、肉蓯蓉 20g、炒韭子 10g、蛇床子 10g、製附片 6g、肉桂 6g、紫河車 10g。

【用法】水煎服，每日 1 劑。

【方藥1】偏腎陰虛：菟絲子 15g、枸杞子 20g、五味子 10g、車前子 10g、覆盆子 10g、山茱萸 10g、熟地 20g、山藥 15g、茯苓 10g、丹皮 10g、當歸 15g、紫河車 10g。虛火盛者酌加知母、黃柏、地骨皮。

【用法】水煎服，每日 1 劑，或煉蜜為丸服。

二、氣血虧虛

【主證】面色萎黃，少氣懶言，形體衰弱，心悸失

眠，頭目眩暈，納呆便溏，精液量少，精子不足，活動力差，舌淡苔薄，脈沉細無力。

【治則】氣血雙補。

【方藥】黨參 20g、白朮 10g、茯苓 10g、炙甘草 10g、當歸 10g、川芎 10g、熟地 20g、白芍 20g、黃耆 30g、黃精 10g、仙靈脾 10g、菟絲子 10g。

【用法】水煎服，每日 1 劑。

三、肝鬱血瘀

【主證】婚久不育，抑鬱沉悶，胸脅脹滿，口苦目眩，心煩少眠，或伴陽痿，或射精不能，舌質暗紅，可見瘀點，苔薄，脈澀或弦。

【治則】疏肝行氣，活血通絡。

【方藥】柴胡 10g、當歸 20g、白芍 20g、川芎 10g、香附 10g、紅花 10g、路路通 10g、穿破石 10g、菟絲子 10g、仙靈脾 10g、枸杞子 20g、黃耆 30g。

【用法】水煎服，每日 1 劑。

四、痰濕內蘊

【主證】體態虛胖，素多痰濕，面色蒼白，神疲氣短，肢體睏倦，頭暈心悸，精液黏稠不化，或射精障礙，舌淡苔白膩，脈沉細。

【治則】燥濕化痰，利氣通竅。

【方藥】蒼朮 10g、陳皮 10g、茯苓 10g、白朮 10g、黨參 20g、法夏 10g、附片 10g、枳實 10g、車前子 10g、澤瀉 10g、路路通 10g、穿山甲 10g。

【用法】水煎服，每日 1 劑。

✳ 第二節　癃閉證治

概說

癃閉是以小便排出困難，少腹脹痛，甚則小便不通為主要證候疾病。「癃」是有小便排出，但滴瀝不爽，尿意頻繁；「閉」是無小便排出，閉塞不通。通常反映排尿困難，淋瀝不爽的病症合稱為「癃閉」。《素問》云：「膀胱不利為癃。」

癃閉和淋症是有區別的。《醫學心悟・小便不通》說：「癃閉與淋症不同，淋則便數而莖痛，癃閉則小便點滴而難通。」就其病情輕重而言，癃閉重於淋症，故《景岳全書》說：「癃閉為最危最急證也。小便不通則上侵脾胃而成脹，外侵肌肉而為腫，泛及中焦則為嘔，再及上焦則為喘。」

癃閉就其病因而有虛實兩端，所涉及的臟腑不外肺、脾、腎三臟。肺為水之上源，主通調水道，下輸膀胱，腎為水之下源，主氣化，司開合，脾居中州為水濕轉運之樞機。故三臟機能失調，氣化失常，就會使水液的排泄發生障礙，而致癃閉。

《諸病源候論・小便病諸侯》說：「小便不通，由膀胱與腎俱有熱故也，……腎與膀胱既熱，熱入於胞，熱氣太盛，故結澀令小便不通，小腹脹滿氣急。」

癃閉男性與女性均可罹患，本節所論癃閉，只限男性因前列腺肥大而引起者，其特點為小便不通，會陰部脹

痛，肛指檢查可發現前列腺增大。其他原因引起的本節不作論述。

病因病理

一、濕阻膀胱，氣化不利

喜食辛辣肥甘之品，或素體濕盛，致濕熱下注膀胱，氣機阻滯，而致膀胱氣化不利，小便排出困難，形成癃閉。

二、腎陰不足，機能失調

素體陰虛，或房事過度，腎陰耗損，或久病及腎，下損腎陰，或患熱病，熱邪耗傷真陰，而致陰虛。

陰虛則陽氣偏亢，機能失調，氣化不利，小便不通，形成癃閉。

三、腎陽不足，命門式微

素陽虛，或房事不節，腎陽衰微，或久病傷腎，而致命門火衰，所謂「無陽則陰無以化」，膀胱失於溫煦，氣化無權而小便不通，形成癃閉。

四、中氣不足，氣運無力

過勞傷脾，或飲食不節，脾胃受損，而致中焦氣虛，不能升清降濁，濕熱下注，使膀胱氣化受阻，形成癃閉。李東垣說：「脾病能使九竅不通。」

前列腺肥大引起的癃閉，多見於老年男性患者。由於年老臟腑虛衰，氣血流行緩慢，故常伴有瘀血阻滯，使經絡閉阻，故以上諸證型，均應考慮兼夾瘀血之症。

辨證論治

一、濕阻膀胱

【主證】小便頻數，量少，熱灼疼痛，甚或不痛，小腹脹滿，口渴不欲飲，舌質紅，苔黃厚，脈弦滑數。

【治則】清利下焦濕熱。

【方藥】萹蓄 10g、木通 10g、滑石 15g、車前子 15g、瞿麥 10g、甘草 10g、栀子 10g、熟大黃 10g、王不留行 10g、牛膝 15g。

【用法】水煎服，每日 1 劑。

二、腎陰不足

【主證】小便頻數，淋漓不暢，甚或不通，伴頭昏耳鳴，遇勞即發，腰膝痠軟，反覆發作，口乾、舌紅，脈細數。

【治則】滋陰清熱利濕。

【方藥】知母 10g、黃柏 10g、生地 20g、澤瀉 10g、茯苓 10g、丹皮 10g、山藥 10g、山萸 10g、瞿麥 10g、牛膝 15g、前仁 10g、萹蓄 10g。

【用法】水煎服，每日 1 劑。

三、腎陽不足

【主證】小便困難，點滴不暢，甚則癃閉不通，小腹脹急，畏寒肢冷，腰痠膝軟，尿色清白，頭昏耳鳴，舌淡苔白，脈沉細。

【治則】濕補腎陽，佐以利尿。

【方藥】熟地 20g、澤瀉 10g、山藥 10g、茯苓 10g、

丹皮 10g、山萸 10g、肉桂 6g、附片 6g、車前子 10g、牛膝 10g、甘草梢 6g、木通 6g。

【用法】水煎服，每日 1 劑。

四、中氣不足

【主證】小便困難，或癃閉不通，神疲懶言，氣短乏力，大便稀溏，尿清白，舌淡苔白，脈沉弱。

【治法】補中益氣，利尿通閉。

【方藥】白朮 6g、黃耆 10g、陳皮 6g、黨參 6g、甘草 3g、升麻 3g、柴胡 3g、當歸 3g、澤瀉 3g。

【用法】水煎服，每日 1 劑。

單驗方療法

【方 1】食鹽 500g、生蔥 300g。

【用法】將生蔥切碎，和鹽入鍋內炒熱，用布袋盛裝，待溫度不燙皮膚時，即熨敷臍周圍及小腹，冷則換之。一般需要更替熱敷數次，持續熨 4 小時，可連熨 3 日。

【方 2】梔子 4g、獨頭蒜（紫皮佳）1 頭、麝香 0.3g、食鹽 5g。

【用法】諸藥混合搗爛如膏，攤於 5~8cm^2 膠布中央，貼於神闕穴、關元穴，一般 12~24 小時小便即通。重症可兼貼陰囊。

【方 3】麝香 0.3g、血竭 1g。

【用法】共研細末，將藥物敷於臍部，以 4cm 膠布覆蓋黏貼即可。

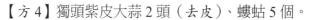

【方4】獨頭紫皮大蒜2頭（去皮）、螻蛄5個。

【用法】上二味共搗為泥，貼敷於臍部，約1小時即見效。

【方5】磁石、商陸各5g，麝香0.1g。

【用法】將磁石、商陸研成極細粉末後加入麝香研勻，將藥麵分為2份，分別攤放於神闕穴、關元穴，覆蓋膠布，一般數小時見效，待自行排尿時即去掉藥麵，連用3天。（《浙江中醫雜誌》1983（11）方）

【方6】甘遂細麵15g、芒硝30g。

【用法】上藥混合敷臍中，每日換藥1次，敷藥後患者感覺皮膚發熱，即有排尿感。（《常見病中草藥外治療法方》）

【方7】蝸牛3個、蔥白三根。

【用法】將上二味搗爛如泥，貼敷於臍中，用手摩擦臍下皮膚。

【方8】大田螺1個、麝香0.3g。

【用法】將大田螺搗爛，加入麝香拌勻，敷於臍下2吋處。（《上海中醫藥雜誌》1959（9）方）

【方9】鮮青蒿200~300g。

【用法】上藥搗爛（勿讓藥汁流走），然後敷於肚臍，外蓋油布，包紮固定，換藥一次。

【方10】蓖麻子肉（去殼）10粒、田螺5個、食鹽10g。

【用法】將上藥搗爛如泥，敷於臍中，外用膠布固定，每日換藥一次。（《中醫外治法奇方妙藥》方）

【方 11】菟絲子 160g、韭菜 100g。

【用法】將上藥水煎取藥汁，倒入浴桶中，浸坐其中，藥汁浸泡至臍下及下肢，熱氣內達，尿即通。

【方 12】王不留行、皂角、蔥白（帶鬚）各 100g。

【用法】上藥水煎取汁，候溫泡腳 15~20 分鐘。

【方 13】白菊花根（鮮）100g。

【用法】上藥搗爛，用好白酒沖和取汁，溫服 30~50ml。（武當土方）

【方 14】螻蛄 10 隻（焙焦）、蟋蟀 10 隻（焙焦）、水蛭 20g（焙乾）。

【用法】共研細麵，每次沖 6g，早、晚各服 1 次，孕婦忌服。

【方 15】新鮮垂柳嫩根 50g、大紅參 10g。

【用法】選煎紅參 30 分鐘，再加入柳根，加入煎煮 30 分鐘，取藥汁 400ml，分 2 次服。

【方 16】車前草（武當獨根車前草）30g、升麻 10g。

【用法】水煎取汁 200ml，一次服用。

針灸療法

一、針刺療法

【取穴】曲骨、氣衝、會陰、腎俞、志室、三陰交。發熱者加合谷、外關，石淋加委陽，血淋加血海，氣淋加太沖，勞淋加氣海，膏淋加氣海俞。

【方法】患者先取仰臥位，用針在曲骨穴向恥骨內下方斜刺（45 度），在氣衝穴用同樣手法向陰部中心方向斜

刺。其他穴位常規手法，以針下得氣為度。留針 15 分鐘，可以用溫針療法在上述穴位上施治。

二、艾灸療法

【取穴】膀胱俞、陰陵泉、三焦俞、行間、太谿。發熱加合谷、外關，石淋加委陽，血淋加血海，氣淋加太衝，勞淋加氣海，膏淋加氣海俞。

【方法】每日施灸 1 次，每個穴灸 3~5 壯，可用艾條懸灸，虛者可用青鹽填臍部施灸。

✳ 第三節　淋症證治

概說

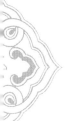

淋症是以小便頻數，淋漓澀痛，少腹拘急，以尿頻、尿痛為特徵的病症。《金匱要略·消渴小便淋病脈證並治》說：「淋之為病，小便如粟狀，小腹弦急，痛引臍中。」《諸病源候論·淋病諸侯》說：「膀胱熱則水下澀，數而且澀，則淋瀝不宣，故為之淋。其狀，小便出少起數，小腹弦急，痛引於臍。」這些論述對淋症的臨床表現作了簡要的描述。

淋症臨床上有五淋之分：熱淋、血淋、石淋、勞淋、膏淋。其病因多由濕熱、腎虛等因素引起。如《諸病源候論·淋病諸侯》載：「若飲食不節，喜怒不時，虛實不調，則臟腑不和，致腎虛而膀胱熱也。」張景岳說：「淋之初病，則無不由乎熱劇，無容辨矣。但有久服微涼而不癒者，……此惟中氣下陷及命門不固之證也。」可見本病

的病因有濕、熱、虛之分。

淋病和現代醫學的腎盂腎炎、膀胱炎、尿道炎、腎及輸尿管結石等病相似，而急、慢性前列腺炎也屬淋症範疇，其臨床特點除上述尿頻、尿痛等症外，尚有會陰部墜脹疼痛，前列腺液有異常發現，可以和其他淋症鑑別。本節所論淋症只限於男性因急、慢性前列腺炎所引起者。

病因病理

本病多發生於中青年男性，表現於尿路，實則與肝、脾、腎均有密切關係。

一、下焦濕熱

濕熱之邪，可由內生。由外入者皆因感受熱毒、濕熱穢濁之邪下注膀胱；由內生者多由嗜食肥甘辛熱之品，脾胃受損，運化失常，積濕生熱下注膀胱。膀胱儲藏尿液，氣化正常才能排出，濕熱於膀胱，氣化失司，水道不利故成淋症。

二、腎陰不足

稟賦不足素體陰虛，或房事不節，或熱病傷陰，或久病及腎等因素皆可損傷腎陰。

腎屬水，肝屬木，肝木靠腎水以滋養，若腎陰不足肝陰也虧，陰虛則陽無以制，龍雷之火升騰，氣化失常，水道不利而成淋症。

三、氣血瘀滯

情志不調，喜怒不時則肝失疏滯，氣血流行不利，脈絡瘀滯，氣行則血行，氣滯則血瘀，氣血瘀滯則三焦不

利，水道不通故成淋症。

四、脾腎虛損

稟賦不足陽氣虛弱，勞倦過度，飲食不節，致脾陽受損，運化失常，水濕下注，或房事不節損傷腎陽，開闔失司，氣化不行，故小便淋瀝不暢，形成淋症。

辨證論治

一、熱毒濕熱下注

【主證】小便頻數，量少澀痛，尿意不盡，小腹拘急，會陰部脹痛，或伴發熱、口乾，睪丸脹痛，苔黃膩，脈滑數。（現代醫學檢查：前列腺腫大，前列腺液白細胞增多等。）

【治則】清熱利濕，解毒化瘀。

【方藥】膽草10g、梔子10g、黃芩10g、柴胡10g、當歸15g、生地20g、車前草10g、木通10g、澤瀉10g、甘草10g、赤芍10g、蒲公英30g、銀花藤20g。

【用法】水煎服，每日1劑。

二、陰虛火旺

【主證】小便淋瀝，灼熱澀痛，陰部墜脹，伴頭昏耳鳴，腰膝痠軟，手足心熱，夢遺早洩，苔少舌紅，脈細數或弦數。

【治則】滋陰瀉火，利尿通淋。

【方藥】黃柏10g、知母10g、熟地20g、澤瀉10g、茯苓10g、丹皮10g、山藥10g、山萸10g、三七粉6g、車前草10g、銀花藤20g。

【用法】水煎服，每日 1 劑。

三、氣血瘀滯

【主證】小便澀痛，淋瀝不爽，臍腹滿悶，小腹或會陰部脹痛、墜痛，痛引睪丸，舌質暗或有瘀斑，脈弦，苔薄白。

【治則】理氣化瘀，利尿通淋。

【方藥】沉香 10g、陳皮 10g、王不留行 10g、元胡 10g、赤白芍 10g、當歸 15g、川楝子 10g、石葦 10g、茯苓 10g、滑石 15g。

【用法】水煎服，每日 1 劑。

四、脾腎陽虛

【主證】尿痛不爽，會陰墜痛，尿道刺癢，時有白色黏液排出，氣短懶言，四肢酸楚，心悸失眠，腰痛滑精，食慾不振，大便溏洩，遇勞即發，苔白，脈沉細。

【治則】溫腎補中，化濁祛濕。

【方藥】熟地 20g、山藥 10g、山萸 10g、枸杞 20g、菟絲子 10g、仙靈脾 10g、肉桂 6g、黃耆 30g、白朮 20g、車前子 15g、木通 10g、黨參 15g、澤瀉 10g。

【用法】水煎服，每日 1 劑。

✳ 第四節　狐惑病證治

概述

狐惑病是以口腔、眼、生殖器潰爛為主要臨床表現的一種疾病。多發於青壯年，男性與女性皆可患病，而男性

較之女性癒合困難。

武當道教醫藥認為，狐惑病與現代醫學的貝赫切特病（眼、口、生殖器三聯綜合徵）相類似。

臨床表現主要以口腔黏膜、咽部有復發性痛性潰瘍；眼部以結膜炎為主要症狀，反覆發作性虹膜睫狀體炎，以及其他眼部疾患；外生殖器（包括肛門）反覆出現潰瘍，皮膚表現結節性紅斑樣皮疹，膿疱瘡等損害，有的患者面部顏色呈異常改變。

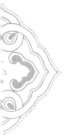

發病原因

一、風濕蘊毒

多因直接感受風寒病邪，或素體虧虛又復感濕熱邪氣，以致風濕毒火上攻頭面，遂發目赤如鳩，口舌生瘡，邪犯肌表，衛氣被鬱，則發熱惡寒。

二、濕熱內蘊

感受濕熱毒氣，或過食肥甘厚味，損傷脾胃，濕熱內生，或素體脾胃虛弱，濕熱內阻，以致濕熱毒火上薰口眼，則目赤口瘡，下注外陰，發為陰蝕，壅結脾胃，運化失調，而胸悶食少。

三、陰虛內熱

陰虛乏水，或病久傷陰，或熱病後養息不當，亡津傷陰，或長期服用苦寒克伐之劑，化燥傷陰，以致陰虛生內熱，虛火上浮，擾亂神志，咽乾口燥，虛火內積，口瘡陰蝕，灼痛難癒。

辨證論治

一、風濕蘊毒

【主證】初發口腔潰瘍，雙眼發紅，畏光流淚，口渴咽乾，發熱頭痛，便乾溲赤，舌苔黃，脈濡數。

【治則】除風祛濕，清熱解毒。

【方藥】大青葉 15g、黃連 15g、山梔子 15g、白花蛇舌草 30g、牛蒡子 10g、桔梗 15g、金銀花 20g、連翹 15g、殭蠶 15g、水牛角 50g、板藍根 30g、野菊花 15g。

【用法】水煎服，每日 1 劑。

二、濕熱內蘊

【主證】口腔、咽喉、會陰等部位黏膜潰瘍，覆有膿苔，紅腫灼痛，纏綿難癒，口苦咽乾，腹滿食少，骨節痠痛，舌紅、苔黃膩，脈滑數。

【治則】清熱解毒，利濕止痛。

【方藥】白花蛇舌草 40g、金銀花 25g、板藍根 25g、蒲公英 25g、黃連 15g、佩蘭 15g、梔子 15g、龍膽草 15g、水牛角 50g、車前子 20g、澤瀉 15g、丹參 20g。

【用法】水煎服，每日 1 劑，每日 2 次，每次 200ml。

三、陰虛內熱

【主證】口、咽、外陰等部位黏膜長期潰瘍，患處暗紅灼痛，低熱起伏，心煩不寧，失眠多夢，頭昏目眩，視物模糊，口燥咽乾，下肢紅斑結節，舌質紅或光紅無苔，脈細數。

【治則】滋腎養肝，育陰清熱。

【方藥】鱉甲 15g、地骨皮 15g、知母 15g、金銀花 25g、連翹 15g、女貞子 15g、旱蓮草 15g、枸杞子 25g、麥門冬 15g、當歸 15g、白芍 20g、熟地黃 30g、山茱萸 20g。

【用法】水煎服，每日 2 次，每次 200ml。

其他療法

一、中藥驗方

1. 槐實、苦參各 100g，蘆薈 50g，乾漆 3g，廣木香、桃仁各 100g，青葙子、明雄黃、廣犀角各 50g。共研極細末，水泛為丸，每次 6g，每日 2 次。與甘草瀉心湯同服，可提高療效，但是甘草用量宜大，一般為 30~70g，生炙各半。

2. 當歸、甘草各 20g，土茯苓 50g，壁虎 5~8 條，赤小豆、板藍根、鹿角各 40g，露蜂房、連翹、薏苡仁各 25g，澤瀉 15g。每日 1 劑，水煎服，每日 2 次，每次 200ml。

3. 當歸 20g、甘草 15g、玄參 20g、金銀花 50g、苦參 25g、白鮮皮 25g、土茯苓 50g、牡丹皮 25g、丹參 15g。每日 1 劑，水煎服，每日 2 次，每次 200ml。

4. 炙附子、黨參、白朮、茯苓、半夏、三棱、當歸尾、赤芍、紅花各 15g，肉桂、乾薑、甘草各 5g。每日 1 劑，水煎服。每日 2 次，每次 200ml。

5. 枸杞子 25g、菊花 15g、當歸 15g、白芍 20g、熟地

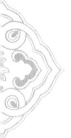

黃 30g、山藥 20g、山茱萸 20g、牡丹皮 15g、茯苓 15g、澤瀉 15g、麥門冬 15g、菟絲子 15g、女貞子 15g、龜板 20g。每日 1 劑，水煎服，每日 2 次，每次 200ml。

6. 龜板 15g、石斛 15g、沙參 15g、甘草 10g、白花蛇舌草 30g、板藍根 25g、黃連 15g、生石膏 30g、知母 20g。每日 1 劑，水煎服，每日 2 次，每次 200ml。

7. 人參 15g、茯苓 15g、白朮 15g、炙甘草 10g、陳皮 15g、半夏 15g、黃蓍 25g、薏苡仁 30g、山藥 20g、雞內金 15g。同時配合艾葉、黃藥子、白礬煎湯外洗。

8. 大麥 30g、大棗 6 枚、甘草 5g。每日 1 劑，水煎服，每日 2 次，每次服 200ml。

二、外治療法

口腔潰瘍用金銀花、菊花泡水，1 日多次含漱，外用錫類散，或 2%硝酸銀溶液；咽部潰瘍可用冰硼散吹喉，亦可用金銀花片含化，每次 2 片，每日 3～4 次；外陰潰瘍用苦參、蛇床子煎水坐浴。

醫家提示

有以下 3 點提示：

① 平時要注意預防感冒，一旦感冒應及時治療，以免繼發本病，使病情遷延反覆。

② 飲食宜清淡，少食肥甘厚味，做到不吸菸，不飲酒。

③ 發病之後，應去正規醫院就診治療，絕不能找江湖醫生治療，以免上當受騙，貽誤病情。

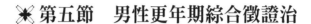

✳ 第五節　男性更年期綜合徵證治

概述

　　男性的更年期綜合徵是男性從成年向老年過渡階段，由於腎氣漸衰導致臟腑功能失調而出現的一類病症。男性更年期綜合徵比女性出現晚，一般應在 50～60 歲，由於體質、生活、精神等因素的影響而早晚不一。臨床以體態發胖、性情改變、性功能紊亂為特徵。

　　本病的診斷，除了要注意年齡因素外，首先要具備「諸症」的特點，即不是一個症病（如陽痿、早洩等），應該有數個症狀同時或交替出現。

　　本病以性功能衰退為特徵，應該在充分排除其他器質性病變的情況下進行。一般來說，病人症狀雖很明顯，但臨床體驗及輔助檢查均無特殊發現。

　　本病常常出現以下幾組症狀：

　　① 失眠、心慌、頭暈、頭痛、全身乏力，注意力不集中，感覺遲鈍，忘前失後，精神恍惚，悲傷欲哭。

　　② 心悸怔忡，心胸憋悶，動輒汗出，精神空虛，對自己的工作能力缺乏信心，工作能力減退。

　　③ 烘熱汗出，發作時面部及四肢自覺「熱氣往上沖」情感激動時尤甚。耳鳴耳聾，腰膝痠軟，大便秘結，小便頻數，便而不暢。

　　④ 性慾減退，陽痿早洩，陰莖及睾丸覺涼，陰部汗多並清稀而涼，小便清長，大便稀溏。

⑤ 情志不暢，憂鬱煩悶，煩躁易怒，頭昏眼花，耳鳴失聰，關節痠痛，不耐疲勞，皮膚瘙癢發麻，皮下有蟻行感，尤以面部及四肢明顯，頭髮脫落進展迅速。

⑥ 精神疲倦，睏乏無力，肌肉痠痛，形寒肢冷，少腹冷痛，食慾減退，大便稀溏，五更泄瀉，形體消瘦，蒼老憔悴。

⑦ 頭昏目眩，耳鳴失聰，潮熱盜汗，虛煩不寐，夜寐夢多，口燥咽乾。

⑧ 焦慮憂鬱，多愁善感，自卑膽怯，寐多惡夢，神思敏感，嫉妒猜疑，甚至有恐怖心理。

⑨ 社會交流能力差，常有自閉傾向，不願意與人交談。

本病是臨床上最為常見男性多發病之一，運用武當道教醫藥治療，常常可收到良效。

發病原因

一、腎陰虛

若素體腎陰不足，「七八」之年，腎精漸衰，精不化陰，腎陰漸虧，當機體不能自身調節而保持陰陽平衡時，就會出現以腎陰虧損為主症的更年期綜合徵。

腎陰不足，陰虛則生內熱，可表現為陰虛內熱；「肝腎同源」，腎陰不足，肝陰無源，又可形成肝腎陰虛陽亢之證；腎精不足，精不生血，進而出現陰虛血燥，腎陰不足，腎水不能上濟於心，則水火失濟，又常易形成心腎不交之證。

二、腎陽虛

腎陽乃腎精所化，是人體各臟腑生理活動的原動力。若素體陽虛，「七八」之年，腎精漸衰，精氣不化氣，腎陽益衰，當機體不能自身調節而保持相對平衡時，就可出現以腎陽虛為主證的更年期綜合徵。

腎陽不足，命門火衰，火不生土，脾失濕煦，則脾陽虛弱，而形成脾腎陽虛之證；脾土失溫則脾濕不化，脾為生痰之源，濕鬱生痰，又可形成痰濕中阻之證；若情志不遂，肝氣鬱滯，肝鬱克脾，脾失健運，也可形成肝鬱脾虛之證。

三、腎陰陽俱虛

若素腎氣不足，更年之時，「腎臟衰」而「精少」，精少則化陰不足，化陽無權，呈腎陰、腎陽同時虛衰之勢，即可形成腎陰陽俱虛的更年期綜合徵。

總之，本病之成，主要是由於腎氣虛衰，陰陽失調，臟腑功能紊亂所致。

辨證論治

一、陰虛內熱

【主證】形體消瘦，潮熱盜汗，咽乾顴紅或手足心熱，溲黃便秘，舌紅少苔，脈細數，或兼見頭暈耳鳴，記憶力減退，腰膝痠軟，性功能減退等。

【治則】滋補腎陰，清熱降火。

【方藥】沙參 15g、五味子 20g、天門冬 20g、龜板 15g、鱉甲 15g、知母 20g、黃柏 10g、熟地黃 30g、山藥

20g、山茱萸 20g、牡丹皮 15g、茯苓 15g、澤瀉 15g。

【用法】水煎服，每日 1 劑，每日 2 次，每次 200ml。

二、肝腎陰虛

【主證】頭暈目眩，耳鳴健忘，急躁易怒，易於激動，或精神緊張，失眠多夢，五心煩熱，咽乾顴紅，腰膝痠軟，脛酸而痛，甚或遺精，舌紅少苔，脈弦細數，或見肢體麻木，皮膚刺癢或乾燥失潤，大便乾燥等。

【治則】滋補肝腎，育陰潛陽。

【方藥】生龍骨 50g、生牡蠣 50g、龜板 15g、酸棗仁 15g、五味子 15g、百合 20g、製首烏 25g、熟地黃 30g、枸杞子 25g、天門冬 20g、麥門冬 15g、桑椹子 15g、女貞子 20g。

【用法】水煎服，每日 1 劑，每日 2 次，每次 200ml。

三、心腎不交

【主證】心煩不寧，健忘多夢，心悸怔忡，腰膝痠軟，甚者遺精，舌質尖紅，苔薄黃，脈細弱或細數。

【治則】滋陰降火，交通心腎。

【方藥】黃連 10g、阿膠 15g、黃芩 10g、白芍 20g、麥門冬 15g、酸棗仁 20g、柏子仁 15g、遠志 10g、五味子 15g、枸杞子 25g、旱蓮草 20g、女貞子 20g。

【用法】水煎服，每日 2 次，每次 200ml。

四、脾腎陽虛

【主證】形體肥胖，面色蒼白，畏寒肢冷，或倦怠乏

力，表情遲鈍，健忘多睡，或水腫便溏，或納差腹脹，或腰膝及少腹冷痛，舌體胖大，舌質淡，苔薄白或白膩，脈細弱或沉遲無力。

【治則】溫陽補腎，健脾祛濕。

【方藥】熟地黃 25g、山藥 20g、枸杞子 25g、鹿角膠 15g、菟絲子 20g、杜仲 15g、山茱萸 15g、沙苑子 20g、九香蟲 15g、巴戟天 15g、肉蓯蓉 15g、續斷 25g、肉桂 6g（後下）、製附子 10g。

【用法】水煎服，每日 1 劑，每日 2 次，每次 200ml。

五、肝鬱脾虛

【主證】情志抑鬱或急躁易怒，胸脅脹滿竄痛，善太息，納呆腹脹，便溏不爽，腸鳴矢氣，或腹痛欲瀉，瀉後痛減，舌質淡，脈弦等。

【治則】疏肝解鬱，養血健脾。

【方藥】陳皮 15g、砂仁 15g、當歸 15g、白芍 20g、柴胡 15g、茯苓 15g、白朮 20g、合歡花 15g、玫瑰花 10g、枳殼 25g、香附 15g、沙苑子 25g。

【用法】水煎服，每日 1 劑，每日 2 次，每次 200ml。

六、腎陰陽俱虛

【主證】頭暈耳鳴，失眠健忘，悲喜無常，烘熱汗出，畏寒怕冷，水腫便溏，腰膝痠軟，性功能減退，舌淡、苔薄，脈細弱。

【治則】滋補腎陰，溫補腎陽。

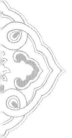

【方藥】熟地黃 50g、山茱萸 40g、天門冬 30g、龜板 30g、鱉甲 30g、蛤蚧 1 對、鹿角膠 30g、菟絲子 50g、沙苑子 50g、蛇床子 40g、續斷 50g、九香蟲 30g、海馬 2 對、巴戟天 20g、枸杞子 50g、制首烏 50g、女貞子 50g、懷牛膝 50g、遠志 50g、益智仁 40g、當歸 50g、肉桂 10g。

【用法】共為細末，每日 2 次，每次 10g，沖服。

其他療法

一、中藥驗方

1. 山藥、肉蓯蓉、熟地黃、楮實子各 15g，杜仲、山茱萸、巴戟天、枸杞子各 20g，五味子、茯苓各 15g，遠志、小茴香 10g，石菖蒲 5g。每日 1 劑，水煎服，每日 2 次，每次 200ml。此方適用於脾腎陽虛者。

2. 枸杞子 25g，女貞子、當歸、桑葚各 15g，茯苓、菊花、黨參各 15g，熟地黃、龍骨、牡蠣、龜板各 20g。每日 1 劑，水煎服，每日 2 次，每次 200ml，此方適用於肝腎陰虛者。

3. 白朮、山藥、茯苓、附片各 20g，鹿角膠、巴戟天、仙茅、淫羊藿、菟絲子、益智仁、覆盆子各 20g，補骨脂 15g，狗腎 1 具。共為細末，沖服，每日 2 次，每次 5～10g。此方適用於脾腎陽虛者。

4. 當歸、五味子、柏子仁各 15g，丹參、石菖蒲各 15g，炙遠志 10g，熟地黃、酸棗仁、龜板、珍珠母各 25g。每日 1 劑，水煎服，每日 2 次，每次 200ml。此方

適用於心腎不交者。

5. 枳殼、茯苓、瓜蔞、鬱金、酸棗仁、炙甘草、柴胡各 15g，竹茹、白芍各 20g，陳皮、黃連各 10g。每日 1 劑，水煎服，每日 2 次，每次 200ml。

此方適用於肝鬱脾虛者。

6. 柴胡、赤芍、白芍、川芎、黃芩、牡丹皮各 10g，生地黃 20g，當歸、連翹、炒白朮、山梔子、茯苓、天花粉各 15g，甘草 5g。每日 1 劑，水煎服，每日 2 次，每次 200ml。此方適用於肝鬱脾虛者。

7. 熟地黃、山藥、沙參、五味子、山茱萸各 20g，牡丹皮、麥門冬、知母、黃柏、茯苓、澤瀉、地骨皮各 15g。每日 1 劑，水煎服，每日 2 次，每次 200ml。

上適用於肝腎陰虛者。

8. 仙茅、淫羊藿各 25g，巴戟天、熟地黃、山茱萸、當歸各 20g，知母、黃柏各 15g。每日 1 劑，水煎服，每日 2 次，每次 200ml。

此方適用於腎陰陽兩虛者。

9. 淫羊藿、枸杞子、龜板、鹿角膠各 50g，巴戟天、知母、黃柏各 25g，酸棗仁、牡蠣、山茱萸、沙苑子各 40g，芡實 80g。諸藥研細末，煉蜜為丸，每丸重 3g，每日服 3 次，每次 4 丸。

此方屬通治之方，適用於各證。

10. 人參 15g、黃耆 20g、白朮 20g、山藥 20g、白扁豆 20g、菟絲子 20g、沙苑子 20g、補骨脂 25g、砂仁 15g、狗脊 15g、巴戟天 15g、續斷 25g。每日 1 劑，水煎

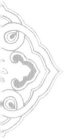

服，每日 2 次，每次 200ml。

此方適用於脾腎兩虛者。

二、針灸療法

取大椎、關元、中脘、腎俞、合谷、足三陰穴。失眠配神門穴，易怒配肝俞穴，心悸配內關穴，健忘配列缺、心俞穴，眩暈配百合穴，耳鳴、耳聾配耳門、聽宮等穴。除脾腎陽虛可施灸外，一般只針不灸，只補不瀉，留針 15～20 分鐘，隔日 1 次，7 次為 1 個療程。

三、飲食療法

1. 烏龜、甲魚各 1 個，去頭尾及內臟，燉服，每週一次。

2. 羊頭 1 個（包括羊腦），黃蓍 25g，水煮服食。

3. 胡桃肉 3 個，鮮荷葉 50g，搗爛，水煎，每日 1 劑，睡前服。

醫家提示

有以下 4 點提示：

① 學習一些有關男性更年期的知識，努力提高自我控制的能力，從而使症狀減輕。

② 對於表現出的症狀所帶來的苦惱，要有樂觀態度，善於自我寬慰，使意志不斷堅強起來，做好自我調節。

③ 採取積極措施，經常參加一些自己喜愛的文體活動。

④ 在起居、睡眠、飲食等方面要有規律。

✳ 第六節　死精過多症證治

概述

死精過多症是現代醫學的病名，武當道教醫藥因受歷史條件所限，在文獻中從未見過有這種病症記載。現代醫學檢查，精液檢查顯示死亡精子在 40% 以上，稱為死精過多症。即精液中的精子成活率小於或等於 60%。

本症是男子不育的常見原因，多與腎陽不足，腎陰虧損，氣血虧虛，精室伏熱有關。

發病原因

由於多種原因導致腎陽或腎陰虧虛，腎的物質基礎不足，難以產生正常的功能活動，或素體氣血不足，難以生精，或精室伏熱，熱傷於精，終至本病。

辨證論治

一、腎陽不足

【主證】死精過多，精液稀薄、清冷，腰膝痠痛，或伴陽痿，夜尿增多，或伴腰　冷痛，或無明顯全身症狀，舌淡胖，脈沉遲。

【治則】溫腎壯陽，煦暖精宮。

【方藥】淫羊藿 15g、鎖陽 15g、巴戟天 20g、熟地黃 50g、山茱萸 30g、附子 15g、肉蓯蓉 30g、枸杞子 25g、黃耆 50g、當歸 15g、韭菜子 20g、車前子 15g、菟絲子

25g、桑葚 25g、龜板膠 20g、鹿角膠 25g、薏苡仁 15g。

【用法】共研細末，每次 5g，每日 3 次，沖服。

二、陰虛火旺

【主證】死精多，精子活力低，精液量少而稠，心悸失眠，口咽發乾，腰膝痠軟，或早洩，或性慾亢進等，舌紅少苔，脈細數。

【治則】滋陰降火。

【方藥】鱉甲 15g、五味子 15g、酸棗仁 20g、遠志 15g、女貞子 25g、當歸 20g、巴戟天 20g、菟絲子 25g、沙苑子 25g、玄參 15g、熟地黃 30g、山茱萸 30g、山藥 30g、牡丹皮 15g、茯苓 15g、澤瀉 15g。

【用法】共研細末，每次 5g，每日 3 次，沖服。

三、氣血虧虛

【主證】精子存活率下降，活力減弱，精液量或多或少，四肢乏力，頭暈眼花，唇色淡白，面色無華，舌淡，脈弱。

【治則】健脾益氣養血。

【方藥】黃耆 50g、當歸 25g、鹿角膠 15g、阿膠 15g、紫河車 50g、韭菜子 30g、丹參 40g、赤芍 15g、人參 30g、何首烏 40g、炒白朮 50g。

【用法】共研細末，每次 5g，每日 3 次，沖服。

四、精室伏熱

【主證】死精多或全為死精，精液黏稠不液化，或為血精、膿精，少腹睾丸脹痛，小便灼熱或頻數，或射精痛等，舌紅，苔黃膩，脈數或弦數。

【治則】清解精室伏熱，佐以活血通竅。

【方藥】知母 15g、黃柏 10g、生地黃 30g、白芍 15g、牡丹皮 25g、金銀花 10g、當歸 15g、續斷 25g、野菊花 15g、白花蛇舌草 30g、白茅根 30g。

【用法】水煎服，每日 2 次，每次 200ml。

其他療法

一、中藥驗方

1. 海馬（炙）研細粉，每次 1～2g，每日 2～3 次，黃酒送服。

2. 韭菜子炒熱研粉沖服，每日 2 次，每次 5g。

3. 蛤蚧 1 對研粉，早晚各 5g，沖服，服藥期間忌房事。

4. 當歸、生地黃、熟地黃各 30g，續斷、丹參、金銀花各 25g，赤芍、白芍、王不留行、路路通、香附、菟絲子、山茱萸各 15g，牡丹皮、甘草各 10g，山藥、淫羊藿、川楝子各 20g，橘核 15g。每日 1 劑，水煎服，每日 2 次，每次 200ml。

5. 生地黃、赤芍、萆薢、肉蓯蓉、菟絲子各 25g，黃柏、牡丹皮各 15g，車前子、淫羊藿、枸杞子各 20g。每日 1 劑，水煎服，每日 2 次，每次 200ml。

6. 巴戟天、枸杞子、覆盆子、菟絲子、熟地黃、車前子、淫羊藿各 100g，山藥、酸棗皮、炙龜板、五味子各 60g。共研細粉，每次 10g，每日 3 次，沖服。

二、針灸療法

1. 體針：

取穴關元、中極、命門、腎俞。精子活力減弱、畸形者加足三里、三陰交、太谿穴；計數減少者加蠡溝、次髎穴；不液化者加三陰交、氣海、太谿穴；患前列腺炎加會陰、次髎穴。

【操作方法】刺腹部穴，針感向下傳導致陰莖或會陰部（針尖向下斜刺 1.5～2 吋後用捻轉補法）。其他穴位要求出現局部溫熱或酸脹感，留針 30 分鐘。關元、命門、腎俞、足三里等穴針後加灸，以局部皮膚充血潮紅為度，隔日 1 次，20 次為 1 個療程，療程間隔 7 日。

2 艾灸：

取穴氣海、關元、足三里、三陰交等。艾灸穴位應使其紅潤灼熱為度，每次 20 分鐘，每日或隔日 1 次，3 個月為一個療程。

陰虛火旺，精室伏熱者忌用。

3 耳針：

取外生殖器、皮質下、內分泌、腎、神門，中等刺激，留針 20 分鐘。

三、推拿方法

可於腎區、命門及少腹進行推拿，每日 1～2 次，每次 15～20 分鐘，同時配合自我按摩兜裹外腎法。

四、外治療法

1.白芥子、毛茛等份，外敷關元穴，使穴位處皮膚潮紅，起疱後，揭去藥物，每隔 5 日 1 次，10 次為 1 個療

程。

2.小茴香、炮薑等份，研細粉用少許蜂蜜或蛋清調敷神闕穴，外蓋敷料固定，5～7 日除去，可反覆數次。主要適於腎氣虛損所致者，而精室伏熱者則不宜。

五、飲食療法

1. 驢肉適量，水煮，加豆豉、五香粉及食鹽調味，熟後食用；或驢肉 250g，枸杞子、韭菜子、淫羊藿各 15g，食鹽適量煮熟，棄藥渣，食肉飲湯。

2. 龜肉、小公雞肉各 150g，加水適量燉熟，調味食用。

3. 淫羊藿 50g，米酒 500ml。將淫羊藿置米酒中浸泡，20 日後可飲服，每日 1 次，每次 10～25ml。有振奮精神，促進精液分泌的作用。

4. 狗鞭 20g，清水泡發，洗淨用油沙炒酥，再用溫水浸泡半小時，然後與洗淨的羊肉 100g 同放入沸水鍋中共煮，放入適量的花椒、生薑、料酒、肉桂，煮沸後改用小火煨至七成熟。

最後將巴戟天、菟絲子各 15g，肉蓯蓉 10g 裝入紗布袋內，紮好口放入鍋內繼續燉至狗鞭、羊肉爛後撈出，切成塊放碗內，加味精、食鹽、植物油調好味，吃肉喝湯。適用於腎陽不足所致的死精過多症。

醫家提示

有以下 3 點提示：

① 平時儘量避免射線及高溫。

② 部分患者可繼發於前列腺炎、精囊炎、睾丸炎等。在治療死精過多症的同時，也應同時治療原發病。

③ 養成良好的生活習慣，起居有常，不妄作勞，積極參加各種健身及文娛活動，以增強體質。

④ 節制性生活，注意保精。

✳ 第七節　秘方治性交受風

【組成】金銀花 30 克、生甘草 20 克、苦瓜乾 20 克、鬼箭羽 15 克。

【主治】男女性交不慎受風。

【用法】上藥加水 500ml，煎取藥 200ml，一次飲用。

【病例】劉××男，32 歲，修路班班長。1981 年，離家外出修路，4 月 25 日妻子來訪，是夜性交時不慎受風。當即發高燒，經醫生出診，打針服藥無效，來家請余出診。

外貌面紅目合，半昏迷，探之體溫 39.8℃，茶水不入，六脈沉微欲絕，狀甚危殆，診為色風病。黃岩《醫學精要》內載此病，詢其妻方知性交後才發病，遂投以上方，一服而熱降至 38℃，再服一劑，熱退而癒。

【按語】色風病，醫籍少見，實為《傷寒論》內之少陰症也。性交後腎已虛，不慎風邪直襲腎臟，故現脈微細，但欲寐，面紅為戴陽，邪在腎而腰痛。銀花、甘草、苦瓜乾，能解病毒消炎退熱；鬼箭羽直入腎臟而驅邪外出。用麻黃附子細辛湯亦可，但不及上方之奇效平穩也。

此方乃我業師以重金買得之秘方，用之確有奇效，我

用此方救治了不少危重色感病人，今特公諸同道以廣使用，以利病人焉。

【按語】性交時受風，而發生急性症狀，民間常稱之為馬上風或馬下風。《國家級名老中醫驗方大全》中載有張炯標介紹的秘方治療性交受風，摘編於此，以利弘揚。

✳ 第八節　附睪鬱積症證治

本病是由於輸精管結紮術後，或強烈性慾而不能隨願所引起的。臨床以單側或雙側陰囊墜脹疼痛、附睪腫大為特徵。

男性結紮術後 3~6 個月，出現陰囊重墜脹痛，並牽引兩側精索、下腹部及腰部痠痛，每在勞累或房事後加重。若因性慾亢進所引起的，排精後可即刻緩解。同時，雙側附睪明顯增大、質硬、表面不光滑，或有高低不平的硬性結節。嚴重者可造成附睪管壁破裂，精液外溢而形成精液肉芽腫。

武當道教醫藥認為此病類似「陰痛」範疇。認為本病是因血瘀濕阻或陽虛不運，導致經脈不暢，肝經失和而形成。

【治則】清熱利濕，理氣活血。

【方藥】赤芍 15g、當歸 15g、川芎 10g、紅花 10g、桃仁 10g、橘核 10g、川楝子 10g、小茴香 10g、澤瀉 20g、茯苓 20g、豬茯苓 20g、白花蛇舌草 30g、黃柏 10g、知母 10g、甘草 10g。

【用法】水煎服，每日 1 劑。

✻第九節　精液不液化症證治

患者無自覺症狀。只有精液排出體外，經實驗室檢查24小時，不能正常液化。

精液不液化武當道教醫藥認為與「腎虛」有關。多由房事不節、陰虛火旺或精宮虛寒，陽不化陰，或濕熱下注，阻滯陽道，精濁混染而不化。

【治則】溫腎化濁，清利濕熱。

【方藥】菟絲子20g、淫羊藿20g、續斷20g、巴戟天15g、澤瀉20g、白茅根20g、萆薢20g、茯苓20g、車前子20g、丹參30g、黃柏15g、黃芩10g。

【用法】水煎服，每日1劑。

✻第十節　隱睾證治

隱睾指睾丸不能到位於陰囊。陰囊一側或兩側較小，有發育不全的外表。腹股溝部的膨出表示睾丸的所在處。常可觸知未降的睾丸。輕巧地用手指將睾丸推向陰囊，可測知睾丸的能動性。如隱睾為纖維帶粘連所牽引，則很少能移動，多需手術治療。

超音波：精路造影可確定睾丸位置及形態。本病屬武當道教醫藥的「天宦」範疇。多見於嬰幼兒。認為多為先天不足，腎陽虧損所致。症現睾丸未降，陰囊空虛，伴有畏寒肢冷，大便稀溏，舌質淡、苔薄白，脈細弱。

【治則】補腎溫陽，益精補血。

【方藥】熟地20g、菟絲子15g、山藥15g、枸杞子

20g、當歸 15g、鹿角膠 10g（烊化）、仙茅 10g、淫羊藿 10g、肉桂 6g（後下）、人參 10g、黃蓍 30g

【用法】水煎服，每日 1 劑。（若幼兒用此方，每劑藥分 3~5 天服用。）

單側隱睪丸以手術固定最為有效。術中若發現睪丸發育不良，有惡變可疑者，應將睪丸切除。

✳ 第十一節　舉而不堅證治

舉而不堅比早洩、陽痿要好得多。但也是一種男性的疾病，造成此病的原因主要是房事過度、腎虛、體弱所造成。此病主要靠食療食補和養成良好的生活習慣，節制房事，克制情慾，就能很快治癒。

再堅持用以下驗方煎服泡腳，既能防病治病又能保持健康。

【方 1】韭菜根 50g、淫羊藿 20g、蘆根 15g、公雞腎 3 對。

【用法】煮水服用，每日 1 劑。

【方 2】松葉（針）20g、松花 15g、松根 30g。

【用法】煮水泡腳，每日 1 劑。

✳ 第十二節　疲乏症證治

疲乏症屬於亞健康狀態的反應，表現為腰痠腿痛、精神不振、四肢無力，而到醫院檢查又沒有什麼大病，一切生理機能均正常，因此稱疲乏症，又稱疲勞過度。

調節好自己的情緒，減輕勞動強度，增加睡眠時間的

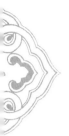

同時採用以下驗方煎服，就能取得很好的治療效果。

【方1】枸杞子 20g、不老草 20g、松花 10g。

【用法】水煎服，每日 1 劑。

【方2】茅草根 15g、香椿枝 30g、牡蠣 50g。

【用法】水煎服，每日 1 劑。

【方3】柏實 30g、柏葉 20g、竹葉 15g、製首烏 30g。

【用法】水煎服，每日 1 劑。

【方4】青蒿 50g、白糖 10g。

【用法】水煎服，每日 1 劑。

✳ 第十三節　尿道結核症證治

本病主要表現為尿道有分泌物，是由尿道黏膜潰瘍所致，並有尿道灼熱、隱痛、溢血、尿血。晚期可引起尿道狹窄，出現排尿困難，尿流變細，排尿無力，尿道形成粗索條狀，結核性炎症也可向尿道周圍陰莖海綿體浸潤，形成尿道周圍膿瘍或尿道瘻。

實驗室檢查，血沉可增快，泌尿系統造影和尿道鏡檢查取活組織檢查有助確診。

武當道教醫藥認為，本病係足厥陰肝經氣滯、肝腎虧虛、痰濕乘虛下注凝結於玉莖而發病。臨床表現為腰痛膝軟、尿道灼痛、隱痛、流膿、尿血、小便黃赤、排尿困難、舌紅少苔、脈弦細數。

【治則】補肝益腎，化痰利濕，清熱止血。

【方藥】生地、鱉甲、熟地各 30g，山萸皮、旱蓮

草、女貞子各 20g，夏枯草、白花蛇舌草各 30g，大貝母、山藥各 15g，白茅根、車前子各 20g，生甘草 10g。

【用法】水煎服，每日 1 劑。

✳ 第十四節　精囊囊腫證治

精囊囊腫是睪丸或附睪部的囊性腫病，囊腫內含精子。初起大多無主訴症狀，偶爾有輕微疼痛或下垂感，囊腫呈圓形，手摸界限清楚，因精子常儲存在此囊內，性交時排出精液中含精子量減少，可造成不育。

武當道教醫藥認為，陰囊屬足厥陰肝經，故此病為肝鬱氣滯，痰濕內阻所致。雖為良性腫瘤，但因能影響性生活與生育能力，故應盡早治療。如腫瘤較大，疼痛及下垂感明顯者，內治法效果不佳者，應極早手術治療。

【內治方則】疏肝理氣，化痰散結。

【方藥】當歸 15g、白芍 20g、生地 20g、柴胡 10g、山梔 10g、貝母 10g、橘核 10g、夏枯草 30g、白芥子 20g、元參 20g、膽南星 10g、川楝子 10g、烏藥 10g、香附子 10g、海藻 20g。

【用法】水煎服，每日 1 劑。

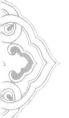

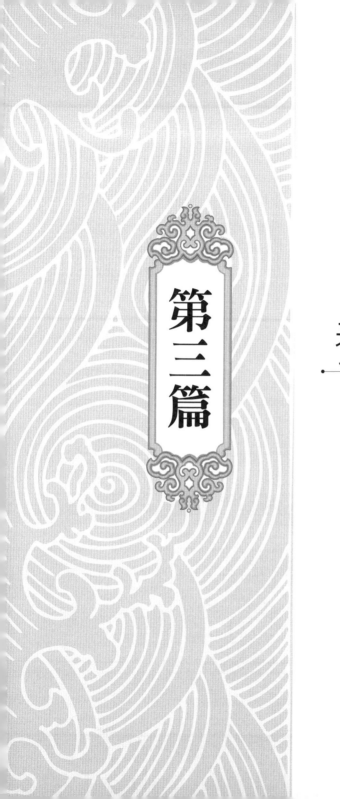

第三篇

養生保健

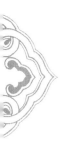

武當道醫 **男科臨症** 靈方妙法

第一章
武當道教醫藥養生方藥介紹

武當道教醫藥是中國醫學遺產中的一顆璀璨明珠，她不但具有科學的自成體系的醫學理論，而且在臨床實踐上積累了眾多經驗，創造了難以數計的著名方藥，為中華民族的生息做出了重大貢獻。歷代前賢大德們根據武當道醫理論和自身體驗創製了許多著名方藥，這些方藥，很多是創方者根據自己身體需要，為了強身健體，抗拒疾病以達到道教醫藥一向追求的「長生久視」為目的，而創造出來的。所以這些方藥中，養生方藥占有很大的比重，起到了祛病健身、延年益壽的醫療作用。

具體來說，養生方藥也具有不同的屬性，要因人、因時、因地而宜，即按照武當道教醫藥的「天人合一」「整體觀念」「辨證施治」來選擇適宜的補養良方，切莫胡補亂補，反而釀成大害。

武當道教養生方藥大體可分為益氣補血、滋陰壯陽、延年益壽、健腦定神、養顏美容、藥膳食療等多個方面。本章按療效將武當道教醫藥養生方藥分類擇優加以介紹。

※ 第一節　益氣補血養生方

人體賴以生存者，唯氣與血，血以養形，氣以養神，血少氣虧，則疾病頓生。因此，歷代道醫又有十分重視血

與氣的養護，認為這是養生的關鍵所在。

著名的養血益氣藥物有人參、黃蓍、當歸、白芍、肉桂、鹿角、鱉甲等等，透過配伍，使之既具有補益作用，又不致亢而為害。這一類方藥適用於慢性消耗性疾病的患者，也適用於老年體衰、精血俱耗的中老年人。

方藥1：武當雙補丸

【組成】鹿角（鎊細，以真酥60g，無灰酒500g煮乾，慢火炒令乾）250g，蒼耳（酒浸一宿，炒乾）250g，麋角（鎊細，以真酥60g、米醋500g煮乾，慢火炒乾）250g，當歸150g（細切，酒浸一宿，焙乾），山藥、白茯苓（去皮）、黃蓍（蜜炙）各120g，人參（去蘆頭）、沉香、沙苑蒺藜（揀去土，洗淨，焙乾）、遠志（去心）、肉蓯蓉（酒浸一宿，切焙乾）各60g，附子（炮，去皮臍）30g。

【製法】上為細末，用酒1.8升，糯米160g，煮爛，和搗，丸如梧桐子大。

【用法】每服50丸，晨空腹溫酒或鹽湯送下。

【功效主治】補虛損，生精血，去風濕，明目悅耳，強健腰腳，和悅陰陽，既濟水火，百疾不生。

方藥2：二至丸

【組成】熟地黃（酒蒸）、龜板（酒浸、酥炙）、白朮（麩炒）、黃柏（酒浸，炒）各90g，知母（酒浸炒）、當歸（酒洗）、生地黃（酒浸）、白芍藥（酒炒）、麥冬（去心）各120g，天冬（薑炒）60g，女貞子（冬至採集，酒浸三日，曬乾）120g，旱蓮草（夏至採集，洗淨，曬乾）

120g。

【製法】上為細末，棗肉同煉蜜為丸，如梧桐子大。

【用法】每服 50 丸，空腹、午前服。服至 100 日，逢火日摘去白髮，生出黑髮是其驗也。

【功效主治】補虛損，暖腰膝，壯筋骨，明眼目，調養元氣，滋益腎精，烏髮。

方藥 3：十補丸

【組成】黃耆（蜜炒）30g，熟地黃（酒浸 9 次，陳米飯蒸）30g，白茯苓、山藥、枸杞子、肉蓯蓉（去皮）、牛膝（去蘆）、香附子各 30g，何首烏（酒浸 9 次，與黑豆蒸曬 9 次，不見鐵器）60g，黃精（酒浸，蒸曬 9 次，不見鐵器）60g。

【製法】上為細末，醋煮蒸餅糊丸，如梧桐子大。

【用法】每服 50 丸，晨空腹溫酒送下，鹽湯亦可。年 50 以下者用枳殼，以上者用香附子麩炒去毛，煎湯送下。

【功效主治】一補神，二補精，三補氣，四補骨，五補血，六補肉，七補丹田，八補髓，九補腦，十補智。

方藥 4：八製茯苓丸

【組成】白茯苓 1250g（須皮光結實者，去皮，打碎如棗核大，分為 8 份），黃耆 180g（切片，水 1.2 升，煎至 600ml，煮茯苓 1 份，乾為度），肉蓯蓉 120g（酒洗，去筋，水 1.2 升，煎至 600ml，煮茯苓如前），人參 180g（水 1 升，煎至 600ml，煮茯苓如前），甘枸杞 180g（水 1.9 升，煎至 600ml，煮茯苓如前），補骨脂 150g（1.9

升，煎至 600ml，煮茯苓如前），何首烏 250g（用黑豆 750g，煎水 1.5 升，浸首烏，春秋 2 日，夏 1 日，冬 3 日，淨浸過首烏豆汁，煮茯苓如前），秋石 120g（水 600ml 化開，煮茯苓如前），人乳 250g（煮茯苓如前）。

【製法】將製過茯苓放入石臼內搗為細末，用米篩篩過，上甑蒸熟，眾手為丸，如梧桐子大。

【用法】每服 40 丸，早晚各 1 服，欲生子者，鹽湯送下，烏鬚明目，用白開水送下。

【功效主治】男性壯筋骨，生精血，烏鬚髮，女性滋顏色，暖子宮，調經氣。治療一切虛損。

方藥 5：萬安丸

【組成】肉蓯蓉 120g（酒浸），乾山藥、五味子各 75g，炒杜仲 90g，牛膝（酒浸）、菟絲子（酒浸）、澤瀉、白茯苓（酒浸）、熟乾地黃、當歸、山茱萸各 60g（去核），巴戟 90g（去心），赤茯苓（去皮）60g。

【製法】上為細末，用蓯蓉末 250g，酒熬膏和為丸，如梧桐子大。

【用法】每服 50～70 丸，空腹溫酒送下。

【功效主治】補下元，起陰陽，安魂定魄，和三焦，散瘀積聚，消五穀，安臟腑，除心中伏熱，強骨輕身，明目，去冷防風。治療下元極虛。

方藥 6：大力丸

【組成】蒺藜（酒炒，炒，去刺）、白茯苓、白芍、蓯蓉（酒洗）、杜仲（酥炒）、菟絲子（酒煮）、續斷、當歸、覆盆子、威靈仙、破故紙、薏苡仁各 45g，牛膝（酒

洗）、無名異、自然銅（醋煅 7 次）各 30g，乳香、沒藥、硃砂（飛過）、血竭、青鹽各 15g，天雄 60g（童便浸 5 日），象鱉 10 個（去頭足翅，如無，用土鱉），跳百丈 10 個（去足），龍骨 60g（酥油炙）。

【製法】上為細末，煉蜜為丸，每丸重 7.5g。

【用法】每服 1 丸，早晚鹽湯或黃酒送下。少時，用力行動，散於四肢。

【功效主治】增力。治療四肢無力，筋脈拘攣不舒。

方藥 7：仙方三補丸

【組成】破故紙 90g（隔紙炒令香熟），白茯苓 30g（去皮），沒藥 30g（無灰酒浸）。

【製法】上候沒藥酒浸如飴糖樣，用前 2 味為末，酒糊為丸，如梧桐子大。

【用法】每服 20～30 丸，晨空腹白開水送下。

【功效主治】補腎氣，益心血。治療諸虛百損。

方藥 8：助神丸

【組成】何首烏（用千里水淘高粱米泔水浸軟，用竹刀去皮，曬乾，赤白各半）900g，生地黃（投於水中，揀沉底者，天柳木甑中鋪勻，瓦釜中用千里水，木甑安於釜上，桑柴火蒸，蒸得氣通透，日中曬乾，用生地黃自然汁灑勻，再曬乾，如此蒸曬 9 次，曬乾用）300g，當歸（淨洗，去蘆頭，焙乾）210g，穿心巴戟 210g（酒浸，焙乾），五味子（去枝，炒，焙乾）210g。

【製法】上藥同於木杵臼內搗羅為細末，用地黃自然汁，銀器熬成膏為丸，如梧桐子大，用瓷器貯放。

【用法】每服 70 丸，晨空腹，晚食前各進一服，用溫酒與地黃煎各一半相和送下。

【功效主治】滋陰助陽，益血氣，黑鬚髮，潤澤肌膚，榮養肌肉，明目，壯筋骨，益精補髓。治療諸虛陽痿，鬚髮早白，肌膚枯槁，兩目昏花。

方藥 9：秘傳固本丸

【組成】人參、生地、熟地、麥冬（去心）、菟絲子（酒製）、枸杞子、覆盆子、小茴（鹽炒）、五味子、肉蓯蓉、巴戟、山藥、山茱萸（去核）、牛膝（酒製）、杜仲（薑炒絲盡）、當歸（酒製）、茯苓（去皮）、川椒（去目合口，炒）、木通、黃耆（蜜炙）各 60g，官桂 15g，黃柏（酒炒）120g，知母（去皮，酒炒）120g，炒破故紙 30g。

【製法】上藥製淨，煉蜜為丸，如梧桐子大。

【用法】每服 70～80 丸，晨空腹鹽湯或酒送下。

【功效主治】生精血，補五臟，除百病，美容顏，平補氣血，兼補下元諸虛，治療諸虛百損。

方藥 10：菟絲子丸

【組成】菟絲子（水淘去浮，酒浸 7 日，另搗取末）60g，萆薢 60g，黑狗脊骨並脊髓（炙焦）45g，肉蓯蓉（酒浸一宿，切，焙）120g，熟黃柏（酒炒）120g，知母（去毛，酒炒）120g，炒破故紙 30g，虎脛骨（酥炙）30g。

【製法】上藥製淨，煉蜜為丸，如梧桐子大。

【用法】每服 70～80 丸，晨空腹鹽湯或酒送下。

【功效主治】生精血，補五臟，除百病，美容顏，平

補氣血，兼補下元諸虛。治療諸虛百損。

方藥 11：防饑救生四果丹

【組成】栗子（去殼）、紅棗（去皮核）、胡桃（去殼皮）、柿餅（去蒂）各等份。

【製法】入甑蒸 2 小時取出，石臼中杵搗為厚餅，曬乾收貯，冬月修合備用。

【用法】凡饑者與食 1 餅，茶湯任嚼服，腹中氣足自飽，一餅或耐用 5 日，再服不限日數。

【功效主治】補腎水，健脾土，潤肺金，清肝木，平心火。

方藥 12：道藏斑龍黑白二神丹

【組成】鹿茸 60g（酥炙），陳皮 60g，當歸 120g（酒洗淨），鮮地黃 250g（取汁為膏），茯神 60g（人乳拌），鐘乳粉 30g（水飛），人參 120g，柏子仁 60g，枸杞子 60g，麥門冬 30g，生地黃、白朮各 60g，沉香 15g。

【製法】上為末，煉蜜為丸，如梧桐子大。

【用法】每服 50～60 丸，秋石湯送下。

【功效主治】和五臟，壯精神，駐顏美髮，補羸瘦。治療虛損怯症，五勞七傷，氣血俱虛，顏色憔悴。

方藥 13：辟穀丹

【組成】大黑豆 30kg（淘淨，蒸 2 遍，去皮），火麻仁 18kg（水浸一宿，蒸 3 遍，令開口）。

【製法】乾服，以飽為度，不食其他任何食物。

【功效主治】辟穀，強身，駐顏。

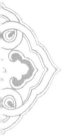

方藥 14：彭祖煉臍法

【組成】兩頭尖 15g，乳香、沒藥（穀製法油）、廣木香各 3g（為末），青鹽 30g，五靈脂 15g，麝香 3g、針砂 3g。

【製法】上前 5 藥與後藥分別為末，用苦蕎麥麵水和做 1 圈圍定臍，約 2.5cm 厚，中空如錢大，內先用後末填臍內 0.3cm 厚，次用前末填滿，以 0.2cm 厚槐皮（去粗皮）剪一圓（如面圈口大），皮上針眼，將藥蓋上。用棉紙捲好陳蘄艾如大指大，切作 0.3cm 厚餅子 49 個。

【用法】放槐皮上灸之，每餅燒盡放上一餅再灸，發 49 餅盡為度，灸至 8～9 壯，覺內熱即換新藥及新槐皮。如欲煉時，先將磁石磨酒服 150～200ml，遇肚飢只管放下用飯，後又灸。

【功效主治】除百病，進飲食，長肌膚，健下元。治療諸虛。

✳ 第二節　滋陰壯陽養生方

陰與陽，是自然界中相互對立而又統一的矛盾對立體。武當道教醫藥利用陰陽的各自屬性，取類比象用之於人體，既樸素地解釋了人的生、長、壯、老、死的自然演變生理過程，也解開了陰陽失衡，陰陽對抗，陰陽消長所致的病理機制。

具體到人體，陰代表了精、血等一切有形的物質，是人賴以生存的物質基礎；陽代表了人體的一切機能活動，是人體外在活動的表現方式。二者缺一不可，一旦失去平

穩，將會導致疾病。因此，養生者必須要注意維護人體的陰陽平穩。滋陰壯陽的著名藥物有熟地、山萸、巴戟、杜仲、枸杞、山藥、鎖陽、陽起石、五味子、附子等。

滋陰壯陽養生方適用於陰陽俱衰，精虧血少之患者，對於操勞過度、精神疲憊、高度緊張的人也有調整作用。

方藥1：六味地黃丸

【組成】熟地黃24g，山萸肉、山藥各12g，澤瀉、牡丹皮、白茯苓（去皮）各9g。

【製法】上為末，煉蜜為丸，如梧桐子大。

【用法】每服3丸，空服溫開水化下。

【功效主治】滋腎水，補肝木，制虛火。治療肝腎陰虛火旺之頭暈目眩，耳聾耳鳴，腰膝痠軟，遺精盜汗，骨蒸潮熱，五心煩熱，失血失音，血枯閉經，小兒囟門不合，五遲，五軟。

方藥2：腎氣丸

【組成】乾地黃240g、山藥、山茱萸各120g，澤瀉、茯苓、牡丹皮各90g，肉桂、炮附子各30g。

【製法】上為末，煉蜜為丸，如梧桐子大。

【功效主治】久服壯元陽，益精髓，活血駐顏，強志輕身。治療腎陽不足，腰痛腳軟，下半身常有冷感，舌質淡胖，脈虛弱尺部沉細，以及痰飲、水腫、消渴等由腎中陽氣虛衰而致者。

方藥3：巴戟丸

【組成】巴戟天（去心）45g，肉蓯蓉（酒浸，去皺皮，切，焙）60g，牛膝（去苗，同蓯蓉酒浸）30g，山藥

30g，杜仲（去粗皮，炙、銼）45g，續斷、蛇床子各30g，菟絲子（酒浸，焙，分別搗碎）40g，白茯苓（去黑皮）30g，山茱萸、五味子各40g，遠志（去心）30g。

【製法】上為末，煉蜜為丸，如梧桐子大。

【用法】每服 30 丸，晨空腹溫酒送下，待晚再服。

【功效主治】服藥 50 日後，筋骨健壯，100 日後面如童顏，久服令人精滿髓充，多子。治療虛勞，腎氣衰弱，小便白濁，陰囊濕癢，羸瘦多忘，面無顏色，女性陰道衰弱。

方藥 4：大還丹

【組成】淫羊藿（剪去邊毛，羊油炒）300g，地黃（酒浸，9 蒸 9 曬）360g，金櫻子（去心毛，酒浸）240g，破故紙（酒浸）240g，仙茅（酒浸）240g，當歸（酒浸）、石斛（酒浸）各 180g 菟絲子（酒洗）150g，麥冬（去心，炒）、白菊花各 126g，杜仲（鹽水炒）120g，肉蓯蓉（酒洗，去筋膜，焙乾）120g，炒山藥 120g，白蒺藜（砂鍋炒）120g，炒沙蒺藜 120g，炒續斷、青鹽各 96g，巴戟肉（酒洗）、白茯苓、炒牡丹皮、小茴香（酒浸）、楮實子（酒浸）、覆盆子（酒浸）、淮牛膝（酒浸）、遠志肉（甘草水炒）、炒澤瀉、炒石菖蒲各 90g，天冬（曬乾）63g，炒北五味 60g，胡蘆巴（酒浸）60g，核桃肉 500g，豬腰子 12 個，羊腰子 12 個。

【製法】上藥各為細末，將腰子切開，以藥塞滿為度，不必盡入，麻繩縛定，放蒸籠內蒸熟，曬乾，連腰子搗成細末，用白蜜 3～3.5kg 煉熟，和藥為丸，如梧桐子

大。

【用法】每早晚服用 6～9g，淡鹽湯送下。

【功效主治】水火兼補，壯元陽，暖丹田，益精神，飲食增加，筋力強健，百症不生。

方藥 5：回陽無價至寶丹

【組成】川楝子（取肉）、烏藥各 60g，川牛膝、熟地黃、蛇床子、茯神、穿山甲、肉蓯蓉、巴戟、五味子、人參、澤瀉、大茴香、檳榔各 30g，乳香 9g，沉檀香各 15g，鳳眼草 6g，鹿茸、仙靈脾、甘草、破故紙、菟絲子、胡蘆巴、蓮心各 15g。

【製法】上為細末，煉蜜為丸，如梧桐子大。

【用法】每服 30 丸，晨空腹以好酒送下。

【功效主治】補虛益腎，固精壯陽。治療五勞七傷，四肢無力，下元虛冷，夜夢遺精，陽痿。

方藥 6：壯陽丹

【組成】仙茅、蛇床子、五味子、白茯苓、蓯蓉、山藥、杜仲各 30g，韭子、故紙、巴戟、熟地、山茱萸、菟絲子各 60g，海狗腎 1 枚，紫梢花 30g。

【製法】用雄雞肝 2 副，搗成 1 塊，陰乾，為末。用雄雞肝、腎、雄鱉肝、腎各 1 副，以鹽、酒、花椒末蒸熟搗爛，和入前藥，再用酒煮山藥糊為丸，如梧桐子大。

【用法】每服 100 丸，晨空腹以鹽湯送下。

【功效主治】壯陽補腎。治療腎虛陽痿。

方藥 7：壯陽丸

【組成】肉蓯蓉 30g（酒浸一宿），五味子 30g，蛇床

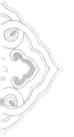

子 30g，菟絲子（酒浸煮爛，曬乾）30g，杜仲（薑汁炒去絲），牛膝（去蘆，酒洗淨）120g，黃柏（蜜炙）120g，知母（蜜炒）90g，胡桃肉（湯洗去皮）240g。

【製法】上為細末，春、夏用粥，秋、冬用煉蜜，其粥用糯米100g煮之，將胡桃肉搗爛為膏，和勻為丸，如梧桐子大。

【用法】每服50～80丸，空腹以鹽湯或酒送下，2～3日1服，或與固精丸間用。

【功效與主治】強壯陽道，固腎澀精。

方藥8：補天丹

【組成】驢腎60g，製黃菁150g，柏子仁45g，杜仲90g，白朮150g，川附子45g，山萸肉60g，五味子45g，白參、白芍各90g，茯苓75g，龍骨60g，破故紙、菟絲子各90g，枸杞子120g，砂仁18g，巴戟135g，熟地120g，當歸90g，覆盆子45g，鹿膠90g。

【製法】上為細末，以蜜為丸，每丸重6g。

【用法】每服1丸，早晚食前各1服，白開水或淡鹽湯送下。

【功效主治】添精壯陽，補氣生血，強壯。治療腎虛滑精，陽痿不舉，早洩，精液清冷及氣血衰弱，瘦弱難支，食少便溏，氣息微弱，動則氣喘，腰痠腿軟，健忘怔忡，自汗暈眩，寐而不實。

方藥9：紫芝丸

【組成】紫芝150g，硃砂6g，白石英60g，石決明30g，黃連15g，黃芩、茯苓各15g，白礬、冬瓜子各

15g。

【製法】上為細末，煉蜜為丸，如梧桐子大。

【用法】每服 10 丸，食前溫酒送下，1 日 3 次。

【功效主治】降心火，益腎水，秘真氣，健陽事。

方藥 10：千金封臍膏

【組成】天門冬、生地黃、熟地黃、木鱉子、大附子、蛇床子、麥門冬、紫梢花、杏仁、遠志、牛膝、肉蓯蓉、官桂、肉荳蔻、菟絲子、虎骨、鹿茸各 6g。

【製法】上為末，入油 620g，文武火熬黑色，去滓，澄清，入黃丹 250g，水飛過，松香 120g 熬，用槐柳條攪，滴水不散為度，再下硫黃、雄黃、硃砂、赤石脂、龍骨各 9g，為末入內，不用見火，將藥微冷定，再下膃肭臍 1 劑，阿芙蓉、蟾酥各 9g，麝香 3g，陽起石、沉木香各 9g，俱不見火，上為細末，入內，待藥冷，下黃蠟 18g，貯瓷器盛之，封口放水中，浸 3 日，去火毒，取出攤緞子上，或紅絹上亦可。

【用法】貼臍 60 日再換。

【功效主治】存精固漏，活血通脈，壯陽助氣，返老還童。治療男性下元虛冷，陽痿滑精，小腸疝氣，痔疾，單腹脹滿，並一切腰腿骨節疼痛，半身不遂，女性子宮久冷，赤白帶下，久不坐胎。

方法 11：龜齡集

【組成】鹿茸 45g（砂罐內煮一晝夜，取出，埋土中一宿，曬乾為末），穿山甲 30g（火酒煮軟，瓦焙），生地 24g（人乳浸一宿，曬乾），熟地 18g（酒內浸一宿，瓦

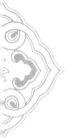

焙），石燕子（堅圓者）1 對（好酒浸一宿，燒紅，投薑汁內浸透），蓯蓉（酒浸一宿，麩炒為末）27g，附子（蜜水浸 2 小時，白水煮 2 小時，焙乾為末）9g，雄雀腦 10 個（加白礬 0.3g，攪勻攤紙上，曬，為末），紅蜻蜓 10 對（5 月 5 日取，酒浸一宿，為末），鎖陽（黑而實者，酒浸一宿，新瓦焙，為末）12g，砂仁（去皮，為末）12g，甘草（炙老黃色，為末）9g，太乙丹（用枸杞子蜜酒浸，曬乾，為末）15g，補骨脂（米泔浸）12g，辰砂（蕎麥麵包，煨，去麵，研）8g，白鳳仙子（8 月半取井水浸一宿，瓦焙）8g，紫梢花 10g（酒浸一宿，瓦上隔紙焙），青鹽（河水略洗）12g，細辛（醋浸一宿，曬）3g，地骨皮（蜜水浸一宿，曬）12g，杜仲（麩炒去絲，童便浸一宿）18g，淫羊藿（入乳拌炒）9g，當歸（酒浸一宿，焙）15g，小丁香（花椒水煮半小時）8g，天門冬（酒浸半日，焙）24g。

【製法】上為極細末，和勻，裝瓷罐內，沙泥封口，重湯煮 2 小時，取出，開口露一宿，捏作 1 塊，入金盒內，如無金，以銀代之，重 600g，鹽泥封口，外用紙巾泥再封包成圓球，日中曬乾。用鐵鼎罐 1 個，將球入中間以鐵絲十字拴緊，懸於罐中。將黑鉛化開，傾入鼎內，以滿為度，冷定。再用一缸貯桑柴灰半缸，安罐在中以半截埋灰內，其上半截旁以炭圍之，平罐口為度，必離罐 3 指許，次將炭燒著，每晚 7 點，早 9 點換碳一次，連續燒 21 天。取出金（或銀盒）盒，取出藥，其氣奇香撲鼻，入瓷罐收貯，蠟封口，勿洩氣。

【用法】每服 0.2g，漸加至 0.6～0.9g，置手心內舌舔入口，黃酒送下。藥後渾身燥熱，百竅通暢，丹田微癢，痿陽立興。

【功效主治】益精補虛，堅齒黑髮，明目。治療陽痿洩遺，不育，命門火衰，精寒腎冷，久無子嗣，五勞七傷。

方藥 12：大茯苓丸

【組成】白茯苓（去黑皮，銼碎，水浸 49 日，每 7 日一易水，日足，蒸一晝夜，卻入水中安羅子內，以手緩緩去筋脈令淨，澄，取出曬乾，為末）750g，柏葉（採嫩枝上者，蒸令黃色）750g，芝麻（水浸一宿，曬乾，炒，才聞一兩聲即出之，以淨磚兩口磨取之）750g，車前子750g，炒粳米 750g，大豆黃（炒令焦，取黃）750g，蔓荊子（水煮一晝夜，曬乾）750g，地骨皮（去粗皮）750g，人參（蒸 1 小時，曬乾）1.5kg，炒黍米 375g，麥門冬（去心，焙）375g，茯神（去木）375g。

【製法】若次日欲服，隔夜須先服黍米粥 1 杯，次日清晨服 50 丸，溫清酒或粥飲。

【用法】各藥研極細麵，合勻，煉白蜜為丸，如桐子大。

【功效主治】強健氣力，輕便四肢，聰明耳目，久服補精髓，安魂魄，耐寒暑。治療脾虛氣弱，肌肉消瘦，四肢覺重無力，耳目失聰。

方藥 13：大增力丸

【組成】大肉蓯蓉（酒洗，去鱗甲）120g，茯苓

120g，川牛膝、當歸各 30g，大鱔魚 1 條（重 1kg，炙乾）。

【製法】上為末，以黃精自然汁為丸，如彈子大（約每丸重 10 g）。

【用法】每服 1 丸，1 日 2 次。

【功效主治】倍增氣力。治療腎虛血少，筋骨失養，四肢緩弱無力。

方藥 14：天雄丸

【組成】天雄（炮裂，去皮臍）60g，肉蓯蓉（酒浸一宿，刮去皺皮，炙乾）60g，雀卵 49 個，破故紙（酒浸）30g，雄蠶蛾（隔紙微炙）30g，菟絲子（酒浸 3 日，曬乾，別搗為末）30g。

【製法】上為細末，以雀卵並少量煉蜜為丸，如梧桐子大。

【用法】每服 10 丸，加至 20 丸，晨空腹用溫酒送下。

【功效主治】補暖元臟，添精益氣，利腰腳，強筋骨。治療腎元虧虛，腰痠膝軟，四肢痿弱。

方藥 15：全生至寶丹

【組成】人參（去蘆）150g，黃毛鹿茸（去毛）30g，炒白朮 60g，當歸 120g，白芍 45g，橘皮 21g，炙首烏 180g，黃蓍 36g，茯苓 60g，麥冬 90g，山藥 60g，炙遠志肉 30g，杜仲炭 45g，炙巴戟肉 60g，木瓜 21g，炒補骨脂 45g，牛膝 45g，炙五味子 30g，熟地 300g，炙山萸肉 60g，枸杞子 60g，川芎 45g，甘草 9g，二仙膠 60g（即

龜板膠、鹿角膠）。

【製法】上為細末，煉蜜為丸，每丸重 9g，蠟皮封固。

【用法】每服 1 丸，1 日 2 次，溫開水送下。

【功效主治】補氣養血，滋陰益腎。治療男性腎虧遺精，腰痠腿痛，女性產後血氣不足，精神衰弱。

方藥 16：壯本丹

【組成】杜仲（酒炒）30g，肉蓯蓉（酒洗）15g，巴戟（酒浸去骨）15g，破故紙（鹽水炒）30g，茴香 30g，青鹽 15g，雄豬腰子 2 對。

【製法】上為末，將豬腰子分開，入藥在內，用紙包煨熟。

【用法】每次服 1 個，用黃酒送下。

【功效主治】壯腰健骨，補元氣，利大小便，養丹田。治療腎虛腰痛，久則寒冷，腳膝無力。

✳ 第三節　延年益壽養生方

延年益壽，長生久視，自古以來就是修道人們美好的願望。歷代道教醫家莫不在這一專題上深入研究，試圖找出通向延年益壽的捷徑。

透過實踐，確有一批方藥被發掘了出來，具有輕身、延年、駐顏、延緩衰老的功效。著名的延年益壽的藥物包括何首烏、紫河車、松脂、黃精、蒼朮、石菖蒲等，適用於一切中老年人，同時對精力衰憊、未老先衰等患有慢性病的患者也有輔助治療作用。

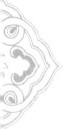

方藥 1：三靈丸　（《聖濟總錄》卷一八七）

【組成】甘菊花（去莖、葉）500g，松脂（煉成者，別研）500g，白茯苓（去黑皮）500g。

【製法】上除松脂外，搗羅為細末，入松脂，煉蜜為丸，如彈子大。

【用法】每服 1 丸，晨空腹溫酒嚼下。

【功效主治】延年駐顏。

方藥 2：王君河車丸

【組成】紫河車 1 具（首生，母體健，男兒胞衣佳，挑血筋，洗數十遍，仍以酒洗，陰乾，煮和各藥），生地240g，牛膝 120g，五味子 90g，覆盆子 120g，巴戟 60g（女子不用），訶藜勒 90g，酸漿草 60g，澤瀉 90g，白菊花 90g，菖蒲 90g，乾漆 90g（炒黃），柏子仁 90g，白茯苓 90g，黃精 60g，蓯蓉 60g（女子不用），石斛 60g，遠志 60g，杏仁 120g（炒黃，去皮尖），黑芝麻 120g。

【製法】上為末，煉蜜為丸，如梧桐子大。

【用法】酒或鹽開水送下 30 丸，服 3 料，顏如處子。

【功效主治】駐顏，益壽。

方藥 3：沉香永壽丸

【組成】蓮肉 500g（先用酒浸 1 日，日後裝入雄豬肚內縫合，將浸蓮肉酒添水煮，豬肚大 1 個，小 2 個，取出曬乾，肚不用），茅山蒼朮 500g（分作 4 份，1 份酒浸，1 份泔浸，1 份鹽水浸，1 份醋浸；春秋 5 日，夏 3 日，冬 7 日），白茯苓 120g，沉香、木香、熟地黃各 30g，五味子、小茴香、炮川楝子、枸杞子、山藥、柏子仁、破故

紙各 60g（用芝麻同一處炒香，去芝麻）。

【製法】上研細末，入青鹽 15g，為末，酒和為丸，如梧桐子大。

【用法】每服 50 丸，加至 70 丸，晨空腹溫酒或鹽湯送下。

【功效主治】大補元陽，滋溢脾胃，調順血氣，添補精髓，不老。

方藥 4：長春不老仙丹

【組成】仙茅（酒浸，洗）120g，山茱萸（酒蒸，去核）60g，白何首（酒浸蒸曬，反覆 9 次）120g，川萆薢（酒洗）60g，何首烏（米泔浸洗，捶碎如棗核大，入黑豆同蒸 2 日，極黑）120g，補骨脂（酒炒）60g，黃精（酒蒸）120g，大懷生地黃（酒洗淨，掐斷曬乾）60g，大懷熟地黃（用生地黃酒浸洗，碗盛放砂鍋內，蒸 1 日極黑，掐斷曬乾）60g，黑脂麻 60g，懷山藥 60g，甘枸杞子 60g，天門冬（水潤，去心）60g，麥門冬（水潤，去心）60g，白茯苓（去皮，人乳浸，曬三次）60g，五味子 60g，小茴香（鹽，酒炒）60g，覆盆子 60g，武當參 60g，嫩鹿茸（酥炙）60g，懷牛膝（去蘆，酒洗）60g，柏子仁 60g，青鹽 60g，川杜仲（去皮，酒炒）60g，當歸身（酒洗）60g，川巴戟（水泡，去心）60g，菟絲子（酒洗淨，入砂鍋，酒煮爛，搗成餅曬乾）60g，肉蓯蓉（酒洗）60g，川椒（去目，微炒）30g，遠志（甘草水泡，去心）60g，鎖陽（炙酥）90g。

【製法】上藥精製，石臼內搗成餅，曬乾，為細末，

煉蜜為丸，如梧桐子大。

【用法】每服 9g，晨空腹酒送下。

【功效主治】滋腎水，養心血，添精髓，壯筋骨，扶元陽，潤肌膚，聰明耳目，寧心益智，烏鬚黑髮，固齒牢牙，返老還童，延年益壽，壯陽種子，卻病輕身。治療諸虛百損，五勞七傷。

方藥 5：延齡固本丹

【組成】天門冬（水泡，去心）60g，麥門冬（水泡，去心）60g，生地黃（酒洗）60g，熟地（酒蒸）60g，山藥 60g、牛膝（去蘆，酒洗）60g，杜仲（去皮，薑酒炒）60g，巴戟（酒浸，去心）60g，五味子 60g，枸杞子 60g，山茱萸（酒蒸、去核）60g，白茯苓（去皮）60g，人參 60g，木香 60g，柏子仁 60g，老川椒、石菖蒲、遠志、甘草、人參、木香、柏子仁各 30g，肉蓯蓉（酒洗）120g，覆盆子 45g，車前子 45g，菟絲子（酒炒爛，搗成餅，焙乾）45g，地骨皮 45g。

【製法】上為細末，好酒打稀麵糊為丸，如梧桐子大。

【用法】每服 80 丸，晨空腹溫酒送下。

【功效主治】延齡固本，壯陽事，駐顏色，烏鬚髮，強健身體。治療五勞七傷，諸虛百損，顏色衰朽，形體羸瘦，中年陽事不舉，精神短少，未至五旬，鬚髮先白，並左癱右瘓，步履艱辛，腳膝疼痛，小腸疝氣。

方藥 6：長春真人保命服食丸

【組成】白茯苓（去皮）120g，天門冬（去心）

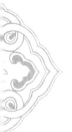

120g，山藥（薑汁炒）120g，懷熟地黃 120g，何首烏（忌鐵，蒸曬 9 次）120g，枸杞子（甘州者，去梗）120g，煨乾薑 60g，炒小茴香 30g，青鹽小許，蓮肉（去皮心）250g，麥門冬（去心）120g，鹿角膠 120g，鹿角霜 120g，破故紙 120g（用麻油 30g 炒），大核桃（去殼並皮）250g，沒食子 10 個，旱蓮草（曬乾，淨末）500g，新粟米 750g（為末，用牛乳 1kg，拌米粉煮作糊）。

【製法】上為細末，以前米糊為丸，如彈子大。每丸濕重 15g，乾約 9g。

【用法】每服 1 丸，溫開水調化服，1 日 2 次，少者 1 服，老者 2 服，男女皆同。

【功效主治】補諸虛，填精益髓，滋潤皮膚，充壯神氣，身體輕健，開胃進食，返老還童，髮白再黑，齒落更生，顏貌如童。治療諸虛百損，五勞七傷，四肢無力，手足頑麻，血氣虛耗，面黃肌瘦，陽事不舉，眩暈噁心，飲食減少。

方藥 7：神仙服蜂房丸

【組成】蜂房（9 月 15 日晨取蜂窠完整者蒸之，陰乾）。

【製法】上為細末，煉蜜為丸，如梧桐子大。

【用法】每服 3 丸，酒送下，1 日 3 次。

【功效主治】駐顏。

方藥 8：扶桑延年至寶丹

【組成】黑芝麻 500g，破故紙 240g，柏子仁 500g，枸杞子 500g，山萸肉 500g，蛇床子 500g，何首烏 500g，

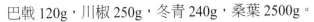

巴戟 120g，川椒 250g，冬青 240g，桑葉 2500g。

【製法】上為極細末，金櫻子膏 1500g，白蜜 4000g，煉至滴水成珠，和藥為丸，如梧桐子大。

【用法】每服 9g，清晨、臨臥各服，淡鹽湯送下。

【功法主治】久服養心血，健脾胃，理氣和中，寬胸益志，添精補髓，明目烏鬚壯陽固齒，通五臟，殺九蟲，益元神，卻百病，延年增壽，種子。

方藥 9：草還丹

【組成】山茱萸（酒浸，取肉）500g，破故紙（酒浸一日，焙乾）250g，當歸 120g，麝香 3g。

【製法】上為細末，煉蜜為丸，如梧桐子大。

【用法】每服 81 丸，臨臥酒、鹽湯送下。

【功效主治】益元陽，補元氣，固元精，壯元神，延年續嗣。

方藥 10：紫霞丹

【組成】肉蓯蓉（酒洗，去甲及內白膜，曬乾）21g，白茯苓（堅白無筋者，去皮）9g，生地黃（酒浸，蒸，曬）9g，鹿茸（慢火酥炙三次，另研）15g，雄雀腦 7 個，雌雄烏雞肝 2 個（慢火瓦上焙），雄雞腎 2 副（酒洗），慢火炙乾，另研。

【製法】上為細末，以淨芝麻葉包裹蔥白 30g，外用綿紙三四層，水濕固之，火上煨熟，取起搗爛，合前藥末為丸，如梧桐子大，曬乾；以雞蛋 12 個，每頭開一小孔，去清、黃淨，盛丸在內，以紙殼封其孔，另將雞蛋 4 個同前 12 個作一窩，與 1 個伏雞抱至 4 隻小雞出為度。

貯瓷器內，用麝香少許，鋪器內底，蓋固封養 7 日方便。

【用法】每服 10 丸，晨空腹鹽酒湯服。

【功效主治】：固陽駐顏，益精填髓，起痿種子，延年。

方藥 11：長生保命丹

【組成】地骨皮（去梗，酒浸）60g，牛膝（去蘆，酒浸）60g，甘菊花 60g，枸杞子（酒浸）60g，石菖蒲（竹刀切，曬乾）60g，遠志（去心，酒浸）60g，生地黃（忌鐵器）60g。

【製法】上為細末，煉蜜為丸，如梧桐子大。

【用法】每服 50～60 丸，溫酒送下。

【功效主治】駐顏，返老還童。

方藥 12：八寶丹

【組成】何首烏（赤、白）各 500g（用竹刀刮去粗皮，米泔水浸一宿，用黑豆 20kg，每次用豆 2kg，用水泡漲，將豆鋪 1 層，何首烏 1 層，重疊輔足，用砂鍋蒸之，豆熟為度，將豆摒去，何首烏曬乾，如此 9 次，為末聽用），赤茯苓 500g（用竹刀刮去粗皮，為末，用盆盛水，將末段入水內，其筋膜浮在水面者，撈而棄之，沉在盆底者留用，如此 3 次，濕團為塊，就用黑牛乳 1.5 升，放砂鍋內慢火煮之，候乳盡入茯苓內為度，仍研為細末聽用），白茯苓 500g（製法同上，亦濕團為塊，就用人乳 1.5 升，放砂鍋內煮之，候乳盡入茯苓內為度，仍研為細末聽用），川牛膝 240g（去蘆，酒浸 1 日，使何首烏蒸 7 次，將牛膝同鋪黑豆內蒸之，至第 9 次為止，曬乾，研末聽用），

破故紙 120g（用黑芝麻炒，以芝麻熟為度，去芝麻，研末聽用），當歸 240g（酒浸，曬乾，為末聽用），懷山藥 120g（研末聽用），枸杞子 120g（酒浸，曬乾，研末聽用），菟絲子 120g（酒浸，研為泥，曬乾，為末聽用）。

【製法】煉蜜為丸。

【用法】先丸如彈子大者 150 丸，每日 3 丸，清晨，酒浸服 1 丸，中午，薑湯送下 1 丸，晚，鹽湯送下 1 丸。餘為梧桐子大，每日清晨 50～70 丸，酒與鹽湯任下。

【功效主治】烏鬚，延壽，平調氣血，滋補五臟。治療陰虛陽弱無子者。

方藥 13：長春至寶丹

【組成】鹿茸 120g，炒蠶蛾 120g，鹿角膠（牡蠣粉炒成珠）120g，炒黑芝麻 120g，人參 120g，枸杞子（酒蒸）120g，當歸（酒洗）120g，肉蓯蓉（酒洗）120g，楮實子（去毛）120g，杜仲（薑汁炒）120g，牛膝（酒洗）120g，炒金櫻子 120g，巴戟（酒浸）120g，鎖陽（酥炙）120g，蔥子 120g，炒韭子 120g，炒破故紙 120g，熟地 240g，鴿子蛋 5 個（蒸熟入藥），何首烏 500g（9 次煎蒸，去筋）。

【製法】上為粗末，將鴿蛋搗爛，入藥拌勻，曬乾為細末，蜜和為丸，如梧桐子大。

【用法】每服 9g。

【功效主治】開胃進食，健脾止瀉，強筋壯骨，增精補髓，烏鬚黑髮，明目聰耳，活血養筋，助陽種子。治療命門火衰，陽痿精冷，久無子嗣。

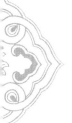

方藥 14：日月仙酥丹

【組成】蓮肉（去皮心）250g，柏子仁（去殼）250g，杏仁（去皮尖，搗）180g，胡桃仁（去皮，搗）120g，棗肉（煮，去皮，搗）250g，砂仁 60g（碾末），酥油 250g，白蜜 250g。

【製法】文火煉蜜，次入酥油攪勻，再數沸，方入蓮、柏末，又數沸，入桃、杏、棗膏，慢熬半小時，量諸味皆熟，入砂仁末攪勻，用瓷罐數個貯，置冷水中，浸一日出火氣，油紙或脂膜封口。

【用法】每服 3 匙，晨空腹，臥時溫酒送下。

【功效主治】補百損，駐顏，返老還童。

方藥 15：地仙丸

【組成】枸杞子、炒陳麴、甘菊、熟乾地黃（焙）、肉桂（去粗皮）各 60g，肉蓯蓉（切，酒浸一宿，焙乾）45g。

【製法】上為末，煉蜜為丸，如梧桐子大。

【用法】每服 30 丸，晨空腹，食前酒或飲任意送下。

【功效主治】安神延年，烏鬚黑髮，令身體輕健，耳目聰明，寬膈進食，除寒熱，調榮衛。治療勞傷，頭目昏眩。

方藥 16：老君益壽散

【組成】天門冬 150g（去心，焙），白朮 120g，防風 30g（去蘆頭），乾薑 45g（炮裂，銼），熟乾地黃 60g，細辛 7.5g，桔梗 30g 去（蘆頭），天雄 15g（炮裂，去皮臍），遠志（去心）30g，肉蓯蓉（酒浸，去皺皮）30g，

澤瀉 30g，石斛（去根，銼）、桂心、柏子仁、雲母粉、石葦（去毛）、杜仲（去粗皮，銼）、牛膝（去苗）、白茯苓、菖蒲、五味子、蛇床子、甘菊花、茱萸各 15g，炮附子 45g。

【製法】上為末。

【用法】每服 9g，清晨酒送下。冬季每日 3 服，夏季清晨 1 服，春秋季清晨、傍晚各 1 服。

【功效主治】駐顏，益壽。

方藥 17：神仙不老丸

【組成】人參 60g，川牛膝（用酒浸一宿，焙乾）45g，川巴戟（酒浸一宿，焙乾）30g，川當歸（酒浸一宿，焙乾）60g，杜仲（炒令絲斷，色黃）45g，生熟地黃（酒浸一宿，焙乾）各 30g，菟絲子（酒浸一宿，焙乾，另磨）60g，柏子仁（細研）30g，石菖蒲（細切，焙燥）30g，枸杞子（酒浸一宿，焙乾）30g，地骨皮（薄切，焙乾）30g。

【製法】上為細末，煉蜜為丸，如梧桐子大。

【用法】每服 70 粒，晨空腹，午食前，臨臥鹽酒或鹽湯送下。

【功效主治】烏鬚髮，駐顏，溫養榮衛，補益五臟，調和六腑，滋充百脈，潤澤三焦，活血助氣，添精實髓，延年不老。

方藥 18：神仙青蛾丸

【組成】肉蓯蓉（洗）60g，川牛膝（洗，去蘆）60g，川萆薢 60g，川椒（去目）30g，山茱萸（淨取）

30g，大茴香 30g（用好酒浸，春夏 3 日，秋冬 6 日，漉出焙乾），川楝子（麩炒）90g，破故紙 120g（麩炒），胡蘆巴（麩炒）30g，白茯苓（去皮）30g，炮附子 21g。

【製法】上為細末，用前浸藥酒煮麵糊為丸，如梧桐子大。

【用法】每服 30～50 丸，晨空腹鹽酒送下，如乾濕腳氣，以木瓜酒送下，婦人諸疾血氣，煎艾醋湯送下。

【功效主治】延年不老，烏鬚髮，活血駐顏，大壯筋骨，補虛損。治療一切虛勞，膀胱疝氣。

方藥 19：彭真人還壽丸

【組成】大辰砂（研細，水飛）30g，補骨脂（酒浸，炒）60g，核桃仁（去皮，炒，捶去油）120g，杜仲（薑酒炒）60g，牛膝（去蘆，酒洗）30g，天門冬（去心）30g，麥門冬（去心）30g，生地黃（酒洗）60g，熟地黃 60g，當歸（酒洗）30g，白茯苓（去皮，為末，曬乾，人乳浸，再曬）30g，川芎 30g，遠志（甘草水泡，去心）30g，石菖蒲（去毛，鹽水浸）30g，巴戟（酒浸，去梗）30g，白茯神（去皮木）30g，青鹽 30g，黃柏（鹽水炒）60g，小茴香（鹽水炒）30g，知母（酒炒，去毛）60g，川椒 120g（微炒，去子），乳香（炙）30g，人參 30g，黃精（米泔水煮一沸，揀去爛的，竹刀切片曬乾，用旱蓮草 440g，生薑 60g 各取自然汁，並酒 3 味，停兌熬膏，浸黃精半日，炒蒼色）120g，何首烏（捶碎，煮於黑豆水上，9 蒸 9 曬，再用人乳浸透曬乾）120g。

【製法】上為末，煉蜜為丸，如梧桐子大。

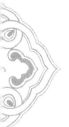

【用法】每服 70 丸，晨空腹鹽湯或酒任下。

【功效主治】補心生血，滋腎壯陽，黑鬚髮，潤肌膚，返老還童，延年益壽，種子。

方藥 20：龜鹿二仙膠

【組成】鹿角（用新鮮麋鹿角，角塞的不用，馬鹿角不用，去角腦梢骨 6cm 絕斷，劈開，淨用）5kg，龜板（去弦，洗淨）2.5kg（捶碎），黃蠟 90g，人參 450g，枸杞子 900g。

【製法】上藥前 2 味袋盛，放長流水浸 3 日，將角放入壇內，用水浸高 10～15cm，黃蠟 90g 封口，放大鍋內，桑柴火煮 7 晝夜，鍋內一日夜添水 5 次，候角酥取出，洗、濾取滓，其滓即鹿角霜，龜板霜也。

將清汁另放，再把人參、枸杞子用銅鍋以水 8.8 升，熬至藥面無水，以新布絞取清汁，將滓石臼內搗細，用水 6 升又熬如前；又濾又搗又熬，如此 3 次，以滓無味為度，將前龜鹿汁並參、杞汁和入鍋內，文火熬至滴水成珠不散，乃成膠也。

候至初 10 日起，日曬夜露至 17 日夜滿，採日精月華之氣，如本月陰雨缺幾日，下月補曬如數，放陰涼處風乾。每服 4.5g，10 日加 1.5g，加至 9g 止。

【用法】空腹酒化下。

【功效主治】常服延齡育子，堅筋壯骨，填精補髓，益氣養神。治療真元虛損，久不孕育，男性酒色過度，消爍真陽，女性七情傷損血氣，諸虛百損，五勞七損，精極，夢洩遺精，瘦削少氣，目視不明。

✳ 第四節　健腦安神養生方

　　腦，是人體的元神之府，靈機記性皆在於腦，如何保護腦的健康也是歷代道教醫家十分重視的一個大問題。腦失所養或為外傷所創，人體就會發生許多精神上、軀體上的疾病。前人把腦的功能一般依附於心腎之上，認為心腎不足是腦失所養的關鍵所在，心腎不交，心火亢盛，腎水虛衰等等皆是造成健忘、失眠、精神障礙的重要因素。因此，前人多是由調理心腎來達到健腦安神的目的。

　　著名的健腦安神藥物有菖蒲、遠志、茯神、柏子仁、酸棗仁、益智仁、辰砂、五味子、紫石英、蓮子心等，適用於一切腦力不健，表現精神困頓，記性不佳，頭暈失眠，視物昏花之人，苦讀學子尤宜常服。

　　方藥 1：二丹丸

　　【組成】丹參 45g，丹砂 6g（為衣），遠志（去心）15g，茯神 30g，人參 15g，菖蒲 15g，熟地黃 45g，天門冬 45g（去心），麥冬 30g（去心），甘草 30g。

　　【製法】上為細末，煉蜜為丸，如梧桐子大。

　　【用法】晨空腹，食前服 50～100 丸。

　　【功效主治】養神定志和血，內安心神，外華腠理。治療氣血兩虛之失眠，健忘。

　　方藥 2：七聖丸

　　【組成】白茯苓（去黑皮）60g，肉桂（去粗皮）30g，遠志（去心）30g，人參 30g，天門冬（去心，焙）30g，菖蒲 30g，地骨皮 30g。

【製法】上為末，煉蜜為丸，如梧桐子大。

【用法】食後茶，酒送下 20 丸。

【功效主治】益心智，令人聰明。治療心氣不足之健忘。

方藥 3：人參丸

【組成】人參 30g（去蘆頭），赤石脂 30g，杜仲 30g（去粗皮，炙令微黃，銼），遠志 30g（去心），黃耆 22g（銼），白茯苓 15g，菖蒲 30g，桂心 22g，柏子仁 22g。

【製法】上為末，煉蜜為丸，如梧桐子大。

【用法】每服 20 丸，食前以溫粥送下。

【功效主治】補心益智，強記助神，令身體光潤。治療心腎兩虛之健忘，記憶力減退。

方藥 4：大豆丸

【組成】大豆黃卷 600g（微炒），薰陸香（研）、白龍骨（研）、黃蠟（酒煮過）各 30g，蜜 1500ml，真酥油 250g，白茯苓（去黑皮）500g。

【製法】上為細末，入蜜、蠟、真酥和搗為丸，如雞子黃大。

【用法】每服 1 丸，晨空腹酒嚼下。

【功效主治】補心氣，強力益志。治療心氣不足，神疾乏力，思維遲鈍。

方藥 5：天王補心丸

【組成】熟乾地黃（洗，焙）120g，白茯苓（去皮）、茯神（去木）、當歸（洗，焙）、遠志（去心）、石菖蒲、黑參、人參（去蘆頭）、麥門冬（去心）、天門冬（去

心）、桔梗（去蘆頭）、百部、柏子仁、杜仲（薑汁炒）、炙甘草、丹參（洗）、炒酸棗仁、五味子（去梗）各30g。

【製法】上為細末，煉蜜為丸，每30g作10丸，金箔為衣。

【用法】每服1丸，食後，臨臥煎燈心、大棗湯化下。

【功效主治】養心保神，益血固精，壯力強志，令人不忘，清三焦，化痰涎，祛煩熱，除驚悸。治療心腎虛耗，怔忡不寧，健忘，思維遲鈍，咽乾口燥。

方藥6：寧心益智丸

【組成】人參、茯苓、茯神、牡蠣、酸棗仁、遠志、益智仁各15g，辰砂6g。

【製法】上為末，棗肉為丸，如梧桐子大。

【用法】每服30丸，白開水送下。

【功效主治】寧心益智。治療心氣不足，神不內守之健忘，失眠，怵惕易驚。

方藥7：加味定志丸

【組成】當歸身（酒洗）、川芎、白芍藥、生地黃（酒洗，切）各60g，人參18g，石菖蒲60g，遠志（甘草水泡，去骨，薑汁炒）90g。

【製法】上為細末，煉蜜為丸，如梧桐子大。

【用法】每服6g，臨臥白開水送下。

【功效主治】補血養心益智。治療心血不足之健忘。

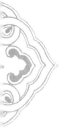

方藥 8：加減固本丸

【組成】熟地、天冬各 45g，麥冬、炙草、茯苓各 30g，人參、菖蒲、遠志各 20g，硃砂 6g。

【製法】煉蜜為丸，如梧桐子大。

【用法】每服 10 丸，空腹開水送下。

【功效主治】養心益智。治療年老氣陰兩虧，心失所養，神衰，健忘。

方藥 9：安神定志丸

【組成】人參 45g，白茯苓（去皮）、白茯神（去心）、遠志（去心）、炒白朮、石菖蒲（去毛、忌鐵）、炒酸棗仁、麥門冬（去心）各 30g，牛黃 3g（另研），硃砂 6g（水飛，另研，為衣）。

【製法】上為末，龍眼肉 120g 熬膏，和煉蜜 90～120g，為丸，如梧桐子大，硃砂為衣。

【用法】每服 30 丸，清米湯送下，每日 3 次，不拘時候。

【功效主治】育養心神，大補元氣，壯力強志，令人不忘，清三焦，化痰涎。治療勞心誦讀，氣陰兩傷，心火偏亢，健忘，精神恍惚，驚悸，怔忡，咽乾。

方藥 10：扶老丸

【組成】人參 90g，白朮 90g，茯神 60g，黃蓍 90g，當歸 90g，熟地 250g，山茱萸 120g，玄參 90g，菖蒲 15g，柏子仁 90g，生棗仁 120g，麥冬 90g，龍齒 9g，白芥子 30g。

【製法】上為細末，蜜為丸，丹砂為衣。

【用法】每服 9g，晚間白開水送下。

【功效主治】補心腎，益心智，延齡。治療老年心腎兩虧，健忘。

方藥 11：枸杞子丸

【組成】枸杞子（焙）30g，覆盆子 30g，車前子 30g，生乾地黃（焙）30g，地骨皮 30g，續斷 30g，何首烏（酒浸 9 蒸 9 曬）30g，巴戟天（去心）30g，菊花（去蒂，焙）30g，白朮 30g，菖蒲（米泔洗，曬）30g，遠志（去心）30g，細辛（去苗葉）30g，牛膝（酒浸，切，焙）30g，菟絲子（酒浸一宿，搗爛再焙為末，方入前藥）30g。

【製法】上為末，煉蜜為丸，如梧桐子大。

【用法】每服 10～20 丸，空腹酒送下，不拘時候。

【功效主治】育神氣，強力益志，養顏色，黑鬚髮。治療腎虧，心失所養之健忘，精疲乏力，面容憔悴，頭昏或痛，四肢走注疼痛。

方藥 12：健忘丸

【組成】天門冬、遠志、茯苓、乾地黃各等份。

【製法】上為末，用蜜為丸，如梧桐子大。

【用法】每服 20 丸，漸加之 30 丸，每日 3 次，常服。

【功效主治】益智。治療心陰不足之健忘。

方藥 13：益明長智丸

【組成】龜心 9 枚，龍骨、遠志、龜板、辰砂、石菖蒲、天門冬、麥門冬、柏子仁、白茯苓、玄參、桔梗、人

參、丹參、酸棗仁、膽南星、熟地黃、五味子、當歸、茯神、甘草各 60g，熊膽 15g，硃砂 10g。

【製法】上為末，蜜為丸，如龍眼大。

【用法】每服 1 丸，燈心、大棗煎湯送下。

【功效主治】清心益智，日記萬言。治療心陰不足，心火偏亢之健忘。

方藥 14：讀書丸

【組成】人參、遠志、石菖蒲、菟絲子、生地黃、地骨皮、五味子、酸棗仁、當歸、川芎各等份。

【製法】上為細末，煉蜜為丸，如梧桐子大。

【用法】每服 30 丸，空腹棗湯送下。

【功效主治】補心益腎，增強記憶。治療心腎氣陰兩虛之健忘。

方藥 15：菖蒲丸

【組成】菖蒲 30g，杜仲 22g（去粗皮，炙微黃，銼），熟乾地黃 30g，白茯苓 22g，人參 22g（去蘆頭），丹參 22g，防風 22g（去蘆頭），柏子仁 22g，百部 22g，遠志 22g（去心），五味子 22g，山藥 30g，麥門冬 30g（去心，焙），桂心 22g。

【製法】上為末，煉蜜為丸，如梧桐子大。

【用法】每服 20 丸，食前以溫粥飲送下。

【功效主治】補心益智，除虛損。治療氣血兩虧，心失所養之健忘。

方藥 16：四神湯

【組成】炮附子、木香各 30g，白茯苓（去黑皮）、人

參各 15g。

【製法】用水 1500ml，加生薑 2 片，炙甘草 30g、大棗 2 個、蔥白 6cm，同煎至 300ml，去滓。

【用法】早晚各 1 服。

【功效主治】生精補氣，強力益志，調順經絡。治療心陽不足，健忘，乏力，脘腹冷痛。

方藥 17：生慧湯

【組成】熟地 30g、山茱萸 12g、遠志 6g、生棗仁 15g、柏子仁（去油）15g、茯神 9g、人參 9g、菖蒲 6g、白芥子 6g。

【製法】水煎服，

【用法】連服 1 月。

【功效主治】滋陰養心，益智強記。治療心腎精血兩虧，健忘，思維遲鈍。

方藥 18：加減補心湯

【組成】白茯苓、歸身、遠志（去心）、黃柏、知母、生地黃、陳皮、酸棗仁（去皮）、麥門冬各 15g，人參、石菖蒲、白朮、甘草各 9g，炒白芍 15g。

【製法】上銼。用水 300ml，煎至 200ml。

【用法】每服 3～6～9，日服，暑月尤宜。

【功效主治】補虛養心益智。治療氣陰兩虛，虛火偏亢之健忘。

方藥 19：神交湯

【組成】人參 30g、麥冬 30g、巴戟天 30g、柏子仁 15g、山藥 30g、芡實 15g、玄參 30g、丹參 9g、茯神

9g、菟絲子 30g。

【製法】水煎服。

【用法】連服 10 劑即不忘，服 1 月不再忘。

【功效主治】大補心腎，增強記憶。治療心腎不交之健忘症，隨說隨忘，不能記憶。

方藥 20：強記湯

【組成】熟地、麥冬、生棗仁各 30g，遠志 6g。

【製法】水煎服。

【用法】服 30 劑後令人不忘。

【功效主治】補心益腎強記。治療心血腎水涸竭之健忘，近事多不記憶。

方藥 21：天絲飲湯

【組成】巴戟天、菟絲子各 30g。

【製法】水煎服。

【用法】服 10 劑即不忘。

【功效主治】大補心劑，交通水火，益智強記。治療心腎不交之健忘，隨說隨忘。

方藥 22：丹參飲子

【組成】丹參、當歸（酒洗）、炒白朮、天門冬（去心）、麥門冬（去心）各 6g，貝母、陳皮、知母、甘草各 1g，石菖蒲 3g，黃連（薑汁炒）2g，五味子 9 粒。

【製法】以水 300ml，加生薑 1 片，煎至 160ml。

【用法】溫服，不拘時候。

【功效主治】增加記憶。治療心血不足，心火偏亢之健忘，心煩易怒。

方藥 23：開心散

【組成】遠志、人參各 30g，茯苓 60g，菖蒲 30g。

【製法】上為末。

【用法】每服 2g，開水調下，1 日 3 次。

【功效主治】益智，令人不忘。治療心氣不足之健忘。

方藥 24：不忘散

【組成】菖蒲 15g，茯苓、茯神、人參各 38g，遠志 54g。

【製法】上為末。

【用法】每服 3g，酒送下，1 日 3 次。

【功效主治】令人不忘。治療心氣不足，心神失養之健忘。

方藥 25：孔子枕中神效散

【組成】龜甲、龍骨、遠志、石菖蒲各等份。

【製法】上為末。

【用法】食後服 7g，1 日 3 次。

【功效主治】滋陰補腎，養心益智，強力。治療心腎陰虧，健忘，癲久不癒，思維遲鈍，憂慮抑鬱。

✳ 第五節　藥膳食療養生方

俗話說得好：「藥補不如食補」。武當道教醫藥常用的中草藥中，有許多種都屬於食品的範疇，如山藥、黑芝麻、羊腎、蓮子等等。

有意識地選用一些具有補益作用的藥性食品，長期堅

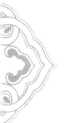

持服用，對人體會有很大好處。另外，藥酒一直是武當道教醫藥常用的治療疾病的一種主要劑型，這不僅僅是酒本身具有活血行氣的功能，也由於酒是一種溶解藥物有效成分的良劑，可以將多種具有補益作用的藥物的藥效充分發揮出來，從而起到調補的作用。

著名的藥酒如龜齡集、八珍酒等，均是可長飲宜人的上好補藥。歷代著名的藥膳食療方和藥酒，適用於中老年人，不管有無疾病，針對自己的身體具體情況選用適直的藥酒，是強身健體、延年益壽的重要措施。

方藥 1：胡麻粥

【組成】黑芝麻不以多少（去皮）。

【製法】上蒸 1 炊，曬乾，再微炒香熟，每用白杭米 270g，黑脂麻 135g，如常煮粥法，臨熟加蜜糖。

【用法】空腹食之。

【功效主治】通大便美顏色，潤肌膚，潤肺止嗽。

方藥 2：神仙粥

【組成】山藥（蒸熟，去皮）50g，雞頭實（煮熟去殼，搗為末）25g，粳米 50g。

【製法】上以慢火煮成粥。

【用法】空心食之，食後用好熱酒飲 20～40ml 更妙。

【功效主治】補虛勞，益氣強志，壯元陽，止洩精。治療勞療，洩精。

方藥 3：蓮子粥

【組成】蓮肉 30g（去衣）。

【製法】上藥研細入糯米，煮粥食。

【用法】空腹食之。

【功效主治】益精氣，強智力，聰耳目，健脾胃，止洩痢。

方藥 4：羊皮麵

【組成】羊皮 1000g（洗淨，煮軟），羊舌 2 個（熟），羊腰子 4 個（熟，各切片），蘑菇 500g（洗淨），生薑 120g（各切片）。

【製法】將上物洗淨過沸水，切小塊燉湯。

【用法】隨量食之。

【功效主治】補中益氣。治療中虛胃寒，不欲飲食，虛羸無力。

方藥 5：羊肉湯

【組成】羊肉 500g（切塊，炒），蘑菇 250g（洗淨，切）。

【製法】上用清湯，火上燉至羊肉熟爛，加入蘑菇，再燉熟，下胡椒 30g，鹽、醋調和。

【用法】隨意食之。

【功效主治】補中益氣。治療脾胃氣弱，畏寒怕冷，四肢無力，食不知味。

方藥 6：益脾餅

【組成】白朮 120g，乾薑、雞內金各 60g，熟棗肉 250g。

【製法】白朮、雞內金各自研細焙熟，再將乾薑研細，共和棗肉，同搗如泥，作小餅，木炭火上炙乾。

【用法】空腹當點心嚼咽之。

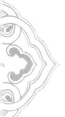

【功效主治】健脾消食。治療脾胃虛寒，飲食減少，長期腹瀉，完穀不化。

方藥 7：八仙藕粉

【組成】白花藕粉、白茯苓、炒白扁豆、蓮肉、川貝母、山藥、白蜜各等份，人乳（另入）。

【製法】上除白蜜、人乳外，共為細末。

【用法】每服 30g，滾水沖，不拘時食。

【功效主治】滋陰保元。治療一切雜症虛勞，形瘦納呆。

方藥 8：養元粉

【組成】糯米（水浸一宿，瀝乾，慢火炒熟）750g，炒山藥、炒芡實、蓮肉各 90g，川椒（去目及閉口者，炒出汗）6g。

【製法】上為末。

【用法】每日飢時以滾水 250ml，入白糖 3 匙化開，入藥末 30～60g，或加四君子散、山楂肉各 30～60g 更妙。

【功效主治】實脾養胃氣，開胃進飲食。

方藥 9：山藥粥

【組成】淮山藥（研末）4 份、米 6 份。

【製法】煮粥。

【用法】食之。

【功效主治】補脾益腎，固腸止瀉。治療脾腎兩虛，食慾不振，泄瀉不止。

方藥 10：八仙糕

【組成】枳實（去瓤，麩炒）120g，白朮（陳壁土炒）

120g，白茯苓（去皮）60g，炒陳皮 60g，乾山藥 150g，蓮肉（去心皮）60g，山楂肉（去核）60g，人參 30g（氣盛者，砂仁 30g 代之）。

【製法】上為末，用白粳米 4kg，糯米 1.2kg，打粉，用蜜 1.5kg 入藥末和勻，如做糕法，先在籠中劃小塊，蒸熟取出，火烘乾，瓦罐收貯封固。

【用法】每食 3～5 塊，以白開水送服。

【功效主治】理脾胃，消飲食。治療脾胃虛損，泄瀉不止。

方藥 11：八仙糕

【組成】茯苓、山藥、苡仁、蓮子各 60g，砂仁 6g，芡實、扁豆、豆芽各 30g。

【製法】上為細末，加炒陳米 750g，磨粉和入，再加白糖，做成糕樣。

【用法】早晚隨食。

【功效主治】調理脾胃，開胃進食。治療脾胃不實，不思飲食，脘痞腹脹，大便易溏。

方藥 12：八珍糕

【組成】白茯苓、懷山藥、苡米仁、白扁豆、建蓮、芡實各 500g，使君子 250g，砂仁 120g，糯米、白米各 6kg，一方有五穀蟲。

【製法】上藥共研細末，蒸糕。

【用法】空腹隨意食之。

【功效主治】健脾開胃，和中利濕，固本培元，補氣消積。治療小兒疳積膨膨，食滯，面黃瘦等症。

方藥 13：調和大補羹

【組成】大米、小米、糯米、薏苡仁、蓮肉、芡實、山藥、白茯苓各等份，白糖少許。

【製法】上炒熟黃色為末。

【用法】每日空腹白開水和羹食之。

【功效主治】調和脾胃，增進飲食。治療脾胃不和，納食減少，大便稀溏。

方藥 14：煮鰻法

【組成】鰻魚（鮮活者）不拘大小。

【製法】上去腸雜垢物，洗淨，入椒、薑、蔥煮糜爛，入淡酒、好醋、鹽各少許，調和甘美。

【用法】常食少許，不可多食，過食恐致瀉。

【功效主治】生精養胃，健脾補中，體弱氣虛之人可常服之。

方藥 15：八珍酒

【組成】當歸（全用，酒洗）90g，川芎 30g，煨白芍 60g，生地黃（酒洗）120g，人參（去蘆）30g，白朮（去蘆、炒）90g，白茯苓（去皮）60g，炙粉草 45g，五加皮（酒洗，曬乾）240g，小肥紅棗（去核）120g，核桃肉 120g。

【製法】上切片，共裝入絹布袋內，裝入小口酒罐內，加用好糯米酒 20kg，煮 2 小時，將酒罐埋淨土中 5 日夜，取出，過 20 日服。

【用法】每日早、中、晚各溫飲 15～30ml。

【功效主治】和氣血，養臟腑，調脾胃，解宿醒，強

精神，悅顏色，助勞倦，補諸虛，久服百病消除。

方藥 16：葡萄酒

【組成】乾葡萄末 500g，細麴末 500g，糯米 37.5kg。

【製法】上炊糯米令熟，候稍冷，入麴併葡萄末，攪令勻，入甕蓋覆，候熟。

【用法】隨性飲之。

【功效主治】駐顏，暖腰腎。

方藥 17：山藥酒

【組成】酥 1 匙，山藥末適量。

【製法】將酥入鍋中熔化，入山藥末熬令香，再入酒 50ml，調勻。

【用法】空腹飲之。

【功效主治】補虛損，益顏色。治療下焦虛冷，面色憔悴，小便頻數。

方藥 18：紅顏酒

【組成】胡桃仁（泡，去皮）120g，小紅棗 120g，白蜜 120g，酥酒 60g，杏仁（泡，去皮尖，煮 4～5 沸，曬乾）30g

【製法】先以蜜、油熔開，入燒酒 5L，隨將 3 藥入酒內浸 21 日。

【用法】每早服 15～30ml。

【功效主治】補益，美顏。

方藥 19：枸杞浸酒

【組成】枸杞子、炒晚蠶沙各 135g，炒蒼耳子 70g，防風（去叉）60g，茄子根（洗令淨，細切，蒸 24 小時，

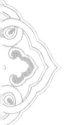

須是 9 月 9 日採）60g，牛膝（酒浸，細切）60g，桔梗（銼、炒）60g，羌活（去蘆頭、銼）60g，秦艽（去苗土，焙）60g，石菖蒲（九節者，銼）60g。

【製法】上以細絹袋盛，用好白酒 18 升浸，蜜封閉勿令通氣，7 日方開，開時不得面對瓶口。

【用法】每服 100ml，晨空服，午食前，臨睡時溫服。

【功效主治】久服悅澤顏，滋潤皮膚，退風益氣強力。治療中風，身如角弓反張，婦人一切血風，上攻下注。

方藥 20：龍葚酒

【組成】桑葚（曬乾）、龍眼肉各 200g。

【製法】用乾燒酒 5kg，浸 1 個，壇口要封固。

【用法】隨量飲之。

【功效主治】大補諸虛。

方藥 21：西洋參酒

【組成】西洋參適量。

【製法】浸酒。

【用法】隨意服。

【功效主治】滋肺胃，養血氣，生津止渴。治療肺虛咳嗽，胃枯食少，上中二焦陰液少諸症。

方藥 22：枸杞子酒

【組成】枸杞子 540g。

【製法】上一味以上清酒搗碎，上好白酒 5kg，濾去滓。

【用法】任情飲之。

【功效主治】補虛，長肌肉，益顏色，令人肥健。治療肝虛當風流淚，形體羸瘦。

方藥 23：仙靈脾酒

【組成】仙靈脾（銼，鵝脂 30g，炒）180g，陳橘皮（湯浸，去白，焙）15g，大腹皮（銼）、檳榔（銼）各 3 枚，黑豆皮 27g，肉桂（去粗皮）8g，豆豉 27g，生薑 4g，蔥白 3 莖（切）。

【製法】上銼，以生絹袋盛，用好酒 7.2kg 浸泡 30 天。

【用法】每日早、中、晚各服 15ml。

【功效主治】補精益氣。

方藥 24：酸棗仁酒

【組成】酸棗仁 90g，乾葡萄 150g，黃蓍 90g，天門冬（去心）60g，赤茯苓 90g，防風（去蘆頭）60g，獨活 60g，火麻仁 250g，桂心 60g，羚羊角屑 90g，五加皮 90g，牛膝 150（去苗）。

【製法】上藥銼，有生絹袋盛，以酒 18 升，浸 6～7 日。

【用法】每於食前，隨性暖服之。

【功效主治】溫養臟腑，祛風通絡，強筋壯骨，光澤肌膚。治療四肢拘急疼痛。

方藥 25：豨薟酒

【組成】新鮮豨薟葉 1kg。

【製法】上洗淨曬乾，入紗布袋內，用好酒 20kg，蒸 2 小時，浸 100 日。

【用法】隨量常服之。

【功效主治】養精神，長鬚髮，美容顏，祛風濕，強筋骨。治療一切風症，筋骨疼痛，麻木無力。

方藥 26：百果酒

【組成】香櫞、佛手各 2 個，核桃肉、龍眼肉、蓮肉、橘餅各 250g，柏子 120g，松子 90g，紅棗 600g，黑糖 1.5kg。

【製法】好燒酒 15kg，浸泡 30 天。

【用法】每日服 2 次，每次服 30ml。

【功效主治】補虛益骨。

方藥 27：還童酒

【組成】熟地 90g，生地 120g，全當歸 120g，川萆薢 60g，羌活 30g，獨活 30g，淮牛膝 60g，秦艽 90g，蒼朮 60g，陳皮 60g，川斷 60g，麥冬 90g，枸杞 60g，川桂皮 15g，小茴香 30g，烏藥 30g，丹皮 60g，宣木瓜 60g，五加皮 120g。

【製法】上絹袋盛貯，用陳酒 25kg，湯煮 2 小時，埋土中 7 日。

【用法】每次 20～50ml，早晚各 1 次。加蘄蛇骨更妙。

【功效主治】久飲能添精補髓，強壯筋骨，祛風活絡，大補氣血。

方藥 28：長生酒

【組成】枸杞、茯神、生地、熟地、萸肉、牛膝、遠志、五加皮、石菖蒲、地骨皮各 18g。

【製法】上藥放絹袋內，用好酒 1500g 浸 24 日。

【用法】每日服 50ml。

【功效主治】補心神，生精血，益氣力，壯下元。

方藥 29：萬壽藥酒

【組成】紅棗 1kg，石菖蒲 30g，川鬱金 30g，全當歸 60g，五加皮、陳皮、茯苓、牛膝、麥冬各 30g，紅花 15g。

【製法】用燒酒 12kg，絹袋盛藥入壇內，隔水煮兩小時，入土數日，退火取出。

【用法】隨量飲之。

【功效主治】補益強壯，益壽延年。

方藥 30：萬病無憂酒

【組成】當歸、川芎白芷各 15g，白芍 30g，防風 20g，羌活 50g，荊芥穗 15g，地骨皮、牛膝、炒杜仲各 45g，木瓜、大茴香各各 15g，破故紙 30g，五加皮 45g，威靈仙、鉤藤，石楠藤各 30g，烏藥 15g，紫荊皮 45g，自然銅（火煅）、木香、乳香、沒藥、炙甘草各 15g，雄黑豆 60g。

【製法】上藥調勻，用紗布袋盛之，好白酒 10kg，入藥在內，春、秋 5 日，夏 3 日，冬 10 日後取。

【用法】早晨、午後溫酒隨量飲之，其味佳。如飲至一半，再加好酒浸飲妙。

【功效主治】和五臟，平六腑，快脾胃，進飲食，補虛怯，養氣血，利腰腎，健腿膝，補精髓，烏鬚髮，清心明目，祛風活血，養神理氣。治療五臟俱虛及跌打損傷，筋骨疼痛。

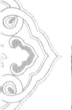

第二章
武當乾道養生修練法

　　乾道養生修練方法眾多，各山各派均有各自的看家本領，如武當山道教醫藥在全真派道教功法秘笈的基礎上，吸取其他各門派的精華，創建了一套適合乾道修練的「乾道養生修練法」。這些功法重在修練人的意和氣。氣是維持與調節人體生命活動的一種基本物質，是人體生命的根本；意是指人的精神作用，是調動人體內氣，發揮人體潛能的關鍵。

　　根據中華性醫學研究會抽樣調查，我國男性大多數患有不同程度的性功能障礙，也就是說，男性性徵沒有得到最完全的發揮，這不僅僅是影響性生活的問題，還有影響下一代的隱患，聯合國教科文組織的官員盧卡斯博士曾發出驚呼，「世界男性公民的整體素質正在下降」！

　　武當乾道養生修練法，能把男性公民的潛能充分激發調動出來，從而發揮人體自我調節的生理機能，這些養生修練法雖不能產生什麼「特異功能」，卻能重新找回男性之剛，還你男性的威力。

　　武當乾道養生修練法，是武當山全真派三天門悟氣功中重要組成部分，武當道教醫藥秘不外傳的「內丹修練法」，筆者得恩師朱誠德大師真傳，經過認真挖掘整理，彙編成文，現將這些功法奉獻給讀者，若能遇有緣者修

練，並能從修練中獲益，乃作者之榮幸也。

✳ 第一節　武當長春功

一、功　理

此功相傳為元代道教全真派道人丘處機所創。因戰亂流離，此功歷經演變刪增，在民間世代相承，各有不同，後來，經恩師朱誠德大師將此功傳授給筆者。

此功的特點是，練功時用兩腿根部擠壓外生殖器，起勢後兩臂自然彎曲，能夠使雙臂經脈暢通，氣血活順，增進骨節肌肉的彈性，防治脈管炎。

此功動作直接牽動並刺激內關、外關、手三里、曲池、肩髃、環跳、天突等眾多穴位，對防治半身不遂、老年性髖胯關節炎和肩周炎以及因腎虧引起的腰背疼痛，均有較好的療效。

男性悠擠腎囊，促進睪丸健壯，增強人體整體其機能，可防疝氣、精索曲張，加強蠕動，保證排濁能力，並提高性功能。

然而，除了性生活外，人們很少進行增強十字形的骨盆肌的鍛鍊，也即悠擠腎囊的運動。骨盆的鍛鍊可以大大增強生殖器官和它周圍的複雜的經脈的功能。在這裡，增強的重要性簡直是無法估價的——它是男性健康的根本。

大量的神經末梢和靜脈血管都導入骨盆中，這裡是和人體的每一平方寸相聯繫的組織的終點。

生命器官的全部主要經絡都經過這個區域，如果這裡被阻塞或軟弱無力，能量就會喪失。人體器官和大腦就會

受損傷，這就是大多數青年時所面臨的情形——他們的直腸肌和骨盆肌鬆軟，他們的生命之氣慢慢地流逝，結果，他們變得衰弱無力。

而此功的這些鍛鍊給骨盆區以按摩和刺激，生命能源被注入到睪丸裡，在你身體中創造出性骨髓的永久貯藏地，使得男子漢們充滿特別的生機。

道家把陰囊當作最低的膈膜，它的功能就像一個抽水泵。在人們年輕時或恢復體力的睡眠之後，陰囊是緊繃的，而在人老年或疲勞之後，則是鬆弛的。生命力的急流使皮膚堅實。陰囊攜帶著能量湧進這個區域，陰囊幾乎立刻開始繃緊。

陰囊是創造性能量、精液和雄性荷爾蒙的加工廠，所以這兒貯藏著大量的「陰」氣（冷性的生命能源）。所有的性能量，都是潛伏或休歇狀態的「陰」。道家在劃分不同種類的氣的質量時，把性液體劃歸為水質成分。河水、潮水和海水都是陰性的。然而，當受到刺激時，陰會迅速改變它的屬性而變成陽或熱。只有在精子已經製造出來而睪丸還處於微冷的狀態時，這種情況才能發生。精液能源的冷卻功效，意味著它須向上環流以便同頭部和胸部溫暖的智力相和諧，反之亦然。

睪丸不停地參與製造精子、荷爾蒙，它還製造氣——生命力的精髓，精液細微的能量是最為重要的，因為所有生命器官都要把它們的一部分儲能拿出來以製造和維持精液的潛能。

低溫陰性精液精氣比高溫的陽氣或性能量更濃一些。

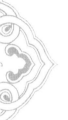

對於大多數人來說，只有當受到性刺激而精氣不是高溫的狀態下，他們才體驗到性能量，雖然這精氣理所當然地放了出來，這就意味著，既然低溫的能量更濃而移動更慢，那它就需獲得幫助順通道而上升到較高的中心。如果能先打通你的微觀軌道，這樣就更易於完成這條向上順脊柱伸展直達頭部，順前部向下到肚臍、生殖器和會陰的通道，被道家當作是連接體內各個臟腑和大腦的主要能量通道。

武當長春功將有助於打開這些通道，完成微觀軌道的暢通，透過擠壓生殖器，運動骨盆肌，使充滿青春活力的精液能量像熱蒸氣一樣流到全身各個臟器的腺體，再又由臟器腺體聚集到睪丸，如此週而復始，生命長春。

此功青年、中年、老年均可習練，當日練習，當日得益，一生不輟，生命之樹長青，此功簡便易學，不會出偏差。

二、功　法

（一）預備

全身直立，如山崖之松，兩腿自然分開，與肩同寬，鬆散有致，兩手自然下垂，置於體側，如藤蘿披拂，全身肌肉放鬆，目光平視遠方。《長春經》上要求「筋骨要弓，肌肉要松，節節貫串，虛靈其中」。

玄想丹田至會陰處是一汪洋大海，兩腿根部是一片金黃的沙灘和海水或湧或逐，冥冥中海水似被一個太陽蒸騰，熱霧綿綿渺渺籠罩住全身。

（二）起勢

1. 左手慢慢提起，手心勞宮穴向上，五指略分，小拇

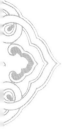

指少澤穴沿胸前正中線之中極穴起，由下而上運行，經關元穴、氣海穴、神闕穴遠至胸前上脘穴，膻中穴時，右手開始以同樣的手形，經同樣的路線向上到膻中穴，在左手下停。與此同時，左腳輕提，腳尖沿地面經右腳內側，虛步劃弧。

調整呼吸，要求呼吸頻率低至每分鐘 1～4 次以下：「鼻息微微，若有若無」。

玄想左手為一紅明珠，右手為 白明珠，海水之熱霧比為紅白二龍，纏繞爭逐穿行於中極穴、關元穴、氣海穴、神闕穴、上脘穴、膻中穴，紅龍在前，白龍在後，跟隨紅白二珠嗖嗖而行。

這時以上諸穴道有蟻行的麻癢感，應聽其自然，不可著急，蟻行的麻癢感開始越來越強烈，每一個穴位都有麻酥酥的感覺。

2. 左手繼續向上方運展，目光隨左手轉移，左腳則同時伸出落地，左右腳相距約 60cm，軀幹隨之向左轉動。

紅白二龍繼續隨著紅白二珠上升，左腳提起落地，好像紅龍攪尾而上，已然離開大海。呼吸由胎息轉為體息，《長春經》曰：「恬澹虛無，真氣從之，獨立守神，肌肉若一。」即好像二龍穿行的穴位都可吸進新鮮空氣，吸收草木中的氧氣，吸收太陽，月亮精華之氣，以補充體內正氣，蟻行之感汩汩而來，更急更快，入骨入髓。

3. 當左手經人中穴沿雙眉間到達頭頂左前上方之頂點時，臂不伸直，使勞宮穴由朝上變為朝下，左腳同時屈膝，身體重心移至左腳，右腿隨身內旋，右腳微提，腳底

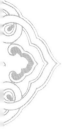

湧泉穴著地，呈左弓步。

　　紅、白二龍搖曳生姿，喘喘乎於天庭，天庭似北溟，浩浩乎無窮，任紅白二龍翻滾遊蕩，終於，紅龍調頭而下，俯瞰地闊。

　　蟻行於各個穴道絡脈，齧噬不已，全身有篩糠之感。此時須沉入空靈，任吸入的空靈之氣（草木的氧氣，日月的精氣）吹拂各個穴道，蟻行於全身。

　　4. 左手開始呈海底撈月之勢向下進行，此時右手已經運行至接近人中穴位的位置。與此同時，右腿內收，腳尖放在左腳跟右後方，呈半弓步，雙腿根部內側相應扣緊，使外生殖器有輕微的擠壓之感。

　　紅龍已搖頭而下，白龍似急，奮力穿行至人中，海灘也似助白龍一夾，海水似溢，紅龍意舒氣恬，白龍惶惶大急。

　　螞蟻齧噬的疼痛經空靈之氣吹拂有所減輕，但依舊有紅腫之感，海水喧騰咆哮，欲瀰漫世界。

　　5. 身體從左轉向右，右手掌心勞宮穴向上，經雙眉穴順勢繼續回頭的右前上方運轉，左手剛開始自下向上跟行，與此同時，右腳向前跨出 60cm 左右，併屈膝，呈右弓步之勢。

　　白龍不及休憩即自天庭躍下，紅龍已入大海，攪得沙灘旁移，看到白龍躍下，即翻身爬起，向上飛竄。

　　蟻行之感依舊強烈，但少痛疼，正氣十足，緊隨白龍奔逐。各個穴位絡脈如承天外來風發出天籟之鳴，物我皆忘，只有紅白二龍組成一個循環不斷的太極圖。

6. 當右手運行至頭右前上方的頂點時，亦翻掌向下，左手則繼續上行，身體重心則移至右腳。

白龍頭搖搖欲墜，紅龍冉冉又升，環宇明淨，只有一太極圓圈環環轉運。

蟻行之感有所減弱，如於風中蠕蠕而行，穴位絡脈如絲綢揉拂過有熨帖之快感，但蟻行又行一線隨紅龍而行。

7. 右手呈海底撈月之勢向下運行，左則繼續向上，左腿內收，呈半马步，雙腿根部緊扣，使外生殖有輕微的擠壓之感。

白龍跌入大海，使得海水震盪，一隊白蟻溶入大海，但似又有一隊白蟻隨紅龍竄，蟻行之感不強烈，似困頓未醒，精氣擬已溶入百骸，但又有精氣湧入。

8. 而後身體再向左轉，繼續左側運行。白龍於海中躍起，緊隨紅龍。蟻行之感又漸至強烈，如風吹醒，爬行歡暢。

（三）收功

左右兩側動作相同，方向相反，交替進行。各做 8 次即可收功。但從意識上不應有收功的意念。

《長春經》曰：「練功不收功，到頭一場空。」收功時要「守虛」放鬆，不需意想自己身體那一部位及那一線放鬆，而是讓自己大腦虛空，不思不想，讓身體自然放鬆。

練完此功後，自己身體好像棉花鬆軟，慢慢無限放大，怡怡然，這樣，就會逐漸使全身感到處於鬆弛狀態，還可使大腦入靜。

（四）要領

1. 練功時，要全身肌肉放鬆，切勿僵硬，兩手動作交替要聯貫自然，不可中途有停頓。

2. 此功的關鍵在於，兩大腿根部在內收、轉體時內靠緊，使其擠壓外生殖器，按擠壓的幅度大小及體勢下蹲的程度，可分為大、中、小三勢。中、老年人可練小、中勢，青年人可練強度高的大勢，但亦必須由小、中勢開始。

3. 此功手臂動作有如太極雲手狀，要綿軟滑潤。

✳ 第二節　道家回春功

一、功　理

回春功是我國道家的傳統功法，回春功有回春延年之意，故曰「回春功」。又因此功有服氣養腎的效果，所以又稱「服氣養腎功」。

回春功第一節採用腹式深呼吸，鍛鍊增強橫膈肌，據測量，橫膈肌活動範圍每增加 1cm，肺活量可擴大 250～300ml，若經過半年至一年的鍛鍊，橫膈肌的範圍可以增至 4cm。那麼肺活量便可擴大 1000～1200ml。回春功在做深呼吸時，全身放鬆，引體向上，屈身向下，作橢圓形的運轉，這可使大腦皮層處於保護性抑制狀態，中樞神經得到調整和平衡，有節制地開放全身平時閉鎖的毛細血管，大大有利於體內細胞交換氣體，最大限度地排除體內濁氣，吸入新鮮空氣。

新鮮空氣對生命的意義大家都知道。一般人隨著年齡

的增長，肺氣泡增大。同時，肺血管減少，其結果是功能無效腔增大。同時，肺泡壁間質纖維量增加，使肺的擴張能力下降，致使身體吸入的新鮮空氣不足，又不能將全部濁氣排出體外，所以臉色皮膚變灰暗，失去光澤，不像年輕人那樣神采奕奕，精力旺盛，甚至還會引起各種疾病，其重要原因之一是體內缺氧。

練了回春功後，由於身體吸入的新鮮空氣增多，滯留濁氣減少，細胞便會更加活躍，迅速修復受損的細胞，整個身體的健康狀況便會得到改善，一般人做此功深呼吸動作之後，會頓時覺得精神暢快。心臟病人練此功，心絞痛，期前收縮的症狀會漸漸減退，臉色也會變得紅潤而有光澤。

回春功第二節全身抖動，巧妙地對內分泌腺體起到了震動的刺激作用。所以，在抖動之後，會有一種全身舒服、暢快的自我感覺。

道家認為，人體內的 7 個命宮，大致相同於現代醫學所講的松果腺、腦下垂體、甲狀腺、腎上腺、性腺等器官，這些器官主管人的內分泌。內分泌腺體產生的激素對生命的作用早為醫學界所公認。

這些激素是促進身體各器官的生長發育、維持其正常狀態的重要因素，內分泌腺體功能下降，內分泌紊亂，便會導致身體發生各種病變，加速人的衰老。

醫學界多年來致力提煉各種激素注入人體內，用以治療或延緩衰老，但效果並不十分理想。究其原因，一是人體內各種激素之間有一微妙的平衡，注入外源性激素，容

易產生顧此失彼的結果，二是人的腦下垂體前葉是調節內分泌的司令部，如體內注入大量某種激素，腦下垂體前葉這個司令部便會向分泌這種激素的腺體發生指令，使其停止或減少分泌。

所謂用進廢退，即指長時間的停止或減少工作，反而會引起功能性衰退，所以有些患陽痿的病人，服用或注射性激素睾酮後，雖然病情可得到暫時性的好轉，但當停止用藥時，病情又會反覆如初，甚至更糟。

對於內分泌失調而引起的病變，回春功是採取獨特的運動形式，輕微震盪體內各種內分泌腺體，使其恢復並增強其功能，自行調節激素的分泌，從而達到治病強身的目的。

回春功第三節：左右協調轉肩動作不僅對腸胃有良好的保健作用，對泌尿器官也有明顯的保健作用。腎和膀胱隨著做功而微微顫抖，可增強其功能，減少有機鹽的沉積，預防結石的產生，同時，控制排尿的神經也得到調整，故有些患尿頻的人，吃藥打針無法治療，改練回春功，短期內便有良好效果。

腸胃功能好壞，對身體健康影響甚大。許多人因消化不良、胃滿腹脹、便秘、腹瀉而十分苦惱，武當道教醫藥認為脾胃虛弱是引起衰老的重要原因之一。故此，增強腸胃功能十分必要。

回春功的三節動作，使腸胃以三種不同的方式蠕動，有利於增強腸胃的吸收功能，加速食物糞便的通過，使有害物質不致滯留腸道過久而為患。

另外，第一節深呼吸和第三節轉肩用口吸氣，都會使部分新鮮空氣直接吸進腸胃，對腸胃起一定的刺激和清潔作用。同時，隨著腸胃的蠕動，滯留於腸胃的腐敗有害氣體被排擠出體外，胃滿腹脹便隨之消失，便秘、腹瀉也會好轉，由於腸胃毛病而引起的病症亦會得到改善，更可預防痔瘡及胃腸道癌瘤的發生。所以凡練此功的人都會有腸胃通達舒暢的感覺。

在人體內各種激素之中，性激素的作用尤為重要，性激素分泌減少或失調，必然會導致陽痿、前列腺肥大、肥胖或形體衰敗，甚至產生息肉、癌瘤等一系列病症。回春功第一節深呼吸時，男性自然微收腎囊，回春功第二節全身抖動時，男性腎囊的前後上下悠動，回春功第三節左右轉肩時，男子牽動睪丸，這些動作對調節性激素的分泌都有重要的作用。實踐經驗證明，許多性功能失而復得的人，大多得益於這些動作。

道家十分重視氣血經絡的通道，凡有瘀滯必然致病。所以道家說，不通則痛。有些女性經痛，不少是由於經血流通不暢所致。回春功的三節動作，使軀體柔性圓形或弧形的運轉，而且全身放鬆，關節經絡都得到活動，大大有利於氣血經絡的暢通，加之上面所說的體內吸入新鮮空氣增加，內分泌得到調節，腸胃和泌尿器官功能的增強，可以使身體的健康狀況大為改善，按道家的說法就是歸順內臟，增元氣，順天水，活血化瘀，祛邪扶正。因此，長練此功的人，都可以享受到體健神足，減少或免除病痛的歡樂。故稱此功有回春之力。

道家秘傳回春功，動作並不複雜，但要準確無誤，則要全心參照後文所說的功法，多練幾次才能做到。幸好，練此功不要求廣闊的場地和較長時間，而是隨時隨地可練，一般每天兩次，每次 5～10 分鐘，但不要超過 20 分鐘，若的確沒有時間，三五分鐘也可以，但必須堅持。記住：建立信心，堅持練功，必然會成功，功到自然成。

　　初練此功時，由於不習慣或未掌握要領，可能會有某種不適，但當您認真練下去，掌握要領後，便會初見成效，這時會有一種魔力吸引您繼續練下去。因為練功後，您會感到舒服暢快，而不覺疲勞。

　　綜上所述，回春功的作用在於吐故納新，歸順內臟，暢通氣血，祛邪扶正，增元氣，順天水。學練此功，不但為做其他功法打下基礎，而且對治療肩背痛、胃滿腹脹、心臟功能衰弱，增強體質，提高性功能，減肥健美，均有顯著功效。

二、功　法

（一）預備

　　全身直立，兩腳併攏，雙臂從體側緩慢向前、向上直伸，經面、胸前逐漸下落，分掌，回到體側，同時隨著雙臂的下落，亦落踵，呼氣。

　　而後兩腳分開，與肩同寬，雙臂自然垂於體側。全身肌肉放鬆，目光平視，排除雜念，思想入靜。

（二）起勢

　　1.雙轉肩導引深呼吸。呼吸採用腹式呼吸。吸氣、提踵，兩肩同時向前、向上提起，轉動，胸腹亦隨著吸氣而

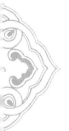

充分擴展，待兩肩抬到最高處時，也就是吸氣最充分之時，轉而呼氣、落踵，兩肩同時向後，向下沉降、轉動，胸腹之濁氣亦隨著呼氣從口中排出體外，一個上下，一個呼吸為 1 次，連續轉動 16 次。

吸氣時腳跟提起，小腹鼓起，胸部展開，氣沉丹田，盡量多吸新鮮空氣。初學者用鼻吸氣，習慣後，可口鼻同時吸；呼氣時，兩膝順勢屈曲，腳跟落地，使肺胃濁氣從嘴排出。

2. 抖動。深呼吸後，約停半分鐘。全身放鬆，雙臂仍垂於體側。上身保持正直，兩膝稍屈，使整個身體作上下彈性顫動。此時，男子雙腎囊在兩腿根部空檔中前後微微擺動，如此抖動 164 次

在抖之中，兩手手指略彎，伸直即有脹感。雙乳、全身肌肉、牙齒以及體內臟腑器官，皆需有震動感，方為正確。

3. 左右協調轉肩，抖動後休息 1 分鐘，上體直立，雙膝微屈，兩腳分開與肩同寬，嘴自然微微張開，頭頸正直，兩臂下垂，全身放鬆，重心放在前腳掌上。兩肩劃圓，做交替式上下轉動。

肩頭轉動的方向是：先左肩提起，由前、向上、轉後、向下劃一圓周。幾乎同時（熟練後，力求做到同步），右肩向後、向下、轉前、往上劃一圓周。兩肩同時上下協調運轉，用身體帶動肩，用肩帶動臂，使上體不停地扭動，擠壓五臟六腑進氣排濁。共轉 16 次。

（三）收功

合掌雙手劃完三個圓回到丹田，繼續向左上方劃半圓，運至頭頂正上方，然後垂直下落至臍前，雙手自然放下。

自然呼吸，全身放鬆，大腦寧靜，不要再有意念，幾分鐘後即可。

（四）要領

此功的練功要領是，練功者在轉肩的過程中，不必主動呼吸，要依靠上體的扭動擠壓來呼吸，練習一個階段後，在安靜的環境練功時，會聽到肺部呼吸的呼呼聲。而且由於練功時的腸胃蠕動，還會造成打嗝、放屁。

一般來說，初練者在轉肩時，以自感柔和適度為宜，不可用力過大過猛，但轉肩劃圓定要圓滿，待動作熟練，身體適應後，可逐步將圓儘可能地劃大為好。

內氣動轉時要意氣相隨，意守丹田不能太死，轉圈在於緩緩柔和，不要一圈未完已想到下一圈，要循序而進。此功強調守田保精，練功期禁止同房，否則影響功效。

除每天早晚定時練功外，平時應多練內視氣團。隨著練功深入，若有「八觸」出現，要鎮定自若，如丹田熱，陽器舉，宜文火溫養，在內氣未形成時，切勿強行意領周天，待真氣充實，盈盛欲動之時，順其自然。

✳ 第三節　秘宗梨子功

一、功　理

秘宗梨子功在武當道教流傳已有 1000 多年的歷史，

是武當道教醫藥寶庫中一顆燦爛的明珠。武當道教養生功法很多，秘宗梨子功的功法就是其中之一。

秘宗梨子功淵源於武當拳。武當拳是武術界當中精湛上乘之品。秘宗梨子功就是根據武當拳的架式動作，內勁外練，吸收各派氣功原理和陰陽學說，結合吐納，導引創編而成。

此功與眾不同，能培育真氣，貫串周身，增強人的體質，祛病健身。堅持久練，使人精神氣爽，耳聰目明，起到有病治病，無病強身的功效。

氣功之氣，練功家稱之為「內氣」「真氣」，是能貫通人體全身之氣，現代科學家測定，人體發放的外氣是一種含有「紅外輻射」「電磁波」的載體物質。武當道教醫藥把氣功之「氣」的真氣歸納為「先天之氣」和「後天之氣」。「先天之氣」又可分為精氣和元氣兩種。精氣是指人出生之初的一點精氣，是胎兒孕育的基礎，它來自父母。元氣是指人體維持組織、器官、生理功能的基礎物質與活動能力。元氣在胚胎時期已經形成，它藏於腎中，與命門有密切的聯繫。

「後天之氣」也可分為兩種，即天氣、地氣。天氣是指我們呼吸大自然的「清氣」，地氣是指我們日常飲食營養所攝取的「水穀精微之氣」。

真氣又可以稱為「真元之氣」「正氣」。而根據所在部位的不同，作用的不同，又將它們分為「氣在陽即陽氣，氣在陰即陰氣，在胃曰胃氣，在脾曰脾氣，在裡曰營氣，在表曰衛氣，在上焦曰宗氣，在中焦曰中氣，在下焦

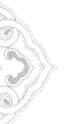

曰元陰元陽之氣。」

「營氣」，是行於脈中之氣，主要由水穀精氣所化生，內則營養五臟六腑，外則潤澤筋骨皮毛，營運全身。

「衛氣」，是行脈外之氣，亦由水穀精氣所生，其功能主要是護衛固表，防禦外邪，溫養肌肉、皮毛，開合腠理，排泄汗液，恆定體溫。

「宗氣」，是行於胸中之氣，是以肺吸入的清氣和脾化生的水穀精氣結合而成，主要功能是司呼吸，行氣血。故凡出現聲怯、懶言、自汗、心悸、疲乏等症狀，便稱之為「宗氣不足」。

以上所述真氣種種命名和各氣所司之職，都表示真氣在人體中的重要性，它們互相依賴，互相推動，促使人體生命活動的正常進行。即：先天之精氣要依靠腎臟藏精功能與氣化功能正常，先天之精氣才能很好地發揮應有的作用。水穀中的精氣，要依靠脾胃的運化功能正常，才能從水穀、飲食中攝取而化生人體內必須的水穀精微。

存在於自然界之精氣，則依靠肺的呼吸功能正常，自然界之精氣才能被人體吸收利用。因此，從氣的來源或生成來看，除稟賦先天之精氣外，後天飲食營養以及自然環境等狀況都有一定關係外，均與腎、脾、胃、肺的生理功能密切相關，腎、脾、胃、肺生理機能狀況好壞，決定於真氣是否充足，這些臟腑生理機能的盛衰，也取決於真氣的充沛程度。

真氣是人體生命活動的根本動力，是人體生命的源泉，是抵抗疾病的物質基礎。《莊子》說過「人之初，氣

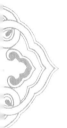

之聚也，聚則為生，散則為死。」所以，鍛鍊氣功，培育真氣，對消除疾病，增強體質，延年益壽，具有莫大的好處。

秘宗梨子功能補腎養氣，養精化神，促進人體激素分泌，使性機能增強，對陽痿、早洩、性腺功能低下、性冷淡、慢性腎衰竭等均有很好的療效。

此功功法易學易練，方法簡便，安全可靠，無副作用，對早洩、陽痿、慢性腎炎的治療具有不可估量的效果。

二、功　法

（一）預備

身體中正端直，兩腿彎曲。

男的左腿在下，右腳壓在左大腿根部上面，左腳心向上，左腳放在右大腿根部上方，形成兩小腿斜向交叉。

左手掌心向上，拇指彎曲緊靠手掌，拇指尖扣在食指根節中部的外側，呈凹掌形，平放在臍前；右手掌心向上，四指平伸併攏，緊托住左手，並使右手拇指尖與左手拇指尖相接，兩肘略向前伸，含胸拔背，使上下暢通，稱心如意而坐，閉目養神。

（二）起勢

1.按摩丹田穴：修練此功時，要單床獨睡。子、丑、寅三個時辰為最好的練功時間，這三個時辰是陽氣旺盛期，久練此功時，陽氣就在這三個時辰最為旺盛，這三個時辰練習此功，由百會穴引天上之陽氣入丹田，由湧泉穴引地氣上升到丹田，二氣相會於丹田區的黃庭穴，達到陽

氣、陰氣平衡。

　　將手搓熱，左手放在丹田處（臍下 1.5 吋），右手放在背後的腰脊柱骨上，正對肚臍的地方命門穴，將手按住之後，在丹田穴上的手按順時針旋轉按摩 36 次，再逆時針旋轉按摩 24 次。按摩的地方正經過關元穴、氣海穴、天樞穴。命門穴和關元穴能夠壯元氣，補腎氣，氣海穴和天樞穴可以加固精氣，因而起到調治性功能失調的作用。然後再從中脘穴到曲骨穴上下按摩 60 次，一上一下為一次。做此節功時，心情平靜，要清除一切私心雜念。練功中始終意念丹田內的黃庭穴。堅持練此功可使青春常在。

　　2.兜轉梨子：口訣：「正九轉，逆九轉，乾坤自然轉，天地合，陰陽和，五行調和。梨子功，能生精，精化氣，氣化神，青春回我身。」在唸完口訣之後，將雙手搓熱，用左手兜住梨子，右手放在丹田處，按著時針正旋轉梨子九九八十一次，然後再逆時針旋轉九九八十一次，兜轉的速度和力量以適應舒適為度。兜轉完之後，再上下兜梨子 60 次。梨子即陰囊。此時若陰莖挺舉，不必顧及，按要領做完此節功法，意念守住丹田穴即可。

　　如果有慾念發生要趕快排除之，不然全功盡棄，梨子功的關隘就在於此。所以練此功必須具備高尚的氣功、功德和品質，方能有成效。萬萬不可誤入歧途，切記！切記！要有柳下惠坐懷不亂的定力。

　　3.按摩會陰穴：取仰臥式，將雙腿盤在一起後，兩手搓熱，用左手按摩會陰穴，按摩速度和力量以適度為準。一邊按摩一邊默數 100 個數即按摩次數。一上一下為一

次，當會陰穴有了熱脹感時，即停止按摩。隨著氣力、體力增強之後，可以增加按摩次數。這節功要意守會陰穴。會陰穴位於男子肛門與陰囊之間。

4.拍打梨子：取仰臥式，兩手搓熱之後，將右手放在丹田處，用左手輕輕拍打梨子一百次，一邊拍打，一邊意守會陰穴，拍打的力量以能適應為準，不可用力過猛。隨著練功時間的增長，可以適當增加拍打的力量和次數，最高可以增加到 500 次。

5.拍打丹田穴：取仰臥式，將右手兜住梨子，用左手拍打丹田穴 100 次，一面拍打，一面意守丹田穴，拍打的時候，由輕到重，由慢到快，然後再由重到輕，由快到慢。用力的大小以個人舒適為度。

練此功時，要嚴格注意一點，在拍打震動時，如果達不到 100 次，就有發生射精感時，應立即停止拍打。記住此時拍打的次數，射精感消除以後繼續操練，直練到 100 次為準。久練此功，可以治癒早洩、陽痿。

練此節功時，要消除一切私心雜念，具有高尚的氣功功德，方能修練成功。手淫患者意志特別要堅強。

6.夾擊梨子：取在側臥式，雙腿彎曲，雙手交叉，左手放在右膝蓋上，右手放在左膝上，頭向下低，彎腰成弓形體，梨子和陽具夾在兩大腿中間內側，夾擊的重力不要太重，以適度為準，靜靜臥著，默數 100 個數，然後再翻向右側臥式，同左側方法一樣，再做一次。

7.胎息靜練：取仰臥式，將雙手十指交叉反掌由丹田穴上伸到頭部；雙腿向下伸直放鬆，停止呼吸，1～2 分

鐘或更長一些時間，用胎息方法靜練，使元氣在丹田穴聚集不散。梨子功做到此時，津液滿口，要分幾次嚥下腹內，滋潤胃腸，滋潤丹田，這也是人的養生之道。津液是腎水所生，津液亦是心血所化，二物能助消化和補精。

平靜之後，達到全身舒適，精神暢快，心情輕鬆之後，立即收功。

（三）收功

兩手相互搓熱，先做體表按摩。按摩的部位很多，一般從頭面部開始，如浴面、按鼻、按眉、摩耳等。再按摩臍周圍腹部，逆、順時針方向各摩 100 次，並意守臍中片刻。還可按摩兩腰、尾骶、腳心等部位。而後拍打全身，一般遵從上肢、軀幹、下肢的次序在全身來回進行。

（四）要領

1. 要想修練此功，必須具有高尚的功德，消除一切私心雜念，特別是性慾要消除。想修練成此功，在練功開始，要停房事 100 天，能做到的才能練成，做不到的就練不成此功。

2. 無論是身強者，還是體弱多病者，在練此功期間一定要得到夫人的理解與支持配合，方能練成此功。否則在練此功期間有了房事則前功盡棄。

3. 修練此功期間，必須遵守道教六戒，特別是戒掉菸、酒、性和禁吃辣味食物。

4. 在修練此功時，年過 40 歲後練功為好；有陽痿、早洩等疾病者可以修練；修練此功時，最好先練長春功或其他功法一年以上，有了氣力、體力，有了基礎，再練此

功是比較合適的。

5. 練功之前排淨大、小便，練功方位是頭朝南，腳朝北修練為好。

6. 練功選擇子、丑、寅中任一個時辰都可以，每天練功一次即可。

7. 練功一年之後，或過 100 天，可以恢復房事，但也要做到節制房事，做到春一、夏三、秋二、冬藏即可。

總之，本著「精滿則溢」「有興則納」的原則，這樣合乎自然界規律，就不會影響自身的健康，也不會影響練此功效應。

8. 平時應常做到：髮宜常梳，面宜常擦，目宜常運，耳宜常彈，舌宜抵齶，齒宜數叩，津宜常吞，濁宜常呵，腹宜常摩，肛宜常攝，調養其神，務快其心。

❋ 第四節　自在日精功

一、功　理

自在日精功是道教一種性命雙修的功法，主張「清靜無為」。道法自然而復歸「天地合一」，以達到氣功的最高境界。「自在」即是以道教的「人法地，地法天，天法道，道法自然」的說教為依據，本乎自然，順應自然，因勢利導地運用自然，「日精」意即是吸取天地自然之精氣，使之為己為人服務，以求達到「人天合一」的理想境界。因此此功法被稱為「自在日精功」。

此功法的主要特點是煉精化氣，打通小周天，讓氣在任督兩脈中前降後升。打通任督兩脈便可以進而打通全部

奇經八脈乃至十二經脈，經脈打通則可袪病延年。

　　道家注重「精、氣、神」的修練和保養。自在日精功旨在彌補人體日漸消耗的這些物質能量。彌補日益虧虛的這些「精、氣、神」人身三寶，以恢復這具有勞傷虛損的身體，使這具病體殘軀煥發生機。

　　自在日精功借宇宙間自然能源之外力，來直接溫煦濡養周身，使人體如後天人為或被迫導致的各種內、外體能的損耗與失調得到補充，從而煥發人體的生機與活力。因此，凡是久病體虛經治無效及練氣功未受其益者，只要認真修練上功，健康者會更加健康，體弱多病者，會恢復健康，枯槁者亦會回溫潤之色。

　　自在日精功為道教煉精化氣的初級方法，自古以來，雖代代相傳，但都是口傳心授，沒有專門的方字記載，即使有書，也多是含糊其辭深，深奧莫測，今筆者探得此功真諦一二，捧之於眾，供修練者參考。

　　學好此功，乃生命之基石，長壽之根本，年邁而力不衰。其採日精功，有升陽之妙，捧月華法，有益陰之效；後天開化功，則採清換濁，培育中土，健脾養胃，有間接養育「先天（腎，先天之精）」之能。

　　自在日精功中的「採日精功」意在吸日之精氣，自然之靈秀，開通任督八脈十二經，使周身氣血暢通，達到充精補氣壯神之目的。《黃庭經》所謂「日月光華救老殘」是也。其功有生發清陽之氣，散盡陰霾之濁，補虛固本，防老抗衰之效能。凡陽虛體衰、熱能不足、雄性不強者宜勤習之。

自在日精功中的「捧月華法」是取月之光華（冷光），益人身真陰。具有補腎養精（經血），健腦添髓，輕身延年之功效。

　　這兩種功法正如道教所追求的那樣，從日月天地這萬物場中採氣煉丹，盜天地，奪造化，激發身中內在的功能，以至天人合一，無為而為。

　　自在日精功中第三部分即「後天開化功」，它是透過自然訓練呼吸與柔緩的彎腰打拳運動，結合意念貫氣入隱白穴，可使人身清氣上升，濁氣下降，推動後天之本「脾精」運行輸布周身，以清除後天失調與戕害所造成的陰陽失和，勞作虛損諸種病症，如精、氣、神三寶的虧虛，五勞七傷諸虛百損等現象。所謂「採清風、換濁氣、寒暑交換」，意即在三九隆冬、三伏酷暑勤習此功，必有良效。

　　本功的中心環節，是透過練功來「啟動」脾經的起始點，重要的「井穴」隱白穴，以達到培補後天，強化脾胃的目的。

　　《內經》謂「脾者土也，脾臟以灌四傍者也」「萬物土中生」，可見脾之重要了，在武當道教醫藥臨床中，對後天諸多失調，多責之於脾。例如：四肢懈惰乃「脾精不行」，是因「脾主四肢」。而思緒紛紜，雜唸過多，即可導致神經衰弱，亦多由思慮傷脾，因「脾主思慮」，過則傷也。由此可見，培補後天之本，強化脾胃功能，在武當道教醫藥臨床中具有十分重要的意義。

　　本功強調靜、定的修習。也就是說練本功之法，有助於靜功境界的改善，心猿得鎖，意馬得拴，思維定向性與

有序化的水準也就相應提高。習靜修定，意氣漸添。也就是說「脾藏意」，若脾精充足，意氣必強，而意念力增強，必使精神容易集中，心情得到平靜。

武當道教醫藥講「虛則補之」，但「藥補不如食補，食補不如氣補」，凡「年半百而動作皆衰者」「溺於生樂」而「精、氣、神」有所「漏」者，練好本自在日精功，皆可補其漏，盈其精氣。

自在日精功功法雖然簡單，但必須掌握道教順應自然之道理。要融身心於其中，無為而為，則自然得道矣，不可不誠。

二、功　法

（一）採日精功

1. 選擇空氣清新環境較靜的室外場地，「日精」最充足的早晨（太陽剛出鬆地平線時）。

2. 面對太陽鬆靜站立，姿勢以自然舒適為原則，閉目、入靜、神視靜觀太陽 1 至 2 分鐘。

3. 雙手緩慢向太陽方向前伸，如「摘球」狀，同時輕吸一口氣。

4. 意想雙手將太陽徐徐從天空摘下，抱至臍前約14cm 處。

5. 再意想雙手抱在臍前的「太陽」開始自動輕輕旋轉，同時帶動手臂乃至全身運動。

運動的要點是：意念要想著球帶手動，而不是用手揉球。周身的動作宜輕鬆靈活，手、眼、身、步皆放鬆自然，隨球運轉。

6. 收功：意想雙手抱的「太陽」徐徐從肚臍進入體內，同時配合深呼氣，雙手隨著「太陽」入臍的意念向臍部合攏。

將太陽收入臍內後，雙手掌心向內，重疊捂在臍部（不分左右），閉目內視進入體內的太陽化著一個金黃色的光球。隨著深呼氣（一次），意想金光球隨著呼氣散向全身之後，睜眼，搓搓手臉，散步片刻，即可結束練功。

7. 注意事項：

（1）每日練功一次，每次練功 1～2 小時。練習本功的最佳時間為「活辰時」，即指練功者所在地的太陽從地平線全部升出後，至滿一個時辰為止的時間。按武當道教醫藥理論，此時為一日之春，其時「日精」充足，陽氣升發，萬物復甦，一派生機勃勃。

（2）體弱多病者，應增加每日練功次數，縮短每次練功時間。

（3）本功不宜在室內練習，陰雲密佈和無陽光時，禁練本功。

（4）站立不便者不宜練此功。

（5）練此功過程中，不宜練其他功。

（二）捧月華法

1. 自每月農曆初八至二十三日，在月光明亮之夜，面對月亮鬆靜站立，兩眼觀月 5 分鐘左右。

2. 雙手前伸，意念捧月。

3. 在吸氣的同時，雙手緩緩向頭頂方向回收，意念將月捧至距頭頂百會穴上方約 14cm 處的空中停住。

4. 按上述方法操作兩次，分別將月捧至膻中穴前14cm處和臍下丹田部位離之14cm處的空中停住。

5. 閉目內視，靜觀「三輪明月」（即頭上方、胸前、丹田前面各有一輪明月，具有光明圓滿的特徵），靜觀的時間不限。

6. 接上式，雙手上舉，吸氣時掌心向下，徐徐將意念中頭頂的明月捧入百會穴內，進入頭中，同時雙手合攏重疊頭頂百會穴處，靜默片刻。

7. 再將雙手前伸，掌心向內，按法分別將膻中穴、丹田前面的兩輪明月捧入體內，應注意捧月動作時一定要配合吸氣。

8. 閉目內視頭中、胸中、丹田內各有一輪明月，特徵如5所述。內視時間亦不限。

9. 然後以手（男左女右）輕輕拍打百會穴處，同時意想身中的三輪明月隨著拍打，在身體的正中（百會穴至會陰穴）形成一白色光柱，然後內視此光柱，時間不限。

10. 收功：徐徐睜眼，輕搓手臉，即可結束。

11. 注意事項：

（1）在規定的練功日期內，每晚練習一次，每次練習的時間自行掌握，以自感恰到好處為準。在規定之外的日期不宜練此功。

（2）凡要求意念活動，特別是內視時，一定要遵循鬆靜自然的原則，切莫加重意念，追求景象。

（3）練本功最好選在室外環境幽靜的地方，時間以月初升為宜。

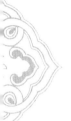

（4）站立不便者不宜練此功。

（5）練本功時不可與其他功法相摻雜。

（三）後天開化功

1. 起始姿勢：鬆靜站立，雙手鬆握空拳，置在兩肋下，兩腿分開，與肩同寬。

2. 左腳向前邁一步，緩慢出右拳，同時彎腰，用右拳緩緩打向左足大趾甲旁的隱白穴處，同時自然呼氣，意想有「氣」隨著緩緩打下的右拳，貫入隱白穴。

3. 當呼氣結束時，右拳應剛好停在距隱白穴 3cm 左右處（拳應懸空，勿與足部接觸）。左拳始終在左肋下不動。

4. 上述操作完成後，緩緩起身，將右拳收回至右肋下，自然吸氣，待吸氣結束，左右拳應完全收回至右肋下，身體同步恢復直立姿勢。

5. 然後再邁右腳，按法用左拳打向右隱白穴處（操作及要求均同上）。

如此左右交替，反覆練習。

練習中要始終注意呼吸頻率協調，同步，周身應放鬆，運動宜緩，眼睛睜閉不限。

6. 收功：身體直立後，不再換另一側操作，將後邊的一隻腳向前邁一步，雙腳站齊，閉目，雙手捂肚臍，同時雙手輕揉肚臍幾分鐘，即可收功。

7. 注意事項：

（1）每日練功 3～6 次，每次練習 30～60 分鐘。

（2）嚴重的精神分裂症、美尼爾綜合徵、高血壓、

冠心病重症以及不能做彎腰動作者，勿練本功。

（3）練功時要做到呼吸自然，動作協調，周身鬆活。

（4）初練時有輕微頭暈現象者，皆因呼吸不自然，動作不柔緩，運動不協調所致，稍加注意糾正，即可立即消除頭暈現象。

（5）「三九」「三伏」天，多在室外練習本功，於人身心妙用無窮。

✳ 第五節　武當道教洗髓功

武當道教洗髓功，屬一種內功，此功由 22 個導引動作，使從頭到腳的各個關節活動起來，疏通全身經絡，調整週身氣血。再運動元氣，滌盪督、任二脈，乃至全身五臟六腑中的穢濁，達到「如服靈丹妙藥，眾疾減消」之目的。

一、運百會

男左、女右，以掌心勞宮穴對準百會穴，雙手重疊做順時針旋轉 36 次，逆時針旋轉 36 次。

二、循按鼻梁

用兩手食指，循鼻兩側，由下而上推按 9 次。

三、揉按迎香

用兩手食指腹，壓按在鼻兩側迎香穴，做 36 次。

四、揉按眼部

用兩手食指指腹揉按眼周八卦穴，每個穴位揉按 9 次。

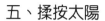

五、揉按太陽

用雙手拇指揉按兩側太陽穴，分別各 36 次。

六、乾擦面

搓熱雙手，乘手熱用手由下而上搓擦面部 36 次。

七、乾梳頭

雙手十指分開。由前向後，頭部每個部分用手指梳理 36 次。

八、揉按風池

用兩手拇指按壓在頭後風池穴，做旋轉揉按 36 次。

九、拿玉枕

左手拇指向下，拿住頭後玉枕部，做捏拿動做 9 次，右手亦同樣做 9 次。

十、擊天鼓

兩手掌摀住兩耳，手指向後上方，用兩手食指與中指做彈打動做。做 24 次。

十一、撐耳孔

兩手食指尖，插入兩側耳孔，一提一插，共 24 次。

十二、揉按聽宮

用兩手食指腹，壓按在耳前聽宮穴，做旋轉揉按動作，共 36 次。

十三、叩齒

微閉口唇，上、下牙齒做叩擊動作，共做 36 次。

十四、頸部運動

頭正頸鬆，端正坐定。① 頭緩慢前傾，轉頭向左後，眼看左後上方，稍停數秒鐘，緩慢還原。再向右做上

述同樣動作。左右各做 3～9 次。② 下頜內收，頭頂向上微用力向天上頂，肩背稍用力向下沉，做頂沉時吸氣，呼氣時放鬆，做 3～9 個呼吸。

十五、指腕活動

① 雙手十個手指均需做捏、擰、拔動作，每個動作在一個手指做 3～9 次。依次先做右手大拇指、食指、中指、無名指、小指和左手各手指。

② 用左手拇指按壓在右手腕大陵穴，其餘四指在右手後背捏緊，右手做上、下活動 36 次，再用右手捏住左手做同樣動作 36 次。

十六、肘部活動

① 雙手指交叉，掌心向下，做上、下波浪式運動 36 次。② 雙手指交叉，做掌心向上、向內轉動，再向前推出，做 3～9 次。

十七、肩部活動

端座位。① 雙手的手指彎曲拉勾：用左手將右手在胸前拉向左側，右手臂需伸直，與胸鎖骨平行。停數秒鐘還原，再次左拉，共做 3～9 次，左右相同。

② 雙手十指交叉，緩慢抬上頭頂，兩臂需緊貼頭兩側，向上伸直，露出兩耳。停數秒鐘還原，共做 3～9 次。

十八、神龍絞柱

① 兩腳伸直坐好，兩手臂自然放在身體兩側。

② 兩手臂交叉，手握住上臂。用鼻呼吸時兩肘微抬高，這時雙腳盡力上翹，呼氣完畢，緩慢放鬆，用鼻呼吸，吸氣畢，再接做上勢，共做 9 次。

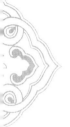

十九、展臂寬胸

① 兩腳伸直坐好，兩臂緩慢抬起，將手掌橫在面前與眼相平，掌心向外，手指稍曲，肘斜向前。

② 兩臂同時向兩側拉開，手掌慢慢變成虛拳，兩臂緩慢伸直，胸部儘量挺出。兩臂回曲時兩手慢慢變成掌，恢復 ① 姿勢，拉開時吸氣，還原時呼氣，做 3～9 次。

二十、腰胯活動

兩腳開立與肩等寬，兩手拇指向後，四指向前，义在腰間，意想尾椎處生一尾巴，與地面相連，意想用尾巴作筆，用腰胯之力，在地上劃圓圈，左劃 36 圈，右劃 36 圈。

二十一、旋轉膝部

兩腳併攏，兩膝彎曲，兩手扶膝，做順時針、逆時針旋轉各 36 次。

二十二、足部活動

① 兩腳伸出，腿自然伸直，赤腳用腳拇趾與第二趾做彈擊動作 36 次。

② 雙腳繃直，上翹動作各 36 次。

洗　髓

做畢以上各式動作，全身放鬆，自然端坐，輕閉雙目，輕合口唇，用舌在牙齒外、口腔內，做左右旋轉 3 次。這時口腔內自然有較多口水，將口水分三次緩慢嚥下。閉目暗視，將口水送至下丹田，如此用三口口水，吞嚥九次。這時下丹田自然有沉重或者微熱的感覺，可以用意念把它想成一個小太陽，並用意念把小太陽運送到會

陰，過肛門，到尾閭，從尾閭向上過命門，上玉枕，到百會，下上星、人中，過喜橋、承漿、膻中、神闕，下丹田，如此運行3遍。再用舌在口腔內旋轉3次，再用三口口水，吞嚥九次至下丹田，這時想下丹田的小太陽，慢慢長大，溫度慢慢增高，這種溫度像火一樣，將全身烘烤的熱乎乎的，這種熱感全身無處不到，持續3～5分鐘，或者更長時間。收功。

✳ 第六節　武當秘傳壯陽鐵襠功

一、起　式

① 鬆靜自然站立，做自然緩慢呼吸3～9次。

② 左腳跟提起，用腳尖在身前劃半圓。向左出半步，兩腳與肩同寬，站立。兩手掌置兩髖間，指尖向前，做自然呼吸3次。

二、平衡陰陽

接上式：兩腳尖向左轉，左膝彎曲，右腿蹬直，成左弓步，胸、面部同時轉向左側，吸氣時胸向前挺，兩手向下按，肛門、會陰、前陰向上提，呼氣時全身放鬆，一吸一呼為一次，做3～18次。將身體轉向右側，成右弓步，做上述同樣的動做作3～18次。

三、益腎固精法

① 兩腳分開與肩同寬，腳尖稍向內扣，兩膝微曲，全身自然放鬆，兩手大拇指掐無名指根部，餘指握拳，拳心朝上，置於胯前。

② 吸氣時十趾抓地，膝蓋和胯部稍向外撇。令襠部

撐圓，同時上提前陰、肛門，並握緊兩拳，閉氣片刻（不是憋氣）。如此：一呼一吸為一次，做 3～9 次。

四、捶腎法

兩腳分開，與肩同寬，鬆靜站立，上身向前微傾，雙手握空拳，用腰部力量，帶動兩手，用適度力量捶擊腎區，每隻手捶擊 36 次。

五、捶陰根法

兩腳分開，與肩同寬，鬆靜站立，兩手握空拳，用適度力量捶擊恥骨聯合下部 36 次。

六、掛襠固精法

裸下身，兩腳分開站立，用紗布帶套住陰囊及陰莖根部，需露出陰毛。

紗布帶下吊一 1.5kg 重沙袋。紮緊紗布袋，搖動髖部，做前後擺動，做 36～81 次。

七、抓捏睾丸法

兩腳分開，與肩同寬，鬆靜站立。搓熱雙手，用左手心勞宮對準肚臍按住，右手做抓捏睾丸動作，緩慢地抓住，緩慢放鬆，力量要適度，以睾丸稍有感覺即可，不能將睾丸捏痛。一抓一放為一次，共做 36～81 次。

八、揉睾丸法

自然站立。先用左手握住陰囊和陰莖根，握緊後，用右手揉按右側睾丸 36 次，再做左側的同樣動作。

九、頂睾丸法

自然站立。雙手托住陰囊，拇指將兩側睾丸推向兩側的腹股溝，稍片刻即放下，做此動作 3～9 次。

十、仰臥推腹法

取仰臥位。雙手相疊，由胸下劍突處向下推至恥骨上緣，共推 36 次。

十一、仰臥揉臍法

取仰臥位。雙手相疊，左手在下，以手心對準肚臍，做順時針、逆時針揉按，各做 36 次。

十二、仰臥點揉氣海法

取仰臥位。先用左手中指揉氣海穴 36 次，再用右手中指點揉氣海穴 36 次。

十三、金牛鑽地法

取雙膝跪位。頭鑽地，雙手放頭兩側，做腹部深呼吸，吸氣時，收腹，提前陰、會陰、肛門，閉氣片刻，呼氣放鬆腹部、前陰、會陰、肛門，做 3～9 次。

十四、搓腎俞命門法

取座位。搓熱雙手，用熱手掌搓擦腎俞、命門穴，做 36 次。

十五、搓湧泉法

取座位。將右腳放在左大腿上，用右手搓擦右腳湧泉穴 100 次，再用右手搓擦左側湧泉 100 次。

十六、收功

端正坐定，全身放鬆，做自然緩慢呼吸 3～9 次，稍做放鬆活動即可。

十七、練功的注意事項

（一）練功是件快樂的事

每個人衰老的程度各不相同，那是因為食物不同、工

作不同、動作不同、睡姿與睡眠時間不同的緣故。以上介紹治療身體各部位衰老的方法，希望讀者選擇符合自己身體狀況的功法來切實遵行。

大部分人的衰老的徵候不止一處，而是好幾處。這時候，如果同時實行各自需要的功法，並且持續不斷，效果會更大。

不過，一次做那麼多種功法感到不勝其煩而不適應的人，可以從最需要的地方開始。只要連續 7~21 天，就會覺得自然，最後變成當然的行為，以後再加上其他功法就適應了。做得越習慣，你就越感到舒服。五種到七種功法非但不使你引以為苦，反而越做越快樂。

（二）「緩慢」才會有效果

練習各種功法時，有一件事必須謹記在心：身體動作一定要緩慢進行。大部分的技巧都和呼吸同步，呼吸要配合身體的動作。

呼吸和身體的動作都要緩慢地進行才有效果。常常聽到有些人說，照著書做功法結果毫無功效。如果有機會看這些人練功，通常可以發現他們都忘了動作必須緩慢。他們像做體操一般，充滿彈力地運動身體。

道教功法之所以有效果，是因為刺激身體的穴道和經絡。以緩慢的呼吸，將攝取到體內的自然能量之氣（氧）融成新鮮的血液（氣血），循環到身體的每一個角落，替換停滯在身體內關節、肌肉、內臟的瘀血和濁氣，然後，藉著呼氣把瘀血所含的邪氣從口和皮膚排出體外。

緩慢的呼吸和動作才會產生這種效果。這一點務必牢

記不忘。

（三）練功前的注意事項

1. 打開窗戶，讓室內的空氣流通。當然開窗是最理想的。如果冬天怕寒的話，可以先讓空氣流通一下，再關上窗戶，以使室內溫暖。

2. 在服裝方面，不要穿緊身衣，最好是穿寬大的衣服，穿睡衣、內衣也無妨。手錶、眼鏡、隱形眼鏡、項鏈等飾物要全部拿掉，腳上不要穿襪子，一定要赤腳，因為赤腳可排出邪氣。

3. 需要配合呼吸的功法，一定要在空腹時實行。飯後過了 2 小時才能做。一天不要做 3 次以上。

4. 喝啤酒或其他酒類，酒意消失之前不要練功法。

5. 入浴後練功法，必須等身體散熱之後方可。

6. 動過手術的人，因為功法不同，必須聽從指示。這一點要注意，因為有時會發生危險，所以必須遵守功法規定。此外，生理期間和妊娠中不能做的功法，都要切實遵守指示。

練功的時間最好是早上醒來之後，在床上做最容易，如果沒有特別的指示，可以配合自己的生活來做。儘可能一天做兩次，早晨起床和寢前各做一次最理想。

（四）練功時的注意事項

1. 首先要閉眼，放鬆肩膀，順應自然的放鬆全身，保持輕鬆的心情。

2. 其次，為了排出體內的濁氣，一定要盡量吐出體內濁氣，才可以開始練功法。

3. 練功時不可以太勉強。做的時候心裡覺得舒服，才能治療失調與疾病。萬一做不到指示的次數，也可以只做到自己認為滿意的次數。

4. 摩擦身體的功法，必須將雙手摩擦溫熱之後再做。寒冷的時候，先在暖爐烘暖雙手再摩擦。摩擦時，不能在衣服上摩擦，要以手掌摩擦肌膚，並且用力，摩擦四至五次就會暖和。不能聊盡義務般地隨便揉搓。最重要的是，要始終存在著使身體健康的意念。

（五）呼吸法要領

1. 呼吸時要從鼻吸氣，從口吐氣，吸氣時緊閉住口。為了充分吸入新鮮空氣，吐氣要輕、短、盡。吸氣時新鮮氧氣才能吸滿、吸足。

2. 隨著動做作吸氣，配合動作終了時吐氣。

3. 配合呼吸法的功法，原則上要閉眼。但有時也睜眼，應該按要求去做。

如前所述，練功很重視呼吸的方法，這三種要領不只在練功時要留意，甚至在生活中也是這樣。現代人身體失調，不少是由於錯誤的呼吸方法引起的。

（六）練功結束時的注意事項

1. 練功時流汗用乾毛巾擦，但腳底和頸部因為排泄邪氣之故，要用溫暖的濕毛巾擦。

2. 練完功即刻入浴會減低功效，至少要過 10 分鐘再入浴。

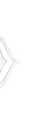

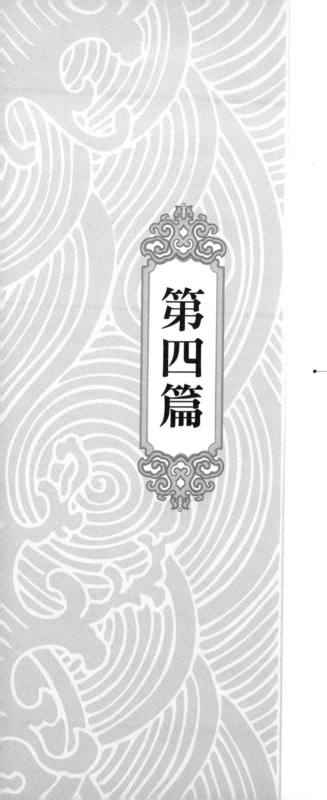

第四篇

武當道教
醫藥文化
淵源探秘

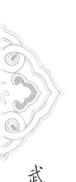

武當山：古稱「太和山」，位於湖北省丹江口市境內，為世界文化遺產、國家級重點風景區。

據《太和志》「武當」的含義是：「非真武不足當之」，中國道教「玄天真武大帝」的道場於此，亦是武當道教及武當道教醫藥的誕生地。本文從多方面對武當山道教醫藥作較為深入探討。

一、武當山道教醫藥形成的主要元素

（一）傳說始祖炎帝神農氏與武當道教具有淵源

相傳「炎帝神農氏」出生於湖北隨州歷山，成年後的神農，為了使人類擁有生活安定，物產充盈，病有所治，老有所養，農忙時齊耕種，閒暇時共歡樂，人能得長生的生存環境，他不畏艱險，帶數千隨從，由隨州歷山出發，順漢江而上，行至現在老河口境內，見有處江面較窄，岸邊生長著大量竹木，神農就和隨從們伐木作舟渡過漢水，因此老河口境內遺留有「仙人古渡」的地名，沿用至今。

過江後，行至谷城，忽見天空一群大鳥，口含一種植物從天空飛過，神農利用他剛發明的「神農箭」射下一群大鳥，發現大鳥口含的是一種植物種子，神農經過品嚐這些植物的種子，做出的食品純香、味美，是充飢佳品，他即將這些種子取下，教會隨從們種植、管理、收穫，即是現在的五穀雜糧，收穫後可以保管，作缺食時吃用。故《九域志》載有：「隰州有谷城，神農植五穀於此。」故襄陽境內谷城縣的縣名沿用至今。

神農又帶領隨從攀山越嶺，躍溝跳澗，餓了就採集野果，打獵充飢，困了就夜宿山野，一路行來辛苦非常，加

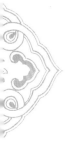

上隨從們初離故鄉，水土不服，過度勞累，隨從中傷病者甚多，行至武當山境內，隨從們已舉步艱難，寸步難移，神農見狀，只好讓大家就地休息，他自己和幾位強壯的隨從在山裡採了一些植物，打了一些野獸，用火煮熟，讓傷病者們食用，又拿出他發明的「桐木琴」演奏美妙的音樂，並教大家演跳他編排好的健身舞蹈，他自己與隨從們同甘共苦，共歡樂。

誰知大家吃過他所煮的食物，聽到他演奏的美妙音樂，跳了一段他編排的舞蹈以後，傷病者很快得以康復。人們為了記住這次神農的有效治療過程，隨從中有不少人就地專門學習、研究、整理神農這次所用的藥物、所奏的音樂、所跳的舞蹈。這就是武當山道教及道教醫藥的前身——武當山裡的專門修練者。

以後參與者越來越多，研究成果越來越多，深山密林中也因此熱鬧起來，吸引著高人雅士，進入深山密林，探求人生之秘，追求長生之道，他們學神農採藥物以身相試，窮醫技反覆驗正，聽林濤風響，鳥鳴獸嘯，彈奏古琴，以悅心怡情，跳練舞蹈以舒筋健骨，強身健體。

人們用以上方法修練，有些人得出異常功能，如《真誥》記載：「武當山道士戴孟……得不死之道……遂能輕身健行，周旋名山，日行七百里。」

隨著成功者的增多，使武當山名聲大震，這時道家人物不期而至，儒學隱士紛至沓來，能工巧匠慕名問道，使武當山修練者倍增，為武當山道教及道教醫藥的誕生打下堅實的基礎。因此唐代詩人李白在《題隨州紫陽先生壁》

一詩中寫道：

　　　神農好長生，風俗久已成。

　　　復聞紫陽客，早著丹台名。

　　　喘息餐妙氣，步虛吟真聲。

　　　道與古仙合，心將元化並。

　　　樓疑出蓬海，鶴似飛玉瓊。

　　　松雪窗外曉，池水階下明。

　　　忽耽笙歌樂，頗失軒冕情。

　　　終願惠金液，提攜凌太清。

　　清代名人藍尉華在《味草亭》一詩中寫道：

　　　赭鞭千古說農皇，百草依然雨露香。

　　　心與閭閻關痛癢，靈通原廟競芬芳。

　　　簷邊曲繞晴煙碧，檻外平依古石蒼。

　　　更喜天池一泓水，清冷先取滌肝腸。

（二）民間醫藥為武當道教醫藥的成長準備了優質土壤

　　漢代：武當山道教在漫長醞釀後誕生，它以炎帝神農氏及黃帝軒轅為始祖，遵老子李耳為教祖，以「道」為它的最高信仰，以得道成仙，長生久視，生道合一為最終目的。為了追求「生道合一」這一最終目的，就必須要尋覓一個保體、延壽的良好方法。

　　《太上老君內觀經》說：「奉道者以道為事，即要修長生久視之真。」道教講究「性命雙修」，修性即修自己的品德，修命即是修練自己的身體。吐納導引，服食辟穀，煉內丹與外丹，是道教修命的主要方法。

這些方法則要以人體臟腑功能、經絡穴法、陰陽五行、升降出入等理論作為基本理論基礎，離開了這些醫藥理論，道教的修命方法就成了無根之樹，無源之水。因此修道之人，從入教開始就不得不開始研究醫藥，窮及醫理。

葛洪在《抱朴子內篇‧對俗》中說：「為道者以救人危使免禍，護人疾病，令不枉死，為上工也。」道醫們除秉承上輩所傳醫藥知識外，也不斷向民間收集良方妙法，如武當道教醫藥中不少常用藥方均來自民間，很多傳統療法中如「刮痧、針灸、薰洗、外敷」等許多方法是向民間學得，或是受民間高師指點又進一步提高。

比如說，武當道教醫藥上的「三丰骨康膏」就是武當山下一位傷科醫生家裡祖傳秘方，治療骨折及骨折後骨痂不生長、骨髓炎等骨病，治癒率在 80%~98%之間，因這家人曾受到武當山道教恩惠，他們將此方無私地貢獻給武當山道醫，成為武當山道教醫藥治療骨折的一大特色。

另外，很多高明醫師，因故入道教，亦為道教醫藥增添了新技術、新方法。當然，歷代道醫的虛心學習，勤奮探索，精心整理，使很多民間醫藥成為道教醫藥的重要組成部分。

（三）楚漢文化及漢族醫藥是武當道教醫藥的活水源頭

武當山雄居漢江中上游，在古楚國的境內。武當山道教身居楚漢之地，楚漢文化為其母系文化，吸收接納了大量漢族醫學知識，更準確地說，武當道教醫藥是融合了很

多漢族醫學知識及醫藥成果而形成的一種宗教醫藥學。

（四）歷代道教醫藥的道醫都為武當道教醫藥添磚加瓦

周代尹喜，莊子稱他為「古之博大真人」。他由武當山修練實踐得出「心平身正」是較好養生方法，為武當山道教醫藥心理養生打下了基礎。漢代武當山道士戴孟，「服大黃及黃精，種雲母……」可見戴孟在漢代在種植藥物、食用藥物等方面，均已有較高水平。

漢代武當山道士馬明生，在武當山五龍宮自然庵煉太陽神丹，至今仍有煉丹遺址和煉丹所遺爐灰，為武當道教醫藥的外丹修練做出了貢獻。

陰長生乃馬明生之徒，他傳藝鮑靚，鮑靚傳藝給葛洪，葛洪在煉丹術、傳染病及醫藥臨床均取得劃時代的成績，為武當山道教醫藥乃至中華醫藥均做出了重大貢獻。

東晉武當山道人徐子平，他棄官學道，精通針灸等術，為人治病，常針到病瘥，在武當道教醫藥針灸治療方面功不可沒。

唐代藥王孫思邈曾修道於武當山，他醫術精湛，醫德高尚，留下醫藥著作甚多，不僅在醫療技術方面為武當山道教醫藥作出了很大貢獻，而且在醫生的醫德方面，為武當道教醫藥乃至中華醫藥作出榜樣。

宋代武當山道士陳摶，隱於武當山修道，他服氣辟穀20餘年，煉睡功，可長睡百日不醒。他在武當山研究「畫前之妙」便畫出了「無極圖」「先天圖」「太極圖」，為武當山道教醫藥的「辟穀術」「長睡術」及內丹修練術，

均做出了巨大貢獻。

元代武當山道士魯洞雲，他精通道術、道醫，常行醫於民間，經他救治過的傷病者無數，在武當山境內乃至全國有良好口碑，百姓非常信仰他，幫他修路架橋，蓋廟修舍。他不僅在武當道教醫藥方面做出了貢獻，造福了百姓，在武當山的建設史上也做出很大貢獻。

武當山明初道士張三丰，乃武當內家拳祖師也。《張三丰人極煉丹秘訣》曰：「有七針先生者，常持七藥針，治人瘡疾多奇效，人遂以七針呼之。先生亦以此自名，……三丰二字橫順分觀，蓋如針之，有七也。」

張三丰是元、明時期名道，他先學少林拳，後悟創武當拳，除在武術界有較高聲譽，在武當道教醫藥的針灸及道教養生方面，造詣甚深。他在養生方面，著有《無根樹》《打坐歌》最為著名。他創引佛入道之先河，提倡「佛、道、儒」一家的思想，使宗教文化相互滲透，使武當道教醫藥及武當武術更加完善。

明代道人雷普明，修道於武當山。弘治十四年，皇宮御馬，傳染瘟疫，京城醫界無策，徵召雷普明施治，雷普明前往施治，馬疫得平息，雷普明在獸醫方面，顯示了武當道教醫藥的實力。

清代順治年間，皇姑患病，太醫們束手無策，武當山道醫曾和宗奉詔進京，用武當道教醫藥的秘製「八寶紫金錠」為皇姑治癒疾病，得到皇帝封賞。

民國期間，武當山道教總道長徐本善，精通道術，醫術精湛。1931 年 3 月，賀龍等同志率紅三軍轉戰武當

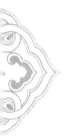

山，開闢武當山革命根據地。徐本善率道眾迎接大軍進住宮觀，協助部隊創辦紅三軍後方醫院，並親自配製武當道教醫藥秘方「刀槍金瘡散」及其他秘方，採集中草藥供治療傷員使用，使大批傷員很快康復，重返前線，為中國革命及解放事業做出了巨大貢獻，受到賀龍同志高度評價，亦受到人民群眾永遠的懷念。

民國武當山道醫袁正道，湖北房縣本西武當西嶺人，幼年飽學經文，為人剛正，早年受施洋、李大釗、董必武等革命者影響，參加革命工作，出生入死，不顧個人安危，為革命事業做出過卓越貢獻。革命勝利後，袁正道不爭名利，坦蕩儉樸，以醫為業，曾在北京、上海以「武當真諳」按導醫術，懸壺濟世，著書立說，有《按導醫學》《滬上醫磅記》《內經淺釋》等書傳世。1981 年 3 月 3 日在上海病逝，享年 90 歲。

朱誠德，武當山龍門派三天門，悟性丹功第二十四代傳人。1939 年在河南南陽玄妙觀出家。1940 年入武當山拜金宇成為師，盡得龍門派三天門悟性氣功真傳。擅長點穴、按摩、針灸，自採自配藥物為人治病療傷數十年，未收分文。朱誠德一生經歷了種種磨難，但他從無怨言，始終堅持增功培德，助人行善。1989 年應邀在西安、襄樊表演丹功，先後治疑難雜症數百人。1989 年還應中國人民大學邀請，在北京做了十天的健康諮詢。並與著名科學家錢學森在一起交談人體生命科學、道教醫藥等觀點，兩位老人發生共鳴，並建立了深厚的友誼。1990 年去世，享年 92 歲。

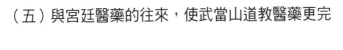

（五）與宮廷醫藥的往來，使武當山道教醫藥更完善

武當山道教醫藥自漢代被漢武帝重視，並派大將軍戴孟前往武當山求醫問藥，建立了武當道教醫藥與帝王和宮廷的關係。戴孟帶著漢武帝委託來求醫問藥，當然也帶來了他在漢代宮廷裡醫藥信息，戴孟以後留山修道，漢代宮廷裡醫藥資訊亦自然地與武當道教醫藥有機結合，為武當山道教醫藥的進一步提高給了了一定幫助。

唐代中宗李顯，曾被其母武則天貶為盧陵王，發配到武當山下，受此挫折，加上發配時一路車馬勞累，李顯從精神到身體均受到嚴重摧殘，成天憂鬱寡歡，一病不起。當時均州知州周憬非常著急，為了取得盧陵王的喜歡，周憬即請來武當道教有名道醫為他診治，身體稍好就將他帶到武當山上觀看山上的名勝古蹟。李顯特意在五龍祠抽了一支籤，籤文曰：「逢申戊午起風雲，初夏丁丑照山城，迂酉歲月困流陵，神龍甲辰復飛騰。」李顯看後很是高興，內心充滿期望。

周憬見李顯高興又對李顯說：神農氏曾遺留有釀酒秘方在此，武當道教醫藥的道醫們現在仍能按照原方釀製美酒，此酒不但可以調心情、通血脈、醫傷病，更有益壽延年之效果。

唐中宗聽後非常高興，即叫周憬備酒，他要和眾官員一起品嚐。周憬即從武當山道教搬來美酒，供中宗及眾官飲用。誰知眾人飲用此酒，只覺得此酒是：「開壇濃香撲鼻，品味是醇厚淨爽，幽雅細膩，回味悠長，空杯留

香。」飲用後只覺得：「百脈通暢，心曠神怡，力氣倍增。」從午到晚，只飲得眾官酩酊大醉，中宗十分高興，即提筆寫到「神農糯米酒，皇室難覓尋，托得仙人福，喜看百官醉」的讚美詩篇。

公元 705 年，李顯被召回長安繼承帝位。他離開武當山時，非常留念武當山道醫們所釀糯米酒，又提詩寫到：「此酒只有皇家有，瑤池天宮釀也無。他日龍駕回長安，每年送朕三千斛。」並將此酒封為「皇酒」。李顯走後，武當道教醫藥的道醫們因為養生、弘教、造福於民眾的宗教需要，不斷提高製酒工藝，將「皇酒」改成「黃酒」而大量生產，一直延續至今。

李顯回京城後，武當山道教醫藥每年要進貢三千斛神農黃酒，當然，也能帶回中宗的賞賜。其中亦有皇室所用的藥品和太醫院所用的醫療器械，為武當道教醫藥增添了新知識、新品種。

宗仁宗趙禎從小多病，武當山有這樣的傳說：宋仁宗編寫《真武啟聖錄》等真武大帝的神話書籍，是因為武當山的道醫曾為仁宗治過疾病，因此趙禎對武當山道教十分崇拜，留下了讚頌武當山的真武大帝的詩篇：詩曰：「萬物之祖，盛德可威，精貫玄天，靈光有煒，興益之宗，保合大同，香火瞻敬，五福攸同。」

明朝武當山定位皇家的家廟，相互來往更加頻繁。由於武當山各宮觀道士已成「稟食官道」，所以武當道教醫藥亦明顯帶有御用性，此時武當道教醫藥有一個很快發展，主要表現以下幾個方面。

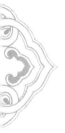

　　歲貢仙品，舊例不變。早在成華二十一年（公元1485年）的聖旨中說：「彼處所產榔梅、黃精、鮮筍等物，係永樂、宣德年間舊例選辦……既是先年時例。還是以前採取，如法選辦來用。」由此可見，從永樂、宣德年間，武當道教醫藥中的養生佳品即是年年向皇帝進貢的貢品，是舊例不變。

　　武當山盛產的榔梅，能生津止渴，益壽延年。盛產的黃精以個大質嫩，療效高而著名，特別是武當道教醫藥的黃精炮製方法更是獨一無二。立秋後，採百年以上黃精洗淨，不見鐵器去皮毛雜質、曬乾，用武當道教醫藥特製的神農糯酒浸透，用木桶瓦罐拌入黑黃豆，蒸熟曬乾，再用黃酒浸透，再蒸再曬，如此九次，將瓦罐木桶搬入淨室。淨室除打掃得一塵不染，還要用檀香等香料，燻三天三夜，道醫們洗淨身體，再用藥浴浸泡以後，換洗淨燻過的道衣，方可進入淨室。打開鍋蓋，取出所製的黃精，用金箔紙包裹，裝箱密封待用。

　　其他還有各種稀缺竹筍，如鷹嘴筍、鹿尾筍等，都是按節令、某日、某時採集，按武當山道教醫藥秘法製作。

　　這些貢品，除能治疾療傷，更重要的是：這些都是能延年益壽、健體輕身之仙藥，這就滿足了皇室追求長生，服食仙藥延年益壽之需要。

　　從永樂開始至明末，一直未曾間斷過。當然進貢者每年數次進宮，皇帝多次賞賜，加上道醫們好奇、愛學等因素，少不了進宮的道醫要進太醫院參觀、學習，向太醫院的太醫們學習、請教，再把很多先進的皇家醫院技術、嚴

格的皇家醫院規章帶回武當山，使武當山道教醫藥更加規範，更加科學，醫療制度更加嚴格，醫療技術更加先進。所以當時明王朝的帝王們，亦非常相信武當道教醫療的技術。雖然皇室要人請武當道教醫藥會診治療的文獻記錄不多，可是弘治十四年皇室的御馬傳染瘟疫，徵召武當道教醫藥的道醫雷普明施治，馬疫得平息，由此可見，馬匹患病，尚詔武當道醫醫治，況乎於人。

太醫院醫生李時珍，修撰《本草綱目》首先想到武當山採集中草藥標本，並向武當山道醫們請教學習。他寫《本草綱目》時，引用了武當道教醫藥很多文獻，如《曜仙乾坤秘韞》《曜仙乾坤生意》、《張三丰仙傳方》《神仙感應篇》《太清石壁記》《遁甲書》《修真指南》等數十部。以上書目為武當道教醫藥必藏之書，有些書乃武當山道醫親自撰寫。

當然李時珍的到來，武當山道教醫藥也借光多多，為武當道教醫藥進一步發展，注入了活力。

清代，武當山道教受寵有減，但武當道教醫藥仍被皇家重視。清順治年間，皇姑患病，太醫們束手無策，武當山道醫曾和宗奉詔進京，用武當道教醫藥的秘製「八寶紫金錠」為皇姑治癒疾病，得到皇帝的封賞。

總之，武當山道教及道教醫藥，本身是為益壽延年、長生久視而創建的宗教和宗教醫藥，它藉助神靈安慰人們對死的恐懼，運用醫藥及養生手段滿足人們對生存的渴望。歷代皇室都需要它這兩個重要的因素。當然，皇宮及太醫院高層的醫學理論，彙集全國及全世界的先進科技和

進口藥物，也開闊了武當道教醫藥的視野，增長了醫學知識，特別是皇宮太醫院的正規的管理制度，為武當道教醫藥的正規化、科學化，提供了管理方面的依據。

二、武當道教醫藥的傳承關係

（一）戴孟

南朝道士陶弘景，所編《真誥》記有：「武當山道士戴孟者，乃姓燕名濟，字仲微，漢武帝末時人也。夫為養生者皆隱其名字，藏其所生之時，故易姓為戴，托官於武帝耳，而此人小好道德，不仕於世矣。

年少時先喪父後贍養母親，母喪行大禮服下葬，至西漢武帝時為殿中將軍，漢武帝遣他入武當山尋醫求藥。他棄官學道，服食大黃及黃精，種雲母等藥，身輕健行，周遊名山，日行七百里。時有祥雲紫氣蔭其上，或聞芳香之氣徹於山谷。後白日上升，落帽於武當山峰之上，稱「落帽峰」。

漢代迄今「落帽峰」均為武當山七十二峰之一。陳摶詩云：「我愛武當好，將軍曾得道，升舉入雲霄，高嶺名落帽。」戴孟在武當山服食大黃、黃精等藥，並種植雲母等藥，這種自種、自採、自製、自食已體現出了當時武當山道教醫藥較為成熟。

戴孟透過服食及修練亦達到了道教追求的「身輕健行，周遊名山，日行七百里」的特異功能。

（二）山世遠

又名山煉師，號「太和真人」。漢代武當山道士。據《懷慶府志》記載：山世遠為河內人，師出尹軌，後受戴

孟先生法，在武當修練 20 多年，每晚睡覺前，先讀一遍《黃庭內景經》然後入睡，能自煉其魂魄，後得道升仙而去。

《黃庭內景經》是武當道教醫藥的經典之作，講道教醫理、藥理，為道醫必讀之書，可見山世遠，當時除了修練，學醫也是十分用功，每天睡覺前先讀一遍《黃庭內景經》方眠，可見其刻苦精神。

（三）鮑靚

武當山道士，陰長生之徒，《雲笈七籤》記有這樣一件事：大興元年（318）（鮑）靚暫住江東，於蔣山北道見一人，年方十六七許，好顏色。其人徐徐動足，靚奔馬不及，已漸而遠。因問曰：相觀地步必有道者？其人曰：為仙人陰長生也，太上（即老君）使到赤城。君有心，故得見於我。靚下馬，拜為師。

鮑靚是葛洪的岳父兼師傅，曾拜左慈為師，學道教醫術，「左慈耳聾丸」至今還被廣泛使用。鮑靚道教醫學造詣甚深，他教授出一代名醫葛洪，為我中華醫學史上一個重量級人物。

（四）徐子平

晉代武當山道士。《類書》載晉安帝在位時，華陰縣令徐子平，棄官入道，隱居武當山砂朗澗釣魚台之下，洞明針灸，常以針為人治病，針到病除。他著有《定真論》《古忌篇》《繼善篇》三書傳世。

（五）孫思邈

武當山唐代道士，醫藥學家。據《大岳太和山志》

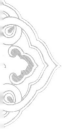

載：「一日，孫思邈見一牧童打傷一青色小蛇而流血，他忙脫衣將受傷的小蛇包住，治好傷口才放其回歸山野，過了一段時間，有白衣少年來訪，受少年之邀，孫思邈隨他走到城裡，見他家十分豪華，如同帝王所居，一位身穿大紅衣服的出來迎接，奉命一青衣少兒拜謝。孫思邈才恍然大悟，知這位青衣小兒即是受傷的小蛇，左右侍官告訴他，這地方是涇陽水府，龍王贈送貴重的物品，他都不要，龍王歡喜，便取出龍宮裡珍藏的三千醫藥奇方，對孫思邈說：『此可以助你濟世救人。』思邈欣然接受。

以後孫思邈醫德高尚，醫術精湛，受人民敬仰，稱為『藥王』，全國各地多處建廟，幻念。」

（六）陳摶

宋初武當山道士，隱居武當山九室岩修道。他服氣辟穀 20 餘年，煉睡功可百日不醒，在武當山研究「畫前之妙」他便畫出「無極圖」「先天圖」「太極圖」「指玄篇」「陰真君還丹歌注」等。

內容大多是講解內丹修練，人體臟腑所在部位，修練的方法和功效，講得非常清楚，對武當山道教醫藥的內丹修練及人體解剖學均具有深遠的影響。

（七）雷普明

明代武當山道士，他精通武當道教醫藥，善於臨床，不斷為人醫病療傷，在獸醫方面亦有較深造詣。弘治十四年，皇宮御馬患傳染病，皇宮的獸醫無策，武當山道士雷普明奉詔進京，經雷醫治，御馬疫遂平息。這說明當時武當山道教醫藥的獸醫治療水準也很高。

（六）徐本善

號偉樵，河南杞縣人，清末武當山總道長。

徐本善幼習儒業，學貫古今，精通道學、武當道教醫藥。他修練的武當武功，可以說達到了爐火純青的水準。為幫助紅三軍在武當山建立紅三軍後方醫院，他為傷病員們獻方製藥、精心治療，使眾多傷病員很快康復奔赴前線，為中國革命事業做出了卓越貢獻。他練的武當拳受到賀龍元帥讚揚。徐本善道長可以說是：文武雙全、醫德高尚、道行深厚的好道醫、好道長。

（九）朱誠德

俗名朱林，河南南陽城關人，為武當山龍門派三天門悟性丹功第 24 代傳人，現代武當山在廟道醫。

朱誠德在「三九天」天雪地凍時身著單衣而安然無恙，他長年不睡，在木板上打坐，80 多歲仍能日行百里的登山路，他每日能服數克砒霜。73 歲時被耕牛撞斷肋骨二根，胸椎呈多處骨折，他能自修如初。他一生多受磨難，但他從無怨言。他精通道教醫藥、針灸、點穴按摩，自採自配中草藥，為人醫病解難，從未收過分文。

他無私奉獻，收俗家弟子尚儒彪為徒，盡傳武當道教醫藥精妙，尤其徒整理其口述資料，武當道教醫藥的《「四個一」療法》《二毒致病理論》及臨床上的《武當道教醫藥的八卦秘方》和一些靈丹、妙法，才能與世見面，使武當道教醫藥這塊瑰寶不致失傳。

（十）尚信德

武當山俗家弟子，為武當山龍門派三天門悟性丹功、

第四篇　養生保健

武當道教醫藥第 25 代傳人，湖北襄陽人，上世紀 70 年代拜道醫朱誠德為師學習武當醫藥，係丹江口市第一醫院主任醫師，武當道教醫藥研究會會長，十堰市十大名中醫之一，《人民日報・海外版》2003 年公佈的「中華名醫」之一，中華特色醫術研究會常務理事，中外名醫協會理事，湖北省武當文化研究會理事。先後著有《傷科方術秘笈》《古傳回春延命術》《武當道教醫藥精選》，均已出版。

參與編寫《中國武當中草藥志》等書，發表醫學論文幾十篇，參加過六次國際性學術交流會，獲數次大獎，事蹟被《中國專家大辭典》《中國名醫名術大典》《現代名醫大典》等五部大典收載。

三、武當道教醫藥的特點

（一）天人同氣

《中國道教大辭典》載「人與自然同體元氣，人生之呼吸一往一來，無時無刻不與天地之氣相通、相聯，故曰天人一氣。人能倣法天地之運行，內煉外修，與自然同一，則益壽延年。」故趙紫瓊曰：「天人一氣本來同，為有形骸礙不通，煉到形體妙合處，方知色相即是空。」武當道教醫藥認為：「人類生活在自然界，自然界存在著人類賴以生存的必要條件。」

《素問・寶命全形論》說：「人以天地之氣生、四時之法成。」《素問・六節臟象論》說：「天食人以五味，地食人以五氣。」這裡古人明確指出了人所需要的空氣、飲食等都來源於自然界。

《靈樞・五癃津液別篇》說：「天暑衣厚則腠理開，

故汗出⋯⋯天寒腠理閉,水濕不行,水下留於膀胱,則為尿為氣。」這又說明了天氣暑熱,人體就會以出汗來散熱適應;而天氣寒冷時,人體為了保溫,腠理就緻密而少汗,多餘的水液就從小便排出。總之,人體的一切功能都要根據自然的環境來調整、適應,以保持人體內外的平衡,人體這個小環境和自然界的這個大環境保持平衡。

(二)醫易相通

武當道教醫藥的先賢、唐代道醫孫思邈早就說過:「不知易便不足以言太醫。」易具醫之理,醫得易為用。

《周易》是武當道教醫藥的重要經典,必讀之書,武當道教醫藥的陰陽五行則與《周易》陰爻、陽爻的陰陽有關係,以及《周易》卦象所寓的陰陽哲理是武當道教醫藥陰陽學說的起源。《周易》的陰陽又是以「--」「一」即陰爻、陽爻為體現的,陰陽的對立、消長、轉化、相互依存的關係皆取決於這兩個基本符號的變化。《周易》中雖然沒有直接言陰陽,但陰陽觀念已包含於以上所談的剛柔明確的卦爻之中。

武當道教醫藥還認識到這種陰陽的矛盾運動存在於天地萬物之中,包括社會現象。當然人體內也無處不存在著陰陽及陰陽的矛盾運動。

(三)以氣為本

以「氣」為本,保「氣」為先。武當山道教醫藥受楚漢文化的影響,吸收了楚漢文化中的「養氣」理論,在醫藥理論上是以氣為本,保氣為先。

老莊名著《知北遊》中曰:「人之生,氣之聚也,聚

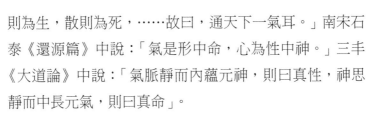

則為生，散則為死，⋯⋯故曰，通天下一氣耳。」南宋石泰《還源篇》中說：「氣是形中命，心為性中神。」三丰《大道論》中說：「氣脈靜而內蘊元神，則曰真性，神思靜而中長元氣，則曰真命」。

從以上這些文獻上可以看出，「氣」是人生命之關鍵，人有氣則生，無氣則死。因此，武當山道教醫藥中特別注重「氣」的保養。

自從武當山道教創建以來，武當山的道醫們就源源不斷地從民間吸取營養，引進技術，將流行在民間的各種健身養氣法收入道教，加以宗教化的改造，納入道教醫藥體系中，成為武當道教醫藥體系中「養氣」方法的準則。在用藥治病療傷方面，道醫們也是以養氣、理氣、破氣、調氣為主要治療方法。

（四）二毒致病論

武當道教醫藥認為，人體的病因主要是「二毒」，即是經絡之毒和臟腑之毒：經絡之毒是經絡中宿血所致；臟腑之毒是臟腑中宿便所致。這兩種毒即是致病的原因，也是病理性產物。

經絡之毒是因元氣虛弱或是經氣瘀滯，導致的經氣運行不暢，毒留經絡，毒邪超過了人體防禦機能，即可導致疾病發生，亦可因為外傷、經絡受損、血瘀經絡，瘀久化熱，熱甚成毒而在經絡內造成疾病，亦有因經絡內含毒量過重，排瀉不暢，毒在內腐經爛絡，使經絡破斷，造成經絡內的經血外溢，循環受阻，而導致半身不遂，左癱右患，或者危及生命。

臟腑之毒，則是人們所食之物，精華被人體吸收利用，糟粕則要排出體外，倘若排瀉功能失調，患者所食之物含毒量太重，超出了臟腑的排毒功能，這些毒素不能及時排出體外，被人體吸收，即可損臟壞腑，造成疾病。當然這些毒素在體內可由經絡，將毒素運送到體表，形成皮膚及瘡瘍病；或者經絡之毒，由與臟腑相通的關係，將毒素傳入到內臟，造成臟腑病。

這兩種毒素均可藉助經絡內通五臟六腑，外連四肢百骸與竅官的功能，將其運送到人體各個部位，在人體正氣最虛弱處發生疾病。道醫們說：「人體至虛之處，便是存病之所。」在疾病防治方面提出：「要想沒有病，內臟打掃淨」的說法。

（五）惡死貴生

重人貴生，提倡：「我命在我不在天」，從史料上可以看出中國道教與中國原始宗教有密切的淵源關係。原始宗教認為「天上的神」是世界上萬事萬物的主宰者，可是經過漫長的歷史證實，「天上的神」對人類的保護和人的慾望，常不能盡如人意，當人類的智慧和生存能力不斷得到提高以後，人類對自己的力量有了信心，它相信「人」這個生命體只要善於調養，按規律生活，就可以活到天年，並不需要「天上的神」來保護。天年是多大歲數呢？道教名著《三清貞錄》說：「修練者，下壽 120 歲，中壽 1200 歲，大壽 12000 歲。」內丹家都說：「煉致地仙者，可延年千歲，甚至長生住世。」

以上資料所言，雖有難實之處，但道醫們這種「我命

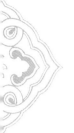

在我不在天」的宏偉氣魄和偉大理想，是世界上其他民族和宗教不曾有的，道醫們的這種精神影響著人類對人體生命科學的不斷探求，終於在現代出現了「人體基因組合」「人體器官克隆」等科研成果，使道醫們追求的「長生住世」的理想將成為現實。

也正因為道教有追求「長生住世」理想，才使武當道教醫藥學得以充實、發展與提高。

（六）混合使用「四個一療法」是武當道醫的又一特點

在漫長的醫療實踐中，武當道醫們創立了獨特的「四個一療法」，即是「一爐丹，一雙手，一根針，一把草」。其中一法可以治療多種病，一種病又可用幾個法。它把預防、治療、康復視為一個整體，總結出了不少治療奇難雜症和健身益壽的成功經驗，又經歷代武當道醫反覆臨床應用，不斷完善提高，這「四個一療法」已成為武當道教醫藥工作者們都能掌握，可重複操作性極強，藥到病除，手到痛止，帶有一定道教特色，具有中華民族地方風格的武當道醫神方妙法。

現將這「四個一療法」簡介如下：

1.一爐丹：

所謂一爐丹，即道教修練的丹田之氣。它是將人身當成煉丹的丹爐，以本身的精、氣、神作為煉丹的材料，在自己身中燒煉，使精、氣、神聚而不散而成聖胎。所謂聖胎，道教稱為「內丹」，即所謂一爐丹，它即可療傷治病，又能強身健體，益壽延年。

道醫們煉丹是必修之課，透過煉丹，即可增強本身的體質，增強手指的指力，而提高治療疾病的效果。病人煉之，則使疾病早癒，療效鞏固，身體健康。

2.一雙手：

所謂一雙手，即是醫生用一雙手為患者作點穴、按摩治病療傷。武當道教醫生們點穴、按摩的特點是，輕靈柔和，力到病所即止。

要求手法做到治皮不傷肉，治肉不傷皮，治骨不傷肉亦不傷皮，力量柔和持久，穩、準、匀，手不離皮膚，力量走肉間，粘連不斷，一套手法一氣完成。

3.一根針：

所謂一根針，即是針灸療法。武當道教醫藥的針灸特點可分兩個方面：

一是針具的種類多，它的針具分為鋼針、木製針、銀製針、黃金針、瓷製針。木製針有鴨嘴形撥筋點穴針，還有沾藥水叩打穴位的三星針、七星針、九星針，根據叩打部位的大小，可將針加到二十四星，所用藥水亦是多種多樣，根據不同病情採用不同藥物。叩打的力量方法也是根據不同疾病採用不同方法和不同的力量。

鋼針又分為冷針和熱針，冷針和平時針灸師所用的針法相同。熱針則分為溫熱針和火熱針，溫熱針是將針刺入肌膚內，將針尾部固定的藥製藥球點燃，使燃燒的藥球所產生的熱，透過針體傳入肌膚內，起到醫治作用。

另外的火熱針亦有兩種，一種是將針體燒紅，刺入皮膚內，一種是將針體上固定有可燃物，施治時將可燃物點

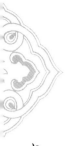

燃，皮膚上隔上藥布或藥紙，用針點刺皮膚達到治療目的。金針、銀針因屬稀有金屬，道醫用這些材料製針，刺激特殊穴位，治療一些頑固性疾病，效果很好。瓷針是廢細瓷陶器片，打製成尖銳的瓷針，多用於小兒高熱、驚風、食滯等疾病。

從以上針具上看，道醫所用針具，包括了金、木、水、火、土，體現道教醫藥五行在臨床上的恰當使用。在取穴方法，除採用子午流注與靈龜八法、飛騰八法、蛤蟆經針法外，還講究時穴五部的配合方法，五部即是皮、肉、筋、脈、骨五個不同層次。

另外，取穴講究少而精，有很多特效的經驗穴，如道醫們自己命名的經驗穴、喘咳穴、腹瀉穴、止血穴、壯陽穴，經臨床使用，重複操作有效率極高。當然，針刺取穴準，手法熟，手指力強，這是道醫們必備之條件。

4.一把草：

即是藥用植物。武當山林密山高，氣候宜人，土壤中性，適合很多植物生長，所以武當山的植物藥品種全，質量好，是上天所賜給道醫們很好的條件，因此，武當山的道醫們用藥物有幾個特點：

用藥有區域性，多是就地取材，所用藥物是自採、自製、自用，這樣才能保證貨真價實；用藥少而精，內服藥劑型多，有丸、散、膏、丹、湯、藥酒、藥茶、藥膳等，均要求藥性平和，沒有毒性，不傷臟腑的藥物；外用藥物的方法多，可以說武當道教醫藥是集古代外治法之大成。

它在急救法中：有開喉散能治急性病中的牙關緊閉

者；點穴止血與藥物止血相配合，治療各種大出血，乃是武當道醫們的拿手絕技。

其他方法如：點眼治扭傷，煙燻法治療皮膚瘡瘍病，滴耳法治牙痛、頭痛，鼻塞法治療乳腺炎，腳心敷藥治療頑固性口腔潰瘍及頭暈，坐浴治療痔瘡及婦科外陰病，臍部敷法治療數十種內科病，外敷軟膏或硬膏治療燒傷、創傷、跌打損傷及骨折或者骨折後遺症等，藥浴法治外感、筋骨痛及一些內科病、皮膚病，熱烘法治療頸椎及腰椎病。薑敷、蒜敷、蔥敷、泥敷、藥液外敷等等各種方法都各具特點，真正體現了「返璞歸真，回歸自然，檢查無損，治療無痛苦」的中華民族的傳統治療法。

（七）時令及特殊穴位用藥治療疑難雜症

道醫們還根據人體五行在不同季節盛衰情況，採用對不同病症，在不同的季節，採用不同的藥物，敷在不同的穴位上，對一些慢性而頑固性疾病有良好的效果。如：觀音止喘膏在仲夏敷在幾個特定穴上治療哮喘及咳嗽；平肝補腎膏在立冬敷在特定穴上治療眩暈（現試治高血壓）療效較好；排毒固本膏在特定的日時，敷在特定的穴位上，治療糖尿病、尿毒症有可喜的苗頭。

總之，武當道教醫藥在治療上充分體現了人體與大自然的密切關係。順其自然，因勢利導。在治療方法上也是優化組合，根據病情隨機應變，以最簡便、最安全、療效最高、醫療費用最低的方法施治於臨床，獲得了廣大人民群眾信賴。

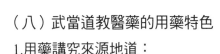

（八）武當道教醫藥的用藥特色

1.用藥講究來源地道：

武當山及毗鄰地區屬於秦巴山區，在中藥區劃中位於華北暖溫帶家生野生中藥區、華東北亞熱帶家生野生中藥區、西南北亞熱帶野生家生中藥區的三區交界部，三區兼有的氣候條件，孕育了三區兼有的中草藥品種，而且質量佳。例如，筆者在神農架北坡的房縣橋上鄉採到一個天南星塊莖，直徑竟達 10.5cm，是至今發現的最大的天南星塊莖。豐富的中草藥資源，使得武當山道醫在長期的醫療實踐中，形成了使用本地優質藥材的習慣。

例如，八卦藥方中的「觀音麗膚丹」和「周仙姑治雀斑」中均選用了武當追風草，治療五勞七傷的「老君延命丸」中選用了武當黨參、武當野生山楂等。

2.藥性平和、劑型多樣：

武當道教醫藥治療疾病的劑型多樣，有丸、散、丹、湯、藥酒、藥茶、藥膳等多種劑型。例如八卦藥方中的「八寶紫金錠」「太乙真人止瀉丸」「神仙九轉長生方」等，其藥性平和，毒副作用少。

3.炮製方法講究遵古：

武當道教醫藥在中草藥炮製方面，不僅採用傳統的炮製方法（例如遠志去心，山茱萸去核等），而且對某些常用中草藥還探索出一套特殊的炮製方法。

例如製備的「強身避邪丹」，要求石菖蒲用銅刀刮去皮節，加嫩桑枝共蒸，然後去除桑枝，取石菖曬乾，研末；巴戟天先加枸杞子水煎液浸漬一宿，待巴戟天軟化

後，取出巴戟天再加無灰酒浸泡 10 天，取出，加菊花共同焙乾，去菊花，最後取巴戟天研末、入藥。

雖然目前尚不太清楚用意，但武當道教醫藥在中草藥炮製方法中的特殊之處，可見一斑。

4.療病製藥注重排毒：

注重排毒貫穿於治病和製藥兩個環節。

一是治病必排毒。在「病久必瘀」的病因學說和「六腑以通為用」的治病原則指導下，武當道教醫藥善於應用「攻邪不留寇」的攻下法、清熱法、活血化瘀法，總結出了「要想不生病，內臟打掃淨」和「諸病皆有毒，治病必排毒」等治療經驗。

二是製備藥劑講究去毒。例如製備外貼膏藥必須在水中放置適當的時間以「去毒」。

某些內服製劑也需做「去毒」處理，例如製備「神仙九轉長生方」藥膏時，待藥膏煎好後置瓷罐中密閉，再埋入坤土七天，待除去火毒後方可服用。製備「觀音救苦散」時，不僅在製備過程要進行「去毒」處理，而且還在選擇製藥季節和「去毒」時間上特別講究，要求將藥粉碎後裝入豬膽囊，再用黑紙包裹後懸掛於地坑中，存放一段時間以「去毒」，一般當年農曆臘月十五以前懸掛於坑中，次年立春時取出，曬乾，研末備用。透過「去毒」處理，以減少藥物的毒副作用，促進用藥安全有效。

5.製藥環境強調潔淨：

國家對製劑生產提出了嚴格要求，如國家藥品生產管理規範（GMP）要求藥物的配料、灌裝必須在潔淨區內

操作，進入操作間內的空氣必須經過淨化，以確保製劑微生物限度符合規定，這是現代對藥品管理規定，也逐步被製藥業所接受。

令人驚奇的是道教醫藥在數百年前就非常講究製劑環境潔淨，實屬難得。例如武當山道士珍藏的明代《攝生眾妙方》，對「神仙太乙紫金丹」的製法這樣記載：「製藥地點選擇在一僻靜淨室，焚香消毒空氣，然後研藥。」研得的藥粉與蒸熟的糯米共同搗碎時，必須放在木臼或石臼中搗爛如泥，整個製作過程忌用鐵器。忌用鐵器的作法竟然與現代研究中避免鐵器中的金屬離子與中藥某些化學成分發生化學反應的結果相一致（如鞣質與鐵離子起反應生成鞣酸亞鐵而呈污綠色）。

6.遣藥用量標新立異：

一是遣藥組方主次分明。道教醫藥的秘訣在於量。道教醫藥秘方組方中主次分明，用量大小懸殊。例如乾卦類方藥，呂祖治療熱毒初起，麥冬用量達 60g，知母 10g，方中重用麥冬以清心除煩。又如乾卦類方藥「三友鎮痛方」丹參 100g，仙鶴草 30g，白芷 10g，丹參用量超過常用量數倍，《武當便方秘笈》曰：「此一味可代四物湯，故非此用量不能取效」，並稱讚仙鶴草補氣止血的功效勝過人參，可代替獨參湯。

二是用法用量不拘泥於古文。古人在藥物配伍應用過程中總結出配伍「七情」，即單行、相須、相使、相畏、相殺、相惡和相反。例如，有藥物配合使用能產生劇毒作用，稱相反；若兩種藥物配伍後能相互降低或喪失藥效者

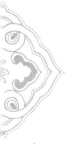

稱相惡。相反和相惡均屬配伍禁忌的範疇，不宜配伍應用，如川烏反半夏，海藻反甘草等。

但是武當道教醫藥有時配方可不受上述侷限，例如武當山道教名醫朱誠德在「太乙散寒止痛方」處方中將川烏與半夏同用，治療外感風寒頭、身痛，在「玉真人海藻銀翹湯」中將海藻與甘草同用，以加強清熱解毒、軟堅散結的作用。

朱誠德道長將上述一般人認為不宜使用的配伍方法卻在臨床應用多年，效果一直很好，未見有不良反應發生。

太極武術教學光碟

 太極功夫扇
五十二式太極扇
演示：李德印 等
(2VCD)中國

 夕陽美太極功夫扇
五十六式太極扇
演示：李德印 等
(2VCD)中國

陳氏太極拳及其技擊法
演示：馬虹(10VCD)中國
陳氏太極拳勁道釋秘
拆拳講勁
演示：馬虹(8DVD)中國
推手技巧及功力訓練
演示：馬虹(4VCD)中國

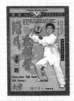 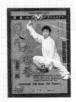
陳氏太極拳新架一路
演示：陳正雷(1DVD)中國
陳氏太極拳新架二路
演示：陳正雷(1DVD)中國
陳氏太極拳老架一路
演示：陳正雷(1DVD)中國
陳氏太極拳老架二路
演示：陳正雷(1DVD)中國
陳氏太極推手
演示：陳正雷(1DVD)中國
陳氏太極單刀‧雙刀
演示：陳正雷(1DVD)中國

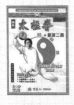 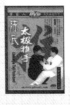

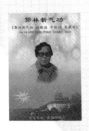 **郭林新氣功**
(8DVD)中國

本公司還有其他武術光碟
歡迎來電詢問或至網站查詢
電話：02-28236031
網址：www.dah-jaan.com.tw

原版教學光碟

歡迎至本公司購買書籍

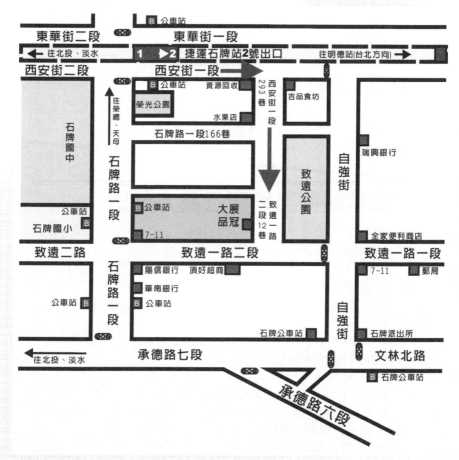

建議路線

1. 搭乘捷運‧公車

　　淡水線石牌站下車，由石牌捷運站２號出口出站(出站後靠右邊)，沿著捷運高架往台北方向走(往明德站方向)，其街名為西安街，約走100公尺(勿超過紅綠燈)，由西安街一段293巷進來(巷口有一公車站牌，站名為自強街口)，本公司位於致遠公園對面。搭公車者請於石牌站(石牌派出所)下車，走進自強街，遇致遠路口左轉，右手邊第一條巷子即為本社位置。

2. 自行開車或騎車

　　由承德路接石牌路，看到陽信銀行右轉，此條即為致遠一路二段，在遇到自強街(紅綠燈)前的巷子(致遠公園)左轉，即可看到本公司招牌。

國家圖書館出版品預行編目資料

武當道醫男科臨證靈方妙法 / 尚儒彪編著.
－初版，－臺北市，品冠文化，2015 [民 104.05]
面；21公分－（武當道教醫藥；04）
ISBN　978-986-5734-24-4（平裝）

1. 中醫治療學　2. 辯證論治　3. 道教修鍊
413.345　　　　　　　　　　　　　　104003464

武當道醫男科臨證靈方妙法

編　　著 / 尚儒彪
責任編輯 / 郝志崗
發 行 人 / 蔡孟甫
出 版 者 / 品冠文化出版社
社　　址 / 臺北市北投區（石牌）致遠一路 2 段 12 巷 1 號
電　　話 / （02）28233123，28236031，28236033
傳　　真 / （02）28272069
郵政劃撥 / 19346241
網　　址 / www.dah-jaan.com.tw
E - m a i l / service@dah-jann.com.tw
登 記 證 / 北市建一字第 227242 號
承 印 者 / 傳興印刷有限公司
裝　　訂 / 承安裝訂有限公司
排 版 者 / 菩薩蠻數位文化有限公司
授 權 者 / 山西科學技術出版社
初版 1 刷 / 2015 年（民 104 年）5 月

定價 / 300元

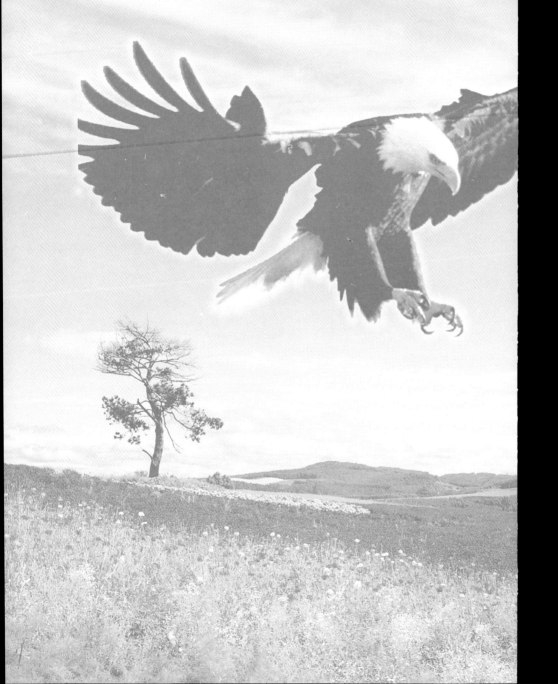
大展好書　好書大展
書香　冠群可期

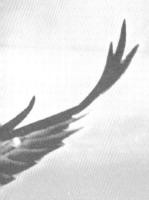

大展好書　好書大展

品嘗好書　冠群可期